中醫典籍叢刊

# 證類本草箋釋

〔宋〕唐慎微 撰

王家葵　蔣　淼 箋釋

五

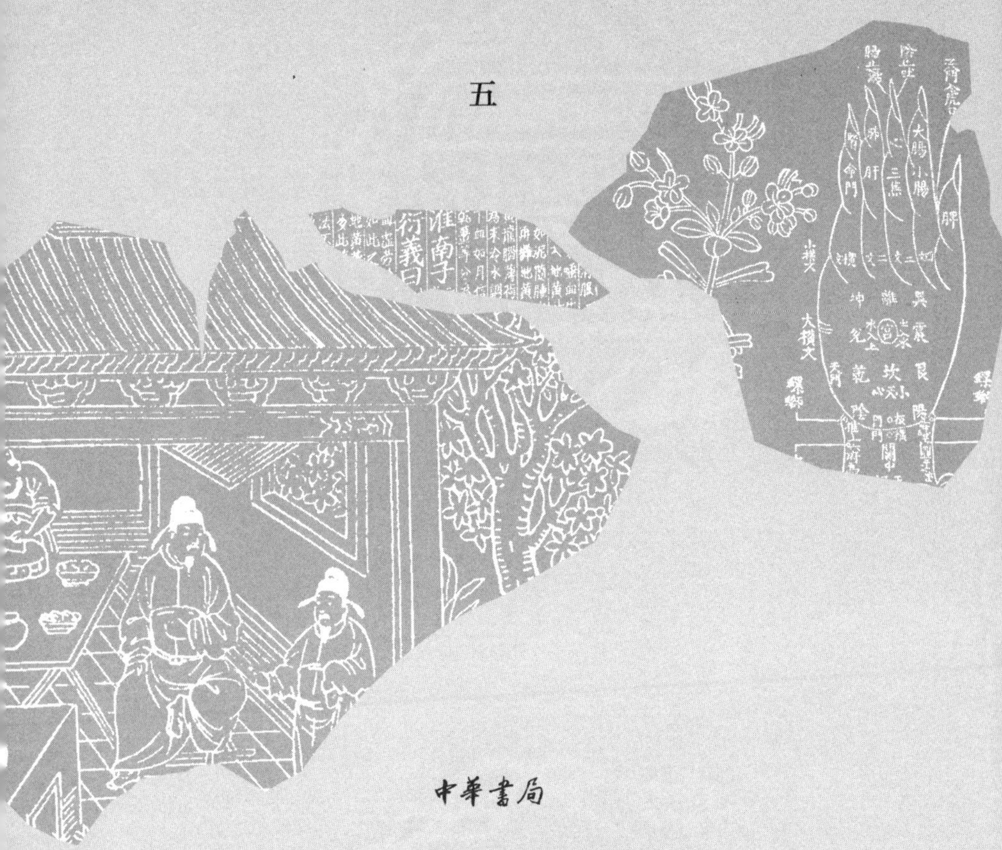

中華書局

# 本册目録

# 重修政和經史證類備用本草卷第十七

## 獸部中品總一十七種

七種神農本經白字。

五種名醫别録墨字。

一種唐本先附注云"唐附"。

四種陳藏器餘

凡墨蓋子已下並唐慎微續證類

**白馬莖**眼、蹄、齒、心、肺、腎、骨、屎、溺等(附)。

**鹿茸**骨、角、髓、腎、肉等(附)。

**牛角鰓**髓、膽、心、肝、腎、肉、屎、溺等(附)。

**羖羊角**髓、膽、肺、心、腎、齒、肉、骨、溺等(附)。

**狗陰莖**膽、心、腦、齒、骨、蹄、血、肉等(附)。

**羚羊角**

**犀角**

**虎骨**膏、爪、肉等(附)。

**兔頭骨**腦、肝、肉等(附)。

**狸骨**肉、陰莖等(附)。

**麞骨**肉、髓等(附)。

**豹肉**貊(附)。

**筆頭灰**唐附。自草部,今移。

四種陳藏器餘

## 犢子臍屎　靈猫　震肉　鼺鼠

白馬莖　味鹹、甘，平，無毒。主傷中，脉絶，陰不起，强志益氣，長肌肉肥健，生子，小兒驚癇。陰乾百日。臣禹錫等謹按，藥性論云：白馬莖，使，味鹹。能主男子陰痿，堅長，房中術偏要。孟詵云：白馬[1]莖，益丈夫陰氣：陰乾者末，和蓯蓉蜜丸，空心酒下四十丸，日再，百日見効。

眼　主驚癇，腹滿，瘧疾。當殺用之。臣禹錫等謹按，驚癇通用藥云：馬眼，平。

懸蹄　主驚邪瘈瘲，乳難，辟惡氣，鬼毒，蠱疰，不祥，止衄血，内漏，齲齒。生雲中平澤。臣禹錫等謹按，藥對及齒痛通用藥云：馬懸蹄，平。孟詵云：懸蹄，主驚癇。

白馬蹄　療婦人瘻下白崩。

赤馬蹄　療婦人赤崩。臣禹錫等謹按，崩中通用藥云：馬蹄甲，平。藥訣云：馬蹄，味甘，熱，無毒。孟詵云：赤馬蹄，主辟温瘧。

齒　主小兒驚癇。臣禹錫等謹按，日華子云：馬齒，水摩治驚癇。

鬐頭膏　主生髮。臣禹錫等謹按，髮秃落通用藥云：馬鬐膏，平。

鬐毛　主女子崩中赤白。

心　主喜忘。臣禹錫等謹按，孟詵云：患痢人不得食。





---

① 馬：底本脱，據文意補。

**肺　主寒熱，小兒莖痿。**臣禹錫等今詳："莖痿"非小兒之疾，二字必誤。

**肉　味辛、苦，冷。主熱下氣。長筋强腰脊，壯健，强志，輕身，不飢。**臣禹錫等謹按，孟詵云：肉有小毒。不與倉米同食，必卒得惡，十有九死。不與薑同食，生氣嗽。其肉多著浸洗，方煑得爛熟，兼去血盡，始可煑炙，肥者亦然，不爾，毒不出。陳士良云：馬肉有大毒。日華子云：此肉只堪煑，餘食難消。不可多食，食後以酒投之。皆須好清水搦洗三五徧，即可煑食之。懷娠人及患痢人並不可食。忌蒼耳、生薑。又鬃燒灰，止血并傅惡瘡。

**脯　療寒熱痿痺。**

**屎　名馬通，微温。主婦人崩中，止渴及吐、下血，鼻衄，金創止血。**臣禹錫等謹按，孟詵云：患丁腫，中風疼痛者，熓驢馬糞，熨瘡滿五十徧，極效。男子患未可，及新差後合陰陽，垂至死：取白馬糞五升，絞取汁，好器中盛，停一宿，一服三合，日夜二服。

**頭骨　主喜眠，令人不睡。**臣禹錫等謹按，好眠通用藥云：馬頭骨，微寒。日華子云：頭骨治多睡，作枕枕之。燒灰傅頭、耳瘡佳。

**溺　味辛，微寒。主消渴，破癥堅積聚，男子伏梁積疝，婦人瘕疾，銅器承飲之。**

陶隱居云：東行白馬蹄下土作方術，知女人外情。馬色類甚多，以純白者爲良。其口、眼、蹄皆白，俗中時有兩三爾。小小用不必爾。馬肝及鞍下肉，舊言殺人；食駿馬肉，不飲酒，亦殺人。白馬青蹄亦不可食。《禮》云：馬黑脊而班臂，亦不可食。馬骨傷人，有毒。人體有瘡，馬汗、馬氣、馬毛亦並能爲害。唐本注云：《别録》云：馬毛，主小兒驚癇。白馬眼，主小兒魃，母帶之。屎中粟，主金創，小兒客忤，寒熱，不能食。絆繩，主小兒癇，並洗之。今按，陳藏器本草云：馬肉及血，有小毒，食之，當飲美酒，即解。婦人懷妊不得食馬、驢、騾，爲其十二月胎，騾又不産。馬頭骨於水上流浸之，則無水蜞；音其。又埋安午地，令宜蠶。凡收白馬莖，當以遊牝時力勢正强者，生取得爲良。馬牙燒作灰，唾和，緋帛貼丁腫上，根出。屎絞取汁，主傷寒時疾，服之當吐下。亦主産後諸血氣及時行病起合陰陽垂死者，並温服之。用馬屎及溺，當以白者最良。臣禹錫等謹按，蜀本注云：諸筋肉，非十二月採者，並宜火乾之。孟詵云：惡刺瘡。取黑馬尿熱漬當愈，數數洗之。日華子云：尿洗頭瘡白秃。

**圖經**：文具羖羊角條下。

【**雷公云**：要馬無病，嫩身如銀，春收者最妙。臨用，以銅刀劈破作七片，將生羊血拌，蒸半日出，曬乾，以麤布拭上皮并乾羊血了，細剉用也。又馬自死，肉不可食。五月勿食，傷神。

**食療**：白馬黑頭，食令人癲。白馬自死，食之害人。肉，冷，有小毒。主腸中熱，除下氣，長筋骨。赤馬蹄，辟温。又，食諸馬肉心悶，飲清酒即解，濁酒即加。又，刺瘡，取黑駁馬尿熱浸，當蟲出。患杖瘡并打損瘡，中風疼痛者：炒馬、驢濕糞，分取半，替换熱熨之，冷則易之，滿五十過，極効。又，小兒患頭瘡，燒馬骨作灰，和醋傅。亦治身上瘡。白秃瘡：以駁馬不乏者尿，數數煖洗之十遍,差。又,白馬脂五兩,封瘡上,稍稍封之,白秃者髮即生。又,馬汗入人瘡,毒氣攻作膿,心懣欲絶者:燒粟𥻆草作灰,濃淋作濃灰汁,熱煑,蘸瘡於灰汁中,須臾白沫出盡即差。白沫者,是毒氣也。此方,嶺南新有人曾得,力。凡生馬血入人肉中,多只三兩日便腫,連心則死。有人剥馬,被骨傷手指,血入肉中,一夜致死。又,臆臕,次驢臕也。蹄無夜眼者勿食。又黑脊而斑不可食。患瘡疥人切不得食,加增難差。赤馬皮,臨産鋪之,令産母坐上,催生。

**聖惠方**:治頭赤秃:用白馬蹄燒灰末,以臘月猪脂和傅之。

**外臺秘要**:剥馬被骨刺破中毒欲死:取剥馬腹中糞及馬尿洗,以糞傅之,大驗,絞糞汁飲之,効。　**又方**:治毒熱攻手足腫,疼痛欲脱:水煮馬糞汁漬之。　**又方**:治小兒夜啼不已:馬骨末傅乳上飲,止。

**千金方**:小兒卒客忤:取馬屎三升,燒令煙絶,以酒三斗,煑三沸,去滓,浴兒。　**又方**:治肉癥思肉不已,食訖復思:白馬尿三升,空心飲,當吐肉,肉不出即死。　**又方**:治齒䶌:切白馬懸蹄塞之,不過三度差。

**肘後方**:若病人齒無色,舌上白,或喜睡眠,憒憒不知痛癢處,或下痢,可急治下部,不曉此者但攻其上,不以下爲意。下部生蟲,蟲食其肛門,爛,見五藏便死:燒馬蹄作灰末,猪脂和傅綿上導下部,日數度,差。　**又方**:辟温疫:馬蹄屑二兩,縫囊帶之,男左女右。　**又方**:背瘡大驗:取白馬齒燒作灰,先以針刺瘡頭開,即以灰封,以濕麵周腫處,後以釅醋洗去灰,根出。　**又方**:

治齒痛：馬夜眼如米大内孔中，或綿裹著蟲孔中内之，即差，永斷根源。　**又方**：治人嗜眠喜睡：馬頭骨燒灰末，水服方寸匕，日三夜一。

**梅師方**：治吐血不止：燒白馬糞研，以水絞取汁，服一升。**又方**：馬咬人或刺破瘡，及馬汗入瘡毒痛：取馬糞燒灰爲末，研傅瘡上，及馬尿洗瘡，佳。

**食醫心鏡**：治馬癇動發無時，筋脉不收，周痺，肌肉不仁：野馬肉一斤，細切，於豉汁中煑，著五味，葱白調和，作腌腊食之。作羹粥及白煑喫妙。



**簡要濟衆**：治小兒中馬毒，客忤：取馬尾，於兒面前燒，令兒咽煙氣，每日燒之，差爲度。

**集驗方**：治天行䘌瘡：燒蹄灰，以猪脂和傅，日五六用。

**兵部手集**：多年惡瘡不差，或痛癢生釁：爛研馬糞并齒傅上，不過三兩徧，良。武相在蜀，自脛有瘡，癢不可忍，得此方便差。　**又方**：治豌豆瘡：馬肉爛煑汁洗，乾脯亦得。

**劉涓子**：治被打，腹中瘀血：白馬蹄燒煙盡，取灰末，酒服方寸匕，日三夜一。亦治婦人血病，塞上。《廣利方》同。　**又方**：馬病疥，不可食，生寸白蟲。



**子母秘録**：産後寒熱，心悶極脹及百病：馬通絞取汁一盞，以酒和服之，差。

**産寶**：療乳腫：以馬溺塗之，立愈。

**巢氏病源**：白馬尿，治鱉瘕。出《搜神記》。

**禮記**：馬黑脊而班臂漏不可食。

**前漢**:轅固與黄生争論於上前,上曰:食肉毋食馬肝,未爲不知味也。注:馬肝有毒,食之殺人。

**秦穆公**:亡善馬,岐下蜀人共得食之,吏欲法之。公曰:君子無以畜害人,吾聞食善馬肉,不飲酒傷人,皆賜酒。

**漢志**:文成食馬肝而死。又韋莊《又玄集序》云:食馬留肝。

**丹房鏡源**:馬脂柔五金,糞養一切藥力。

〔**箋釋**〕

"莖"在醫書中特指陰莖,如《黄帝内經素問·骨空論》説:"其男子循莖下至篡,與女子等。"《靈樞·經脉》云:"其别者,循脛上睾,結於莖。"白馬莖即是白馬陰莖,但同樣是《本草經》《名醫别録》,牡狗陰莖、狸陰莖、狐陰莖等則呼"陰莖",而不是徑稱爲"莖",此或者是一種擬人化的稱呼。《本草經考注》云:"馬之性與人之性頗相似,故御者能得馬之情。驚、駭、驕、騷等之字從馬,轉注而爲人用字,亦可以證矣。"

馬肝有毒的傳説大約開始於漢代,《史記·封禪書》謂漢武帝既誅文成將軍李少翁,又欲任用樂大,乃諱言文成死因,托詞説:"文成食馬肝死耳。"此前景帝也説過:"食肉毋食馬肝,未爲不知味也。"載《漢書·儒林傳》,似乎都是因爲馬肝有毒的緣故。但此前似乎並不如此,《太平御覽》卷四百七十五引《燕丹子》謂太子丹交好荆軻,二人共乘千里馬,軻曰千里馬肝美,"太子即殺馬進肝"。甚至略早於景帝,還有食馬肝的事例。《史記·倉公列傳》載倉公對漢文帝陳述醫案，其中一例爲齊淳于司馬病“迵風”，此人“之王家食馬肝，食飽甚，見酒來，即走去，驅疾至舍”，因此患病。據倉公説迵風之病，“得之飽食而疾走”，顯然與食馬肝無關，此尤其證明漢初確實不以馬肝爲毒藥。

動物内藏較肌肉組織更容易腐敗，古代没有完善的保鮮措施，食用變質食品可能引致嚴重中毒，甚至死亡。或許景帝、武帝時代確實發生過食用馬肝的嚴重中毒事件，因爲教訓深刻，遂成爲當時人的口頭禪。漢景帝以“毋食馬肝”來制止争論，漢武帝用食肝而死來掩蓋真相，傳説既久，後人信以爲真，遂引爲禁忌。所以《論衡·言毒》説：“火困而氣熱，血毒盛，故食走馬之肝殺人。”

有關馬的禁忌中，還有一項也可能與微生物學有關。陶弘景注：“馬骨傷人，有毒。人體有瘡，馬汗、馬氣、馬毛亦並能爲害。”《外臺秘要》等亦有“馬汗及毛入人瘡中方”，可能都是剥馬皮或處理馬肉時發生的破傷風或其他細菌感染。

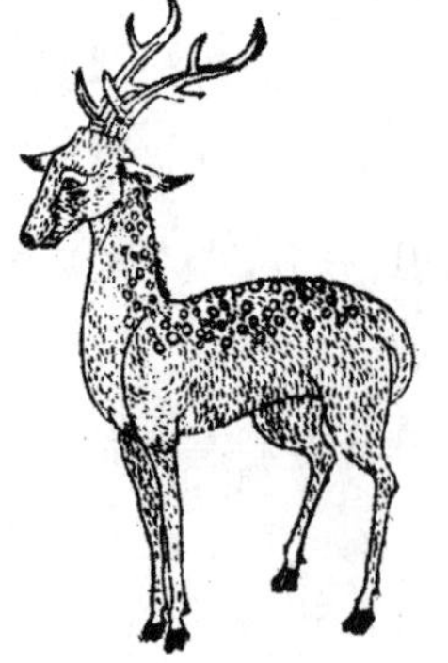

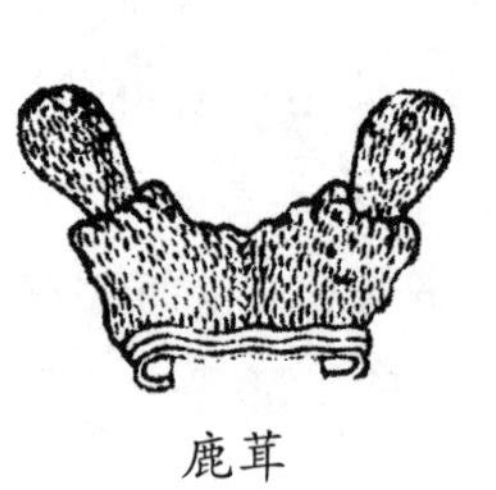

鹿茸

郢州鹿

鹿茸　味甘、酸，温、微温，無毒。主漏下惡血，寒熱驚癇，益氣强志，生齒，不老。療虚勞，洒洒如瘧，羸瘦，四肢酸疼，腰脊痛，小便利，洩精溺血，破留血在腹，散石淋癰腫，骨中熱疽癢。臣禹錫等謹按，藥性論：鹿茸，君，味苦、辛。主補男子腰腎虚冷，脚膝無力，夜夢鬼交，精溢自出，女人崩中，漏血。炙末，空心温酒服方寸匕。又主赤白帶下，入散用。孟詵云：鹿茸，主益氣。不可以鼻嗅，其茸中有小白蟲，視之不見，入人鼻必爲蟲顙，藥不及也。日華子云：鹿茸，補虚羸，壯筋骨，破瘀血，殺鬼精，安胎，下氣。酥炙入用。

骨　安胎下氣，殺鬼精物，不可近陰，令痿。久服耐老。四月、五月解角時取，陰乾。使時燥。麻勃爲之使。唐本注云：鹿茸，夏收。陰乾，百不收一，縱得一乾，臭不任用；破之火乾，大好。臣禹錫等謹按，藥性論云：鹿骨，味甘，微熱，無毒。

角　味鹹，無毒。主惡瘡癰腫，逐邪惡氣，留血在陰中，除小腹血急痛，腰脊痛，折傷惡血，益氣。七月採。杜仲爲之使。臣禹錫等謹按，癰疽通用藥云：鹿角，温、微温。孟詵云：角錯爲屑，白蜜五升，淹之，微火熬令小變，暴乾，更擣篩服之，令人輕身益氣，强骨髓，補絶傷。又，婦人夢與鬼交者，鹿角末三指一撮，和清酒服，即出鬼精。又，女子胞中餘血不盡欲死者，以清酒和鹿角灰，服方寸匕，日三夜一，甚效。又，小兒以煑小豆汁，和鹿角灰，安重舌下，日三度。日華子云：角，療患瘡癰腫熱毒等，醋摩傅。脱精尿血，夜夢鬼交，並治之，水摩服。小兒重舌，鵝口瘡，炙熨之。

**髓**　**味甘，温。主丈夫、女子傷中，絶脉，筋急痛，欬逆。以酒和服之，良。**臣禹錫等謹按，藥性論云：鹿髓，無毒。日華子云：髓，治筋骨弱，嘔吐。地黄汁煎作膏，填骨髓。蜜煑，壯陽，令有子。

**腎**　**平。主補腎氣。**臣禹錫等謹按，日華子云：腎，補中，安五藏，壯陽氣。作酒及煑粥服。

**肉**　**温。補中，强五藏，益氣力。生者療口僻，割薄之。**



陶隱居云：野肉之中，麞鹿可食，生則不羶腥，又非辰屬，八卦無主，而兼能温補，於人即生死無尤，故道家許聽爲脯，過其餘肉。雖牛、羊、雞、犬補益，充肌膚，於亡魂皆爲愆責，並不足噉。凡肉脯炙之不動，及見水而動，及暴之不燥，並殺人。又茅屋漏脯，藏脯密器中，名爲鬱脯，並不可食。唐本注云：頭，主消渴，煎之可作膠，服之彌善。筋，主勞損續絶。骨，主虚勞，可爲酒，主風，補虚。髓脂，主癰腫死肌，温中，四肢不隨，風頭，通腠理。一云不可近陰。角，主猫鬼中惡，心腹疰痛。血，主狂犬傷，鼻衄，折傷，陰痿，補虚，止腰痛。齒，主留血氣，鼠瘻，心腹痛，不可近丈夫陰。臣禹錫等謹按，孟詵云：鹿頭肉，主消渴，夜夢見物。又蹄肉，主脚膝疼痛。肉，主補中益氣力。又生肉，主中風，口偏不正，以生椒同擣傅之，專看正即速除之。九月已後正月已前，堪食之也。日華子云：肉，無毒。補益氣，助五藏。生肉貼偏風，左患右貼，右患左貼。頭肉治煩懣，多夢。蹄治脚膝痠。又，血治肺痿吐血及崩中帶下，和酒服之，良。



**圖經曰**：鹿茸并角，本經不載所出州土，今有山林處皆有之。四月角欲生時取其茸,陰乾。以形如小紫茄子者爲上。或云茄子茸太嫩,血氣猶未具,不若分岐如馬鞍形者有力。茸不可齅,其氣能傷人鼻。七月採角。鹿年歲久者,其角堅好,煑以爲膠,入藥彌佳。今醫家多貴麋茸、麋角,力緊於鹿。本經自有麋脂角條,在下品。鹿髓可作酒,唐方多有其法。近世有服鹿血酒,云得於射生者。因採捕入山,失道數日,飢渴,將委頓,惟獲一生鹿,刺血數升飲之,飢渴頓除,及歸,遂覺血氣充盛異常。人有效其服餌,刺鹿頭角間血,酒和飲之更佳。其肉自九月以後正月以前宜食之,佗月不可食。其腦入面膏。

【**雷公云**:凡使,先以天靈蓋作末,然後鋸解鹿茸作片子,以好羊脂拌天靈蓋末,塗之於鹿茸上,慢火炙之,令内外黄脆了,用鹿皮一片裹之,安室上一宿,其藥魂歸也。至明則以慢火焙之,令脆,方擣作末用之。每五兩鹿茸,用羊脂三兩,炙盡爲度。又制法:用黄精自然汁浸兩日夜了,漉出焙令乾,細擣用,免渴人也。鹿角,使之勝如麋角。其角要黄色、緊重、尖好者。緣此鹿食靈草,所以異其衆鹿。其麋角頂根上有黄色毛若金線,兼傍生小尖也,色蒼白者上。注,《乾寧記》云:其鹿與遊龍相戲,乃生此異爾。採得角了,須全戴者,並長三寸,鋸解之,以物盛,於急水中浸之一百日,滿出,用刀削去麁皮一重了,以物拭水垢,令净,然後用醶醋煑七日,旋旋添醋,勿令火歇。戌時不用著火,只從子時至戌時也。日足,其角白色軟如粉,即細擣作粉。却以無灰酒煑其膠,陰乾,削了重研,篩過用。每修事十兩,以無灰酒一鎰,煎乾爲度也。

**食療云**:謹按,肉,九月後正月前食之,則補虚羸瘦弱,利五藏，調血脉。自外皆不食，發冷痛。角，主癰疽瘡腫，除惡血。若腰脊痛，折傷，多取鹿角併截取尖，錯爲屑，以白蜜淹浸之，微火熬令小變色，曝乾，擣篩令細，以酒服之。輕身益力，强骨髓，補陽道。角燒飛爲丹，服之至妙。但於瓷器中或瓦器中寸截，用泥裹，大火燒之一日，如玉粉。亦可炙令黄，末，細羅，酒服之益人。若欲作膠者，細破寸截，以饋水浸七日，令軟方煑也。骨，温。主安胎，下氣，殺鬼精，可用浸酒。凡是鹿白臆者，不可食。

**聖惠方**：治腎氣虚損，耳聾：用鹿腎一對，去脂膜，切，於豉汁中，入粳米二合和煑粥，入五味之法調和，空腹食之，作羹及酒並得。

**外臺秘要**：療骾：取鹿筋漬之，索緊令大如彈丸，持筋端吞之，候至骾處，徐除引之，骾著筋出。　**又方**：治消腎，小便數：鹿角一具，炙令燋，擣篩，酒服方寸匕，漸漸加至一匕半。　**又方**：治蠼螋尿瘡：燒鹿角末，以苦酒調塗之。

**千金方**：治小兒瘧：用生鹿角細末，先發時，便以乳調一字服。　**又方**：治竹木刺入肉皮中不出：燒鹿角末，以水和塗，立出。久者不過一夕。

**百一方**：若男女喜夢與鬼交通，致恍惚者方：截鹿角屑三指撮，日二服，酒下。《食療》同。　**又方**：丹者，惡毒之瘡，五色無常：燒鹿角和猪脂傅之。　**又方**：胎死得効方：鹿角屑二三方寸匕，煮葱豉湯和服之，立出。　**又方**：主諸風脚膝疼痛不可踐地：鹿蹄四隻燖洗如法，熟煑了，取肉於豉汁中，著五味煑熟，空腹食之。　**又方**：主腎藏虚冷，腰脊痛如錐刺，不能動摇：鹿角屑二大兩，熬令微黄，擣末，空腹煖酒一盃，投鹿角末方寸匕，服之，日三兩服。

**梅師方**：治人面目卒得赤黑丹如疥狀，不急治，徧身即死：燒鹿角末，猪膏和塗之。　**又方**：治卒腰痛，暫轉不得：鹿角一枚長五寸，酒二升，燒鹿角令赤，内酒中浸一宿，飲之。　**又方**：治發乳房初起微赤，不急治之即殺人：鹿角，以水磨濁汁塗腫上，赤即隨手消。

**孫真人食忌**：鹿肉解藥毒，不可久食，蓋常食解毒草也。

**斗門方**：治骨骾：用鹿角爲末，含津嚥下，妙。

**續千金方**：治腰膝疼痛傷敗：鹿茸不限多少，塗酥炙紫色爲末，温酒調下一錢匕。

**古今録驗**：療妖魅猫鬼，病人不肯言鬼方：鹿角屑，擣散，以水服方寸匕，即言實也。　**又方**：治小兒噦：鹿角粉、大豆末等分相和，乳調塗嬭上飲兒。

**兵部手集**：療妬乳，硬欲結膿，令消：取鹿角於石上磨取白汁，塗，乾又塗，不得手近，并以人嗍却黄水，一日許即散。

**深師方**：療五癭：取鹿厭以家酒漬，炙乾，内酒中，更炙令香，含嚥汁，味盡更易，十具愈。　**又方**：治馬鞍瘡：鹿角灰酢和塗之。

**子母秘録**：療煩悶，腹痛，血不盡：鹿角燒末，豉汁服方寸匕，日二服，漸加至三錢匕。

**楊氏産乳**：療腰痛：鹿角屑熬令黄赤，研，酒服方寸匕，日五六服。

**產寶**:治姙娠卒腰痛方:以鹿角截五寸,燒令爛赤,内酒一大升中浸之,冷又燒,赤又浸,如此數過。細研,空心酒調鹿角末方寸匕服。

**姚和衆**:治小兒重舌:鹿角末細篩塗舌下,日三度。

**抱朴子云**:鹿壽千歲,五百歲變白。

**壺居士**:鹿性多驚烈,多别良草,恒食名物,諸草不食,處必山崗,産婦下澤,饗神用其肉者,以其性别清净故也。凡餌藥之人,久食鹿肉,服藥必不得力。所以鹿恒食解毒草,能制諸藥耳。名草者,葛花菜、鹿葱、白藥苗、白蒿、水芹、甘草、齊頭蒿、山蒼耳、薺苨。又五月勿食鹿,傷神。

**衍義曰**:鹿茸,他獸肉多屬十二辰及八卦。昔黄帝立子、丑等爲十二辰以名月,又以名獸配十二辰屬。故麞鹿肉爲肉中第一者,避十二辰也,味亦勝他肉,三祀皆以鹿腊,其義如此。茸最難得,不破及不出却血者,蓋其力盡在血中,獵時多有損傷故也。茸上毛先薄,以酥塗匀,於烈燄中急灼之。若不先以酥塗,恐火焰傷茸。俟毛净,微炙入藥。今人亦能將麻茸僞爲之,不可不察也。頭亦可釀酒,然須作漿時,稍益葱椒。角爲膠,别有法。按《月令》"冬至一陽生,麋角解;夏至一陰生,鹿角解",各逐陰陽分合,如此解落。今人用麋、鹿茸作一種,殆踈矣。凡麋、鹿角自生至堅完,無兩月之久,大者二十餘斤,其堅如石,計一晝夜須生數兩。凡骨之類,成長無速於此,雖草木至易生,亦無能及之,豈可與凡骨血爲比?麋茸利補陽,鹿茸利補陰。凡用茸,無須大嫩,唯長四五寸,茸端如馬瑙紅者最佳。須佐以他藥,則有功。

〔箋釋〕

陶弘景注説鹿"非辰屬，八卦無主，而兼能温補，於人即生死無尤，故道家許聽爲脯"，又説，食用牛羊雞犬等，"於亡魂皆爲愆責"。按，陶弘景所屬的道教上清派並不禁絶血食，從"於人即生死無尤"一句看來，當時似已經部分接受佛教因果論的影響；只是鹿被認爲不在"十二生肖"或八卦所屬動物之列，可以不承擔"因果"，故"道家許聽爲脯"，即屬於可以食用的肉類。

墨蓋子下引壺居士"産婦下澤"句，意思不可解，據《千金要方·食治》引胡居士云："鹿性驚烈，多别良草，恒食九物，餘者不嘗。群處必依山崗，産歸下澤，饗神用其肉者，以其性烈清净故也。"於意爲長。胡居士即是胡洽。

**牛角鰓**　下閉血，瘀血疼痛，女人帶下血。**燔之。味苦，無毒。**臣禹錫等謹按，蜀本云：沙牛角鰓，味苦，温，無毒。主下閉瘀血，女子帶下下血。燒以爲灰，煖酒服之。藥性論云：黄牛角鰓灰，臣，味苦、甘，無毒，性澀。能止婦人血崩不止，赤白帶下，止冷痢瀉血。

**水牛角　療時氣，寒熱頭痛。**臣禹錫等謹按，藥對云：水牛角，平。藥訣云：水牛角，味苦，冷，無毒。

**髓**　補中，填骨髓。久服增年。**髓，味甘，温，無毒。主安五藏，平三焦，温骨髓，補中，續絶益氣，止洩痢，消渴。以酒服之。**臣禹錫等謹按，孟詵云：黑牛髓和地黄汁、白蜜等分作煎服，治瘦病。

**膽　可丸藥。膽，味苦，大寒。除心腹熱渴，利口焦燥，益目精。** 陶隱居云：此朱書牛角䚡、髓，其膽，本經附出牛黄條中，此以類相從耳，非上品之藥，今拔出隨例在此，不關件數，猶是黑書别品之限也。臣禹錫等謹按，藥性論云：青牛膽，君，無毒。主消渴，利大小腸。臘月牯牛膽，中盛黑豆一百粒，後一百日開取，食後、夜間吞二七枚，鎮肝明目。黑豆盛浸不計多少。

**心　主虚忘。**

**肝　主明目。**

**腎　主補腎氣，益精。**

**齒　主小兒牛癇。**

**肉　味甘，平，無毒。主消渴，止啘洩，安中益氣，養脾胃。自死者不良。**

**屎　寒。主水腫，惡氣。用塗門户，著壁者。燔之，主鼠瘻，惡瘡。** 臣禹錫等謹按，孟詵云：烏牛糞爲上。又小兒夜啼，取乾牛糞如手大，安卧席下，勿令母知，子母俱吉。

**黄犍牛、烏牯牛溺　主水腫，腹脹脚滿，利小便。**

陶隱居云：此牛，亦榛牛爲勝，青牛最良，水牛爲可充食爾。自死謂疫死，肉多毒。青牛腸不可共犬肉、犬血食之，令人成病也。唐本注云：《别録》云：牛鼻中木卷，療小兒癇；草卷燒之爲屑，主小兒鼻下瘡。耳中垢，主蛇傷，惡載毒。臍中毛，主小兒久不行。白牛懸蹄，主婦人崩中，漏赤白。屎，主霍亂。屎中大豆，主小兒癇，婦人産難。特牛莖，主婦人漏下赤白，無子。烏牛膽，主明目及疳濕，以釀槐子服之彌佳。腦，主消渴，風眩。齒，主小兒驚癇。屎，主消渴，黄疸，水腫，脚氣，小便不通也。今按，陳藏器本草云：牛肉，平。消水腫，除濕氣，補虚，令人强筋骨，壯健。鼻和石鷰煑汁服，主消渴。肝和腹内百葉，作生薑、醋食之，主熱氣，水氣，丹毒，壓丹石發熱，解酒勞。五藏，主人五藏。黄牛肉，小温。補益腰脚。獨肝者有大毒，食之，痢血至死。北人牛瘦，多以蛇從鼻灌之，則爲獨肝也。水牛則無之。已前二色牛肉，自死者發痼疾痃癖，令人成疰病。落崖死者良。黄牛乳，生服利人，下熱氣，冷補，潤肌，止渴。和蒜煎三五沸食之，主冷氣痃癖，羸瘦。凡服乳，必煑一二沸，停冷啜之，熱食則壅。不欲頓服，欲得漸消。與酸物相反，令人腹中結癥。凡以乳及溺、屎去病者，黑牛强於黄牛。酥堪合諸膏，摩風腫踠跌，血瘀。醍醐更佳，性滑，以物盛之皆透，惟雞子殼及葫蘆盛之不出。屎熱灰傅灸瘡不差者。水牛、黄牛角鰓及在糞土中爛白者，燒爲黑灰末服，主赤白痢。口中涎，主反胃。又取老牛涎沫如棗核大，置水中服之，終身不噎。口中齝丑之反。草，絞取汁服，止噦。本經不言黄牛、烏牛、水牛，但言牛。牛有數種，南人以水牛爲牛，北人以黄牛、烏牛爲牛。牛種既殊，入用亦别也。臣禹錫等謹按，大腹水腫通用藥云：黄牛溺，寒。蜀本云：黄犍牛溺，味苦、辛，微温，無毒。孟詵云：牛者，稼穡之資，不多屠殺，自死者，血脉已絶，骨髓已竭，不堪食。黄牛發藥動病，黑牛尤不可食。黑牛尿及屎只入藥。又頭、蹄，下熱風，患冷人不可食。其肝，醋煑食之治瘦。日華子云：水牛肉，冷，微毒。角，煎治熱毒風并壯熱。角鰓，燒燋，治腸風瀉血痢，崩中帶下，水瀉。涎，止反胃嘔吐。治噎，要取即以水洗口後，鹽塗之，則重吐出。黄牛肉，温，微毒。益腰脚。大都食之發藥毒動病，不如水牛也。惟酥乳佳。骨髓，温，無毒。治吐血，鼻洪，崩中帶下，腸風瀉血并水瀉。燒灰用。

**圖經**：文具第十六卷中牛黄條下。

【**食療**云：肚，主消渇，風眩，補五藏，以醋煑食之。肝，治痢。腎，主補腎。髓，安五藏，平三焦，温中，久服增年，以酒送之。和地黄汁、白蜜作煎，服之治瘦病。恐是牛脂也。糞，主霍亂，煑飲之。又，婦人無乳汁，取牛鼻作羹，空心食之，不過三兩日，有汁下無限。若中年壯盛者，食之良。又，宰之尚不堪食，非論自死者。其牛肉取三斤，爛切，將啖解槽咬人惡馬，只兩啖後，頗甚馴良。若[①]三五頓後，其馬獰狵不堪騎。十二月勿食，傷神。

**外臺秘要**：大病後不足，病虚勞，補虚：取七歲已下、五歲已上黄牛乳一升，水四升，煎取一升，如人飢，稍稍飲，不得多，十日服不住，佳。　**又方**：《必効》治上吐下利者，爲濕霍亂：黄牛屎半升，水一升，煑三兩沸，和牛屎濾過取汁，服半升則止。牛子屎亦得。　**又方**：治久患氣脹：烏牛尿，空心温服一升，日一服，氣散則止。

**千金方**：鼻中生瘡：黑牛耳垢傅之，良。　**又方**：治痔：臘月牛脾一具，熟食之盡，差。勿與鹽、醬，未差再作。　**又方**：主喉痺：燒牛角末，酒服方寸匕。　**又方**：五色丹名油腫，若犯多致死，不可輕之：以屎傅之，乾即易。

---

① 若：底本作“苦”，據文意改。

**千金翼**：主癥癖及主鼓脹滿：黑牛尿一升，微火煎如稠糖，空心飲服一大棗許，當轉病出，隔日更服之。　**又方**：治甘蟲蝕鼻生瘡：取烏牛耳中垢傅之，良。

**肘後方**：治傷寒時氣，毒攻手足腫，疼痛欲斷：牛肉裹腫處，止。《外臺秘要》同。　**又方**：風毒脚氣，若脛已滿，捻之没指：但勤飲烏牸牛溺二三升，使小便利，漸漸消，當以銅器取新者爲佳。純黄者亦可用。　**又方**：癰腫未成膿：取牛耳中垢封之，愈。　**又方**：治鼠瘻腫核痛，若已有瘡口膿血出者，以熱屎傅之，日三。

**經驗方**：痔漏張用方：犍牛兒膽、蝟膽各一箇，用膩粉五十文，麝香二十文，將蝟膽汁、膩粉、麝香和匀，入牛膽内，懸於簷前四十九日，熟旋取爲丸如大麥，用紙撚送入瘡内後，追出惡物是驗。瘡口漸合，生麵蓋瘡内一遍，出惡物。

**經驗後方**：治冷痢：沙角胎[1]燒灰，粥飲調下兩錢。

**梅師方**：治卒陰腎痛：燒牛屎末，和酒傅之，乾即易。**又方**：治霍亂，吐痢不止，心煩，四肢逆冷：黄牛屎一升，以水二升，煎取一升，以綿濾過，去滓，頓服。　**又方**：治水腫，小便澁：黄牛尿飲一升，日至夜小便澁利，差。小者，從少起，勿食鹽。

**孫真人云**：主癰發數處：取牛糞燒作灰，以雞子白和傅之，乾即易。

**食醫心鏡**：主水浮氣腫，腹肚脹滿，小便澁少：水牛蹄一

① 胎：底本如此，從藥名推測，或是"鰓"之訛。

隻,湯洗去毛如食法,隔夜煑令爛熟,取汁作羹。蹄切,空心飽食。又主水氣,大腹浮腫,小便澁少:水牛尾條洗,去毛細切,作腤腊極熟喫之。煑食亦佳。又,牛肉一斤熟蒸,以薑、醋,空心食。水牛皮爛煑熟蒸切,於豉汁中食之。又烏犍牛尿半升,空心飲之,利小便。又牛盛熱時卒死,其腦食之生腸癰。

**集驗方**:治淋:取牛耳中毛,燒取半錢,水服,差。

**孫用和方**:治赤白帶下:牛角䚡燒令煙斷,附子以鹽水浸泡七度去皮,右件等分,擣羅爲末,每空心酒下二錢匕。

**兵部手集**:治水病初得危急:烏牛尿,每服一合,差。

**塞上方**:主鼠嬭痔:牛角䚡燒作灰末,空心酒服方寸匕。

**姚氏方**:卒得淋:取牛尾燒灰,水服半錢,差。　**又方**:湯火燒灼瘡:單傅濕屎,立痛止,常日用良。　**又方**:治毒蛇螫人:牛耳垢傅之,佳。

**子母秘録**:治血氣逆,心煩悶滿,心痛:燒水牛角末,酒服方寸匕。　**又方**:小兒白禿瘡,頭上瘡團團白色:以牛屎傅之。

**産書**:主難産:牛糞中大豆一枚,擘作兩片,一片書父,一片書子,却合,以少水吞之,立産。

**耳珠先生**:固牙齒法良:殺牛齒三十枚,固濟瓶中,煆令通赤,取細研爲末,水一盞,末二錢匕,煎令熱,含浸牙齒,冷即吐却,永堅牢。或有損動者,末揩之。

**禮記**:牛夜鳴則痼,不可食。

**丹房鏡源**云:牛屎,抽銅暈。

**衍義曰**:牛角䚡,此則黄牛角䚡。用尖燒爲黑灰,微存性,治婦人血崩,大便血及冷痢。又白水牛鼻,乾濕皆可用,治偏風口喎斜,以火炙熱,於不患處一邊熨之,漸正。

〔箋釋〕

《説文》"觼,角中骨也",《本草綱目》釋名項即循此解釋説:"此即角尖中堅骨也。牛之有觼,如魚之有鰓,故名。"段玉裁不同意此説,認爲:"骨當作肉,字之誤也。鄭注《樂記》'角觡生'曰:'無觼曰觡。'謂角中堅實無肉者,麋鹿是也。許亦解觡爲骨角,亦謂中無肉者也。《本草經》牛角觼下閉血、瘀血、瘀痛、女人帶下血。此則謂角之中、角之本當中有肉之處,外有文理可觀。故陳藏器曰'久在糞土爛白者佳'。玉部曰'觼理自外可以知中',引伸謂凡物之文理也。"

《新修本草》引《别録》云:"牛鼻中木卷,療小兒癇;草卷燒之爲屑,主小兒鼻下瘡。"按,"卷"正寫當作"桊",牛鼻環也,用木用鐵,亦可用草,故言"草卷(桊)"。

又,墨蓋子下引耳珠先生固牙齒法云云,耳珠先生當是晚唐道流,事跡唯見《茅亭客話》卷二李四郎條,因涉及《海藥本草》作者李珣,詳引如次:"李四郎名玹,字廷儀,其先波斯國人,隨僖宗入蜀,授率府率。兄珣有詩名,預賓貢焉。玹舉止温雅,頗有節行,以鬻香藥爲業,善弈棋,好攝養,以金丹延駐爲務。暮年,以爐鼎之費,家無餘財,唯道書藥囊而已。嘗得耳珠先生與青城南六郎書一紙,論淮南三煉秋石之法,每焚香熏之。有一桃核杯,圍可寸餘,紋彩燦然,真蟠桃之實爾。至晚年,末而服之。雍熙元年遊青城山，於六時岩下溪水中得一塊石，如雁卵，色黑温潤，嘗與同道者玩之。一日誤墜於地，碎爲數片，其中空焉，可容一合許物，四畔皆雕刻龍鳳雲草之形，文理纖妙，皆甚奇異，殆非人工。或曰此神仙所玩之物矣。”

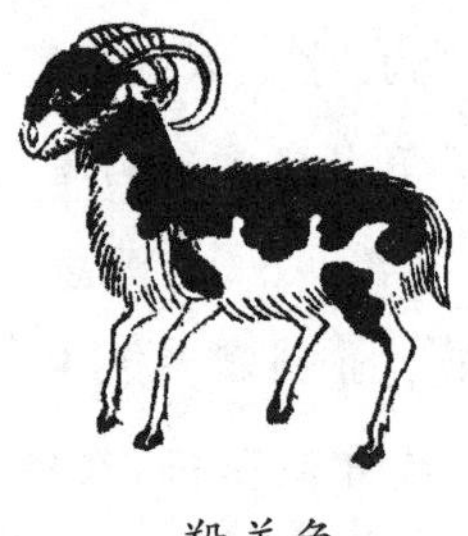
羖羊角

**羖羊角　味鹹、苦，温、微寒，無毒。主青盲，明目，殺疥蟲，止寒洩，辟惡鬼、虎狼，止驚悸，療百節中結氣，風頭痛及蠱毒，吐血，婦人産後餘痛。燒之殺鬼魅，辟虎狼。久服安心益氣輕身。生河西川谷。取無時，勿使中濕，濕即有毒。**菟絲爲之使。唐本注云：此羊角以青羝爲佳，餘不入藥用也。臣禹錫等謹按，藥性論云：羖羊角，使。治産後惡血煩悶，燒灰酒服之。又主輕身，治小兒驚癇。又曰：青羊角，亦大寒。日華子云：牯羊角，退熱，治山瘴，溪毒，燒之去蛇。

**羊髓　味甘，温，無毒。主男女傷中，陰氣不足，利血脉，益經氣。以酒服之。**

**青羊膽　主青盲，明目。**唐本注云：羊膽，療疳濕，時行熱熛瘡，和醋服之，良。臣禹錫等謹按，目瞖通用藥云：青羊膽，平。藥性論云：青羊肝，服之明目。膽，點眼中，主赤障，白膜，風淚，主解蠱毒。

**羊肺　補肺，主欬嗽。**唐本注云：羊肺，療渴，止小便數。并小豆葉煑食之,良。

**羊心　止憂恚,膈氣。**臣禹錫等謹按,日華子云:心有孔者殺人。

**羊腎　補腎氣,益精髓。**唐本注云:羊腎合脂爲羹,療勞痢甚效。蒜虀食之一升,療癥瘕。臣禹錫等謹按,日華子云:腎,補虛,耳聾,陰弱,壯陽,益胃,止小便,治虛損盜汗。

**羊齒　主小兒羊癎寒熱。三月三日取。**

**羊肉　味甘,大熱,無毒。主緩中,字乳餘疾,及頭腦大風汗出,虛勞寒冷,補中益氣,安心止驚。**唐本注云:羊肉,熱病差後食之,發熱,殺人。臣禹錫等謹按,孟詵云:羊肉,温。主風眩,瘦病,小兒驚癎,丈夫五勞七傷,藏氣虛寒。河西羊最佳,河東羊亦好。縱驅至南方,筋力自勞損,安能補益人? 肚,主補胃,小便數,以肥肚作羹,食三五度,差。又云:羊肉,患天行及瘧人食,令發熱困重致死。日華子云:羊肉治腦風并大風,開胃,肥健。頭,凉。治骨蒸,腦熱頭眩,明目,小兒驚癎。脂,治遊風并黑䵟。

**羊骨　熱。主虛勞,寒中,羸瘦。**

**羊屎　燔之,主小兒洩痢,腸鳴,驚癎。**

陶隱居云:羖羊角,方藥不甚用,其餘皆入湯煎。羊有三四種:最以青色者爲勝;次則烏羊;其羪羺羊及虜中無角羊,正可噉食之,爲藥不及都下者,其乳、髓則肥好也。羊肝,不可合猪肉及梅子、小豆食之,傷人心,大病人。唐本注云:羊屎,煑湯下灌,療大人、小兒腹中諸疾,疳濕,大小便不通。燒之熏鼻,主中惡,心腹刺痛,熏瘡,療諸瘡,中毒,痔瘻等。骨蒸彌良。羊肝,性冷。

療肝風虛熱,目赤闇無所見,生食子肝七枚,神效。羊頭,療風眩,瘦疾,小兒驚癇。骨療同。羊血,主女人中風,血虛悶,產後血運悶欲絶者,生飲一升,即活。今按,陳藏器本草云:羊乳,補虛,與小兒含之,主口瘡,不堪充藥,爲其膻故。羊五藏,補人五藏。肝,主明目,薄切,日乾爲末,和決明子、蓼子並炒香,擣篩爲丸。每日服之,去盲暗。皮作臛,食之去風。屎燒灰沐髮長黑,和鴈肪塗頭生髮。臣禹錫等謹按,孟詵云:羊毛,醋煑裹脚,治轉筋。角灰,主鬼氣,下血。日華子云:牯羊糞燒灰,理聤耳并罯刺。

**圖經曰**:羖羊角出河西川谷,今河東、陝西及近都州郡皆有之。此謂青羝羊也,餘羊則不堪,取無時。勿使中濕,濕則有毒。羊齒、骨及五藏皆温平而主疾,唯肉性大熱,時疾初愈,百日内不可食,食之當復發及令人骨蒸也。羊屎,方書多用,近人取以内鯽魚腹中,瓦缶固濟燒灰,以塗鬆髮,令易生而黑,甚效。乳,療蜘蛛咬,徧身生絲者,生飲之即愈。劉禹錫《傳信方》載其效云:貞元十一年,余至奚吏部宅,坐客有崔員外,因話及此。崔云:目擊有人爲蜘蛛咬,腹大如有娠,徧身生絲,其家棄之,乞食於道。有僧教喫羊乳,未幾而疾平。胃,主虛羸,張文仲有主久病瘦羸,不生肌肉,水氣在脅下,不能飲食,四肢煩熱者,羊胃湯方:羊胃一枚,术一升,並切,以水二斗,煑取九升,一服一升,日三,三日盡。更作兩劑,乃差。肉多入湯劑,胡洽羊肉湯,療寒勞不足,產後及身腹中有激痛方:當歸四兩,生薑五兩,羊肉一斤,三味,以水一斗二升煑肉,取七升,去肉,内諸藥煑取三升。一服七合,日三夜一。又有大羊肉湯,療婦人產後大虛,心腹絞痛,厥逆,氣息乏少,皆今醫家通用者。又有青羊脂丸。主疰病相易者,皆大方也。羊之種類亦多,而羖羊亦有褐色、黑白色者。毛長尺餘,亦謂之羖䍽羊,北人引大羊,以此羊爲群首。又孟詵云:河西羊最佳,河東羊亦好,縱有驅至南方,筋力自勞損,安能補人?然今南方亦有數種羊,惟淮南州郡或有佳者,可亞大羊。江、浙羊都少味而發疾。閩、廣山中,出一種野羊,彼人謂之羚羊,其皮厚硬,不堪多食,肉頗肥軟益人,兼主冷勞,山嵐瘧痢,婦人赤白下。然此羊多噉石香葇,故腸藏頗熱,亦不宜多食也。謹按,本經云"羊肉,甘",而《素問》云"羊肉,苦",兩説不同。蓋本經以滋味言,而《素問》以物性解。羊性既熱,熱則歸火,故配於苦。麥與杏、薤性亦熱,並同配於苦也。又,下條有白馬陰莖、眼、蹄、白馬懸蹄、赤馬蹄、齒、鬐頭膏、鬐毛、心、肺、肉脯、頭骨、屎、溺,及牡狗陰莖、膽、心、腦、齒、四蹄、白狗血、肉、屎中骨,本經並有主治。惟白馬莖、眼、懸蹄用出雲中平澤者,餘無所出州土。今醫方多用馬通即馬屎也。及狗膽,其餘亦稀使,故但附見於此下。

【食療:角,主驚邪,明目,辟鬼,安心益氣。燒角作灰,治鬼氣并漏下惡血。羊肉,妊娠人勿多食。頭肉,平。主緩中,汗出虚勞,安心止驚。宿有冷病人勿多食。主熱風眩,疫疾,小兒癇,兼補胃虚損及丈夫五勞骨熱。熱病後宜食羊頭肉。肚,主補胃病虚損,小便數,止虚汗。肝,性冷。治肝風虚熱,目赤暗痛。熱病後失明者,以青羊肝或子肝薄切,水浸傅之,極効。生子肝吞之尤妙。主目失明,取羖羊肝一斤,去脂膜薄切,以未著水新瓦盆一口,揩令净,鋪肝於盆中,置於炭火上煿,令脂汁盡。候極乾，取決明子半升，蓼子一合，炒令香，爲末，和肝杵之爲末，以白蜜漿下方寸匕，食後服之，日三，加至三匕止，不過二劑，目極明。一年服之，妙，夜見文字并諸物。其羖羊，即骨歷羊是也。常患眼痛澀，不能視物，及看日光并燈火光不得者，取熟羊頭眼睛中白珠子二枚，於細石上和棗汁研之，取如小麻子大，安眼睛上，仰卧，日二夜二，不過三四度差。羊心，補心肺，從三月至五月，其中有蟲如馬尾毛，長二三寸已來，須割去之，不去令人痢。又，取皮去毛煑羹，補虚勞。煑作臛食之，去一切風，治脚中虚風。羊骨，熱。主治虚勞，患宿熱人勿食。髓，酒服之，補血，主女人風血虚悶。頭中髓，發風，若和酒服，則迷人心，便成中風也。羊屎，黑人毛髮，主箭鏃不出。糞和鴈膏傅毛髮，落，三宿生。白羊黑頭者，勿食之，令人患腸癰。一角羊不可食。六月勿食羊，傷神。謹按，南方羊都不與鹽食之，多在山中喫野草，或食毒草。若北羊，一二年間亦不可食，食必病生爾，爲其來南地食毒草故也。若南地人食之，即不憂也。今將北羊於南地養三年之後，猶亦不中食，何況於南羊，能堪食乎？蓋土地各然也。

**聖惠方**：治風，心煩恍惚，腹中痛，或時悶絶而復甦：用羖羊角屑微炒，擣羅爲散，不計時候，温酒調下一錢匕。　**又方**：治硫黄忽發氣悶：用羊血服一合，効。

**外臺秘要**：崔氏療傷寒，手足疼欲脱：取羊屎煑汁以灌之，差止。亦療時疾，陰囊及莖熱腫：亦可煑黄蘗等洗之，並除傷寒之疾。　**又方**：治小兒疳：羊膽二箇，和漿水灌下部。猪膽亦得。　**又方**：《救急》治天行後，嘔逆不下食，食入即出：取羊肝如食法，作生淡食，不過三度，即止。　**又方**：療氣癭方：羊厭一具,去脂,含汁,盡去之,日一具,七日含,便差止。

**千金方**:療尿床方:羊肚盛水令滿,繫兩頭熟煑開,取水頓服之,即差。 **又方**:治目赤及瞖:羊眼睛暴乾爲末,傅兩目。 **又方**:療目䀮䀮:青羊肝内銅器内煑,以麪餅覆面上,上鑽兩孔如人眼,止,以目向上,熏之,不過兩度。 **又方**:治小兒口中涎出:取白羊屎内口中。 **又方**:治髮不生:以羊屎灰淋取汁洗之,三日一洗,不過十度即生。 **又方**:治被打頭青腫:帖新羊肉於腫上。 **又方**:辟蚰法:蚰到,燒羖羊角,令有煙出,蚰即去矣。 **又方**:治木刺入肉中不出,痛:取乾羊屎燒灰,和猪脂調塗,不覺自出。 **又方**:治卒驚悸,九竅血皆溢出:取新屠羊血,熱飲二升,差。

**肘後方**:治白秃:以羊肉如作脯法,炙令香,及熱,以搨上,不過三四日,差。 **又方**:治眼暗,熱病後失明:以羊膽傅之,旦暮時各一傅之。 **又方**:治誤吞釘并箭、金、針、錢等物:多食肥羊肉、肥脂諸般肥肉等,自裹之,必得出。《外臺秘要》同。 **又方**:療面目、身卒得赤班,或癢或瘭子腫起,不即治之,日甚煞人:羖羊角燒爲灰,研令極細,以雞子清和塗之,甚妙。 **又方**:療面多皯黵如雀卵色:以羖羊膽一枚,酒二升,合煑三沸以塗拭之,日三度,差。

**經驗後方**:治五勞七傷,陽氣衰弱,腰脚無力,羊腎蓯蓉羹法:羊腎一對,去脂膜細切,肉蓯蓉一兩,酒浸一宿,刮去皴皮細切,相和作羹,葱白、鹽、五味等如常法事治,空腹食之。

**梅師方**:治産後餘血攻心,或下血不止,心悶面青,身冷氣欲絶：新羊血一盞飲之，三兩服，妙。　**又方**：目暗，黄昏不見物者：以青羊肝切，淡醋食之，煮亦佳。

**孫真人食忌**：羊蹄筋膜中珠子，食之令人癲。羊一角者害人。

**食醫心鏡**：主風眩羸瘦，小兒驚癇，丈夫五勞，手足無力：羊頭一枚，燖洗如法，蒸令熟，切，以五味調和食之。又，主腎勞損精竭：炮羊腎一雙，去脂細切，於豉汁中，以五味、米糅如常法，作羹食，作粥亦得。又治産後大虚，羸瘦無力，腹肚痛，冷氣不調。又，腦中風，汗自出：白羊肉一斤切，如常法調和，腌腊食之。又，治風胎瘦病，五勞七傷，虚驚悸：白羊頭一枚，燖如食法，煮令及熟，切，於豉汁中五味調和食之。又，治脾胃氣冷，食入口即吐出：羊肉半斤，去脂膜，切作生，以蒜虀、五辣、醬、醋空腹食。又，主下焦虚冷，小便數，瘦兼無力：羊肺一具細切，内少羊肉，作羹食之，煮粥亦得。又，主下焦虚冷，脚膝無力，陽事不行，補益：羊腎一箇熟煮，和半大兩鍊成乳粉，空腹食之，甚有效。又，益腎氣，强陽道：白羊肉半斤，去脂膜，切作生，以蒜虀食之，三日一度，甚妙。又，主腎藏虚冷，腰脊轉動不得：羊脊骨一具，嫩者搥碎爛煮，和蒜虀，空腹食之，兼飲酒少許，妙。又，理目熱赤痛，如隔紗縠，看物不分明，宜補肝氣益睛：青羊肝一具，細起薄切，以水洗，漉出瀝乾，以五味、醬、醋食之。又，理風眩瘦疾及小兒驚癇，兼丈夫五勞七傷：羊頭一枚，治如食法，煮令熟，作鱠，以五辣、醬、醋食之。

**兵部手集**：療無故嘔逆酸水不止，或吐三五口，食後如此方：羊屎十顆，好酒兩合，煎取一合，頓服，即愈。如未定，更服。

看大小加减服之,六七歲即五顆。

**子母秘録:**療産後寒熱,心悶極脹百病:羖羊角燒末,酒服方寸匕,未差,再服。

**姚和衆:**治小孩食土方:候市人合時,買市中羊肉一斤,以繩繫之,令人著地拽至家,以水洗,炒炙依料,與兒喫,如未喫食,即煑汁餵。

**禮記:**羊,冷毛而毳,羶不可食。

**周成王:**人獻四角羊。

**丹房鏡源:**羊脂柔銀軟銅,羖羊角縮賀。賀,錫也。

**衍義曰:**羖羊角出陝西、河東,謂之羖攊羊,尤很健,毛最長而厚,此羊可入藥。如要食,不如無角白大羊。本草不言者,亦有所遺爾。又同、華之間,有卧沙細肋,其羊有角似羖羊,但低小供饌,在諸羊之上。張仲景治寒疝,用生薑羊肉湯,服之無不驗。又一婦人産當寒月,寒氣入産門,臍下脹滿,手不敢犯,此寒疝也。醫將治之以抵當湯,謂其有瘀血。嘗教之曰:非其治也,可服張仲景羊肉湯,少減水。二服遂愈。

〔箋釋〕

《爾雅·釋畜》云:"羊,牡羒,牝牂;夏羊,牡羭,牝羖。"郭璞注:"今人便以牂、羖爲白、黑羊名。"《説文》云:"羖,夏羊牝曰羖。"但多數文獻皆以夏羊(黑羊)之牡者(雄性)爲羖羊。《急就篇》顔師古注:"羖,夏羊之牡也。"

本草家對"羖羊"的意見也不一致,陶弘景回避争論,直接説:"羊有三四種:最以青色者爲勝;次則烏羊。"《本草圖經》先說“此謂青羝羊也,餘羊則不堪”,又說“羊之種類亦多,而羖羊亦有褐色、黑白色者。毛長尺餘,亦謂之羖攊羊,北人引大羊,以此羊爲群首”。《本草綱目》似受《本草圖經》影響,並不强調羖羊毛色,而說:“牡羊曰羖,曰羝。”從《本草圖經》所繪圖例來看,這種羖羊體型較大,角略盤曲,頜下無鬚,背上黑色塊面表示黑毛,接近於綿羊一類。



**牡狗陰莖　味鹹,平,無毒。主傷中,陰痿不起,令强熱大,生子,除女子帶下十二疾。一名狗精。六月上伏取,陰乾百日。**臣禹錫等謹按,日華子云:犬陰治絶陽及婦人陰瘻。

**膽　主明目,痂瘍惡瘡。**臣禹錫等謹按,鼻衄血通用藥云:狗膽,平。藥性論云:狗膽,亦可單用。味苦,有小毒。主鼻齆,鼻中息肉。孟詵云:膽去腸中膿水。又白犬膽,和通草、桂爲丸服,令人隱形。青犬尤妙。日華子云:膽,主撲損瘀血,刀箭瘡。

**心　主憂恚氣,除邪。**臣禹錫等謹按,日華子云:心治狂犬咬,除邪氣,風痺,療鼻衄及下部瘡。



**腦　主頭風痺,下部䘌瘡,鼻中息肉。**

**齒　主癲癇寒熱,卒風痱,伏日取之。**臣禹錫等謹按,癲癇通用藥云:狗齒,平。日華子云:齒,理小兒客忤,燒入用。

**頭骨　主金瘡止血。**臣禹錫等謹按，金瘡通用藥云：狗頭骨，平。蜀本云：餘骨主補虛，小兒驚癇，止下痢。藥性論云：狗頭骨，使。燒灰爲末，治久痢，勞痢。和乾薑、莨菪焦炒見煙，爲丸，白飲空心下十丸，極效。日華子云：頭骨燒灰用亦壯陽，黄者佳。

**四脚蹄　煑飲之，下乳汁。**臣禹錫等謹按，下乳汁通用藥云：狗四足，平。

**白狗血　味鹹，無毒。主癲疾發作。**臣禹錫等謹按，癲癇通用藥及藥對云：白狗血，温。日華子云：血，補安五藏。

**肉　味鹹、酸，温。主安五藏，補絶傷，輕身益氣。**臣禹錫等謹按，孟詵云：犬肉，益陽事，補血脉，厚腸胃，實下焦，填精髓。不可炙食，恐成消渴，但和五味煑，空腹食之。不與蒜同食，必頓損人。若去血，則力少不益人。瘦者多是病，不堪食。日華子云：犬肉，暖，無毒。補胃氣，壯陽，暖腰膝，補虛勞，益氣力。

**屎中骨　主寒熱，小兒驚癇。**

陶隱居云：白狗、烏狗入藥用。白狗骨燒屑，療諸瘡瘻及妬乳癰腫。黄狗肉大補虛，不及牡者。牡者，父也。又呼爲犬，言脚上别有一懸蹄者是也。白狗血合白雞肉、白鵝肝、白羊肉、烏雞肉、蒲子羹等，皆病人不可食。犬春月目赤鼻燥欲狂猘者不宜食。唐本注云：《别録》云：狗骨灰，主下痢，生肌，傅馬瘡。烏狗血，主産難横生，血上搶心者。下頷骨，主小兒諸癇。陰卵，主婦人十二疾，爲灰服之。毛，主産難。白狗屎，主丁瘡。水絞汁服，主諸毒不可入口者。今按，陳藏器本草：狗正黄色者，肉温補，宜腰腎,起陽道。骨煎爲粥,熱補,令婦人有子。乳汁,主青盲。取白犬生子目未開時乳汁,注目中,療十年盲,狗子目開即差。膽,塗惡瘡。腎,主婦人產後腎勞如瘧者。婦人體熱用猪腎,體冷即用犬腎。肝、心,主狂犬咬,以傅瘡上。屎,主瘭疽徹骨癢者,當燒作灰塗瘡,勿令病者知。又屎和臘月猪脂傅瘻瘡,又傅溪毒、丁腫出根。頸下毛,主小兒夜啼,絳袋盛,繫著兒兩手。狗肝,主脚氣攻心,作生薑、醋進之,當泄,先泄勿服之。**臣禹錫等謹按,****藥對**云:屎中骨,平。**日華子**云:犬黄者大補益,餘色微補。古言署預凉而能補,犬肉暖而不補,雖有此言,服終有益,然柰穢甚,不食者衆。

**圖經**:文具羖羊角條下。

【**唐本餘**:牡狗陰莖並同。白狗血,主女人生子不出,内酒中服之,主下痢,卒風痱。伏日取之,主補虚,小兒驚癇,止下痢。

**食療**:牡狗陰莖,補髓。肉,温。主五藏,補七傷五勞,填骨髓,大補益氣力,空腹食之。黄色牡者上,白、黑色者次。女人妊娠勿食。又,上伏日採膽,以酒調服之,明目,去眼中膿水。又,主惡瘡痂癢,以膽汁傅之,止。膽傅惡瘡,能破血。有中傷因損者,熱酒調半箇服,瘀血盡下。又,犬傷人,杵生杏人封之,差。比來去血食之,却不益人也。肥者血亦香美,即何要去血?去血之後,都無效矣。犬自死,舌不出者,食之害人。九月勿食犬肉,傷神。

**聖惠方**:治眼癢急赤澁:用犬膽汁注目中。　**又方**:治附骨疽及魚眼瘡:用狗頭骨燒煙熏之。　**又方**:治婦人赤白帶下久不止:用狗頭燒灰爲細散,每日空心及食前,温酒調下一錢匕。

**外臺秘要**:療食魚肉等成癥結在腹并諸毒氣方:狗糞五升,燒,末之,綿裹,酒五升漬,再宿取清。分十服,日再,已後日三服使盡,隨所食癥結,即便出矣。　**又方**:療腰痛:取黄狗皮,炙裹腰痛處,取煖徹爲度,頻即差也。徐伯玉方同。　**又方**:治馬鞍瘡:狗牙灰酢和傅之。又,五月五日取牡狗糞燒灰,數傅之,良。　**又方**:治發背神驗:牡狗白糞半升,覺欲作腫時,以煖水一升,絞取汁,分再服,仍以滓傅上,每日再爲之,差止。

**千金翼方**:治産後煩悶不能食:白犬骨一味,燒研,以水服方寸匕。

**葛氏方**:治久下痢,經時不止者,此成休息。療之,取犬骨炙令黄焦,擣,飲服方寸匕,日三服,即愈。　**又方**:治小兒卒得癇:刺取白犬血一棗許含之。又,塗身上。　**又方**:療猘犬咬人:仍殺所咬犬,取腦傅之,後不復發。

**百一方**:鬼擊之病,得之無漸,卒著如刀刺狀,胸脅腹内絞急切痛,不可抑按,或即吐血、衄血、下血,一名鬼排:斷白犬頭,取熱血一升,飲之。　**又方**:卒得瘑瘡,常對在兩脚:塗白犬血,立愈。

**經驗方**:治血氣撮撮不可忍者:黑狗膽一箇,半乾半濕,割開,以篦子排丸如菉豆大,蛤粉滚過,每服五丸,燒生鐵淬酒下,其痛立止。

**經驗後方**:治婦人産後血不定,奔四肢并違墮:狗頭骨灰,以酒調下二錢匕,甚效。

**梅師方**：食欝肉漏脯中毒：燒犬屎末，酒服方寸匕。《聖惠方》同。　**又方**：治熱油湯火燒瘡，痛不可忍：取狗毛，細剪，以烊膠和毛傅之，至瘡落，漸差。

**食醫心鏡**：治脾胃冷弱，腸中積冷脹滿刺痛：肥狗肉半斤，以米、鹽、豉等煮粥，頻喫一兩頓。又方，下痢，臍下切痛：狗肝一具，洗，細切，米一升，稀調煑粥，空腹點三兩，合蒜喫，椒、葱、鹽、醬任性著之。又，治浮腫，小便澀少：精肥狗肉五斤熟蒸，空腹服之。又，主氣水鼓脹，浮腫：狗肉一斤，細切，和米煑粥，空腹喫，作羹臛喫亦佳。

**子母秘録**：療小兒桃李哽：狗頭煑湯摩頭上，差。

**楊氏産乳**：姙娠不得食狗肉，令兒無聲。

**魏志**：河内太守劉勳女病左膝瘡癢，華佗視之，以繩繫犬後足不得行，斷犬腹取膽向瘡口，須臾，有蟲若蛇從瘡上出，長三尺，病愈。

**丹房鏡源**：白狗糞煮錫。

〔箋釋〕

《本草綱目》以"犬"爲"狗"的别名，釋名項李時珍説："狗，叩也。吠聲有節，如叩物也。或云爲物苟且，故謂之狗，韓非云蠅營狗苟是矣。卷尾、有懸蹄者爲犬，犬字象形，故孔子曰：視犬字如畫狗。"

按，犬、狗兩字意思小别，古代文獻説法不一。一種意見是大者爲犬，小者爲狗。《禮記·曲禮上》云："效犬者左牽之。"孔穎達疏："然通而言之，狗犬通名；若分而言之，則大者爲犬,小者爲狗。”《爾雅·釋畜》“未成豪,狗”,郝懿行義疏:“是狗、犬通名。若對文,則大者名犬,小者名狗;散文,則《月令》言食犬,《燕禮》言烹狗,狗亦犬耳。今亦通名犬爲狗矣。”另一説則以犬爲狗之别種。《説文》云:“犬,狗之有縣蹏者也。象形。孔子曰:視犬之字如畫狗也。”又云:“狗,孔子曰:狗,叩也。叩氣吠以守。”故段玉裁説:“有縣蹏謂之犬,叩氣吠謂之狗,皆於音得義。此與後蹄廢謂之彘,三毛聚居謂之豬,竭尾謂之豕,同明一物異名之所由也。莊子曰:狗非犬。司馬彪曰:同實異名。夫異名必由實異,君子必貴遊藝也。”又説:“牛羊之字以形聲,今牛、羊、犬小篆即孔子時古文也。觀孔子言,犬即狗矣,渾言之也。”

《説文》所謂“縣蹏”即“懸蹏”。本條陶弘景注亦説:“又呼爲犬,言脚上别有一懸蹄者是也。”徐紹楨《説文部首述義》説:“縣蹄指獵犬言。南海曾氏釗曰:相犬之法,必先驗其蹄,凡犬四趾,惟獵犬足上有一趾不履地,此所謂懸蹄歟?”另據《獾狗譜》説:“後腿有撩(兒)名叫犬,撩兒不去惹人嫌。”王世襄解釋:“養狗家對狗和犬的定義是:十八箇脚趾的爲狗,二十箇脚趾的爲犬。犬在後腿上比狗多兩箇不著地的脚趾,名曰後撩兒。”《本草拾遺》謂:“犬懸蹄肉有毒,殺人,不可食。”《本草綱目》亦採納其説,犬肉項云:“懸蹄犬傷人。”故知李時珍亦了解有關“懸蹄”的解説。

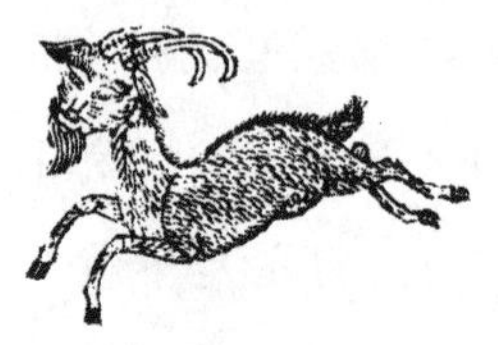
羚羊角

**羚羊角** 味鹹、苦，寒、微寒，無毒。主明目，益氣，起陰，去惡血注下，辟蠱毒惡鬼不祥，安心氣，常不魘寐，**療傷寒時氣寒熱，熱在肌膚，温風注毒伏在骨間，除邪氣驚夢，狂越僻謬及食噎不通。久服强筋骨，輕身，起陰，益氣，利丈夫。生石城山川谷及華陰山，採無時。**



陶隱居云：今出建平、宜都諸蠻中及西域。多兩角，一角者爲勝。角甚多節，蹙蹙圓繞。别有山羊角，極長，惟一邊有節，節亦疎大，不入藥用。《爾雅》名羱羊，而羌夷云只此名羚羊角，甚能陟峻，短角者乃是山羊爾。亦未詳其正。唐本注云：《爾雅》云"羚，大羊"。羊如牛大，其角堪爲鞍橋。一名羱羊，俗名山羊，或名野羊。善鬭至死。又有山驢，大如鹿，皮堪靴用，有兩角，角大小如山羊角。前言其一邊有蹙文又疎慢者是此也。陶不識，謂山羊，誤矣。二種並不入藥。而俗人亦用山驢角者。今用細如人指，長四五寸，蹙文細者。南山、商、淅間大有，今出梁州，直州、洋州亦貢之。今按，陳藏器本草云：羚羊角，主溪毒及驚悸，煩悶，卧不安，心胸間惡氣毒，瘰癧。肉，主蛇咬，惡瘡。山羊、山驢、羚羊，三種相似，醫工所用，但信市人，遂令湯丸或致乖舛。且羚羊角有神，夜宿，以角掛樹不著地，但取角彎中深鋭緊小，猶有掛痕者即是真，慢無痕者非，作此分别，餘無佗異。真角，耳邊聽之集集鳴者良。陶云一角者，謬也。臣禹錫等謹按，藥性論云：羚羊角，臣，味甘。能治一切熱毒風攻注，中惡毒風，卒死昏亂不識人，散産後血衝心煩悶，燒末酒服之。主小兒驚痼，治山瘴，能散惡血。燒灰治噎塞不通。**孟詵**云：麢羊，北人多食，南人食之，免爲蛇蟲所傷。和五味子炒之，投酒中經宿，飲之治筋骨急强，中風。又，角主中風筋攣，附骨疼痛，生摩和水塗腫上及惡瘡，良。又卒熱悶，屑作末，研和少蜜服。亦治熱毒痢及血痢。

**圖經曰**：羚羊角出石城山谷及華陰山，今秦、隴、龍、蜀、金、商州山中皆有之。戎人多捕得來貨，其形似羊也，青而大，其角長一二尺，有節如人手指握痕，又至堅勁。今入藥者皆用此角。謹按，《爾雅》云"麢，與羚同。大羊"，"羱，音元。如羊"，郭璞注云："麢似羊而大，角圓鋭，好在山崖間。羱似吳羊而大角，角橢，出西方。"許慎注《説文解字》云："麢，大羊而細角。"陶隱居以角多節，蹙蹙圓繞者爲羚羊；而角極長，惟一邊有節，節亦疎大者爲山羊。山羊，即《爾雅》所謂羱羊也。唐注以一邊有蹙文又疎慢者爲山驢角，云時人亦用之。又以細如人指，長四五寸，蹙文細者爲堪用。陳藏器云："羚羊夜宿，以角挂木不著地，但取角彎中深鋭緊小，猶有挂痕者是。"觀今市貨者，與《爾雅》所謂羱羊，陶注所謂山羊，唐注所謂山驢，大都相似。今人相承用之，以爲羱羊其細角長四五寸，如人指多節，蹙蹙圓繞者，其間往往彎中有磨角成痕處，京師極多，詳本草及諸家所出，此乃是真羱羊，而世多不用，不知其所以然者何也。又，陳藏器謂"真角，耳邊聽之集集鳴者良"，今牛羊諸角，但殺之者，聽之皆有聲，不必專羚角也，自死角則無聲矣。

【**雷公**：凡所用亦有神羊角。其神羊角長有二十四節，內有天生木胎。此角有神力，可抵千牛之力也。凡修事之時，勿令單用,不復有驗,須要不拆元對,以繩縛之,將鐵錯子錯之,旋旋取用,勿令犯風。錯末盡處,須三重紙裹,恐力散也。錯得了即單擣,擣盡,背風頭,重篩過,然入藥中用之,若更研萬匝了,用之更妙,免刮人腸也。

**食療**:傷寒熱毒,下血:末服之,即差。又療疝氣。

**外臺秘要**:治噎:羚羊角屑,不拘多少,自在末之,飲服方寸匕,亦可以角摩噎上,良。



**千金方**:療産後心悶不識人,汗出:羚羊角燒末,以東流水服方寸匕,未差,再服。

**肘後方**:血氣逆心煩滿:燒羚羊角若水羊角末,水服方寸匕。

**子母秘録**:治胸脇痛及腹痛熱滿:燒羚羊角末,水服方寸匕。 **又方**:治小兒洞下痢:羊角中骨燒末,飲服方寸匕。

**産寶**:令易産:羚羊角壹枚,刮尖爲末,以酒調方寸匕。

**衍義曰**:羚羊角,今皆取有掛痕者;陳藏器取耳邊聽之集集鳴者良,亦强出此説,未嘗遍試也。今將他角附耳,皆集集有聲,不如有掛痕一説盡矣。然多僞爲之,不可不察也。

〔**箋釋**〕



《説文》"麢,大羊而細角",《爾雅·釋獸》"麢,大羊",郭璞注:"麢羊似羊而大,角員鋭,好在山崖間。"古代文獻涉及的羚羊品種異常複雜,各家説法差異甚大,本草各家意見皆見正文,涉及牛科多種動物,莫衷一是,有意思的是《本草拾遺》説羚羊"夜宿,以角掛樹不著地",得到多數文獻認可,並作爲羚羊角鑒定依據。

《滄浪詩話》云:"詩者,吟詠情性也。盛唐諸人,唯在興趣,羚羊掛角,無跡可求。故其妙處,透徹玲瓏,不可湊泊。"這是"羚羊掛角"一詞較早的出處,宋代禪僧用之尤多,例證見《景德傳燈録》《五燈會元》等,不繁舉。不知這一説法源於唐代《本草拾遺》,還是出自佛經原典。從羊角的特徵來看,北山羊 *Capra ibex* 的角特别發達,角向後彎曲,彎度可達半圈至三分之二圈,角前面還有大而明顯的横脊。北山羊未必有掛樹的習性,但這樣彎曲多棱的角,確實很容易給人用角懸掛的聯想。《本草圖經》所繪羚羊角圖例,其角尖端的彎鈎,所描繪的未必一定是北山羊,但所指代的確實是"羚羊掛角"。



**犀角　味苦、酸、鹹,寒、微寒,無毒。主百毒蠱疰,邪鬼瘴氣,殺鈎吻、鴆羽、蛇毒,除邪,不迷惑魘寐,療傷寒温疫,頭痛寒熱,諸毒氣。久服輕身,駿健。生永昌山谷及益州。**

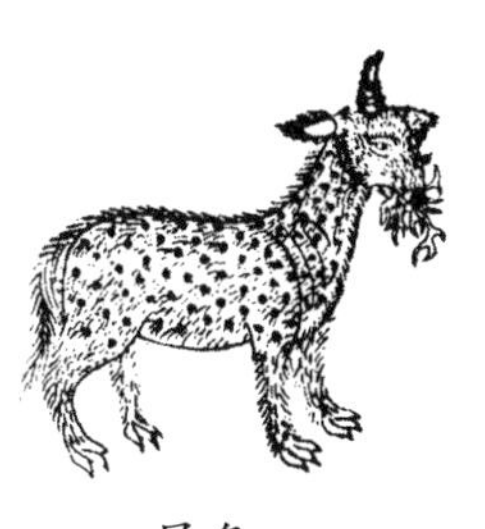
犀角

松脂爲之使,惡雚菌、雷丸。

陶隱居云:今出武陵、交州、寧州諸遠山。犀有二角,以額上者爲勝。又有通天犀,角上有一白縷,直上至端,此至神驗。或云是水犀角,出水中。《漢書》所云"駭雞犀"者,以置米中,雞皆驚駭不敢啄;又置屋中,烏鳥不敢集屋上。又云"通天犀"者,夜露不濡,以此知之。凡犀,見成物皆被蒸煮,不堪入藥,惟生者爲佳。雖是犀片,亦是已經煮炙,況用屑乎?又有㸬犀,其角甚長,文理亦似犀,不堪藥用。**唐本注**云:㸬是雌犀,文理細膩,斑白分明,俗謂班犀。服用爲上,然充藥不如雄犀也。**今按,**陳藏器本草云:犀肉,主諸蠱、蛇、獸咬毒,功用劣於角。本經有通天犀,且犀無水陸二種,並以精麤言之。通天者,腦上角千歲者長且鋭,白星徹端,能出氣,通天則能通神,可破水、駭雞,故曰通天。《抱朴子》曰:"通天犀,有白理如綫者,以盛米,雞即駭矣。其真者,刻爲魚,銜入水,水開三尺。"其鼻角,一名奴角,一名食角。**臣禹錫等謹按,陳藏器**云:《爾雅》云"兕似牛一角,犀似豕三角",復云多似象,復如豕三角。陶據《爾雅》而言,不知三角之誤也。又曰"雌者是兕而形不同",未知的實。**藥性論**云:牯犀角,君,味甘,有小毒。能辟邪精鬼魅,中惡毒氣,鎮心神,解大熱,散風毒,能治發背癰疽瘡腫,化膿作水,主療時疾熱如火,煩悶,毒入心中,狂言妄語。**日華子**云:犀角,味甘、辛。治心煩,止驚,安五藏,補虚勞,退熱,消痰,解山瘴溪毒,鎮肝明目,治中風失音,熱毒風,時氣發狂。

**圖經曰**:犀角出永昌山谷及益州,今出南海者爲上,黔、蜀者次之。犀似牛,豬首,大腹,痺脚,脚有三蹄,色黑,好食棘。其皮每一孔皆生三毛。頂一角,或云兩角,或云三角。謹按,郭璞《爾雅》注云:"犀,三角,一在頂上,一在額上,一在鼻上。鼻上者即食角也,小而不橢。音墮。亦有一角者。"《嶺表録異》曰:"犀有二角,一在額上爲兕犀,一在鼻上爲胡帽犀。牯犀亦有二角,皆爲毛犀,而今人多傳一角之説。此數種俱有粟文,以文之麁細爲貴賤。角之貴者,有通天花文。"犀有此角,必自惡其影,常飲濁水,不欲照見也。其文理絶好者,則有百物之形。或云犀之通天者是其病,理不可知也。文有倒插者,有正插者,有腰鼓插者。其倒插者,一半已下通;正插者,一半已上通;腰鼓插者,中斷不通。其類極多,足爲奇異。故波斯呼象牙爲白暗,犀角爲黑暗,言難識别也。犀中最大者墮羅犀,一株有重七八斤者,云是牯犀額角,其花多作撒豆班。色深者,堪帶胯;班散而色淺者,但可作器皿耳。或曰兕是犀之雌者,未知的否?凡犀入藥者,有黑、白二種,以黑者爲勝,其角尖又勝。方書多言生犀,相承謂未經水火中過者是,或謂不然。蓋犀有捕得殺而取者爲生犀,有得其蜕角者爲退犀,亦猶用鹿角法耳。唐相段文昌門下醫人吴士皋,因職於南海,見舶主言海人取犀牛之法,先于山路多植木,如猪羊棧。其犀以前脚直,常依木而息。多年植木爛,犀忽倚之,即木折犀倒,久不能起,因格殺而取其角。又云:犀每自退角,必培土埋之,海人知處,即暨作木寓角而易之,再三不離其處,時復有得者;若直取之,則犀去,於别山退藏,不可尋也。未知今之取犀角果如此否。

【**海藥**:謹按,《異物志》云:山東海水中,其牛樂聞絲竹。彼人動樂,牛則出來,以此採之。有鼻角、頂角,鼻角爲上。大寒,無毒。主風毒攻心,毷氉[①]熱悶,擁毒赤痢,小兒麸豆,風熱驚癇,並宜用之:凡犀屑了,以紙裹於懷中良久,合諸色藥物,絶爲易擣。又按,通天犀,胎時見天上物命過,並形於角上,故云通天犀也。欲驗,於月下以水盆映,則知通天矣。正經云是山犀,

① 毷氉:煩惱、鬱悶狀。

少見水犀。《五溪記》云：山犀者，食於竹木，小便即竟日不盡，夷獠家以弓矢而採，故曰黔犀。又劉孝標言：犀墮角，里人以假角易之，未委虛實。

**雷公曰**：凡使，勿用奴犀、犉犀、病水犀、攣子犀、下角犀、淺水犀、無潤犀，要使烏黑肌皺、坼裂光潤者上。凡修治之時，錯其屑入臼中，擣令細，再入鉢中研萬匝，方入藥中用之。婦人有姙勿服，能消胎氣。凡修治一切角，大忌鹽也。

**食療**：此只是山犀牛，未曾見人得水犀取其角。此兩種者，功亦同也。其生角，寒。可燒成灰，治赤痢。研爲末，和水服之。又，主卒中惡心痛，諸飲食中毒，及藥毒，熱毒，筋骨中風，心風煩悶，皆差。又，以水磨取汁，與小兒服，治驚熱。鼻上角尤佳。肉，微溫，味甘，無毒。主瘴氣百毒，蠱疰邪鬼，食之入山林，不迷失其路。除客熱頭痛及五痔，諸血痢。若食過多，令人煩，即取麝香少許，和水服之，即散也。

**聖惠方**：治雉肉作臛食之吐下：用生犀角末方寸匕，新汲水調下，即差。

**外臺秘要**：服藥過劑及中毒，煩悶欲死：燒犀角末，水服方寸匕。

**千金方**：有蠷螋蟲尿人影著處，便令人體病瘡，其狀如粟粒累累，一聚滲痛，身中忽有處燥痛如芒刺，亦如刺蟲所螫後細瘡瘰，作蘗如茱萸子狀也。四畔赤，中央有白膿如黍粟，亦令人皮急，舉身惡寒壯熱，極者連起竟腰、脇、胸也。治之法：初得磨犀角，塗之，止。

**肘後方**：卧忽不寤，若火照之則殺人：但痛嚙其踵，又足拇指甲際,而多唾其面,即活。犀角枕佳。或以青木香内枕中并帶。

**廣利方**:治孩子驚癇不知人,迷悶,嚼舌仰目者:犀角末半錢匕,水二大合,服之立效。

**抱朴子**:鄭君言:但習閉氣至千息,久久則能居水中一日許。得真通天犀角三寸以上者,刻爲魚,銜之入水,水常爲開,方三尺,可得氣息水中。又,通天犀赤理如綖,自本徹末,以角盛米著地,群雞不敢啄,而輒驚,故南人名爲駭雞犀。是故有蟲毒之鄉,於他家飲食,即以角攪之,白沫竦起,即爲有毒,無沫,即無毒也。

**朝野僉載**:鴆食水處,有犀牛不濯角,其水物食之必死,爲鴆食蛇之故也。

**晉温嶠**過牛渚磯,水深不可測,世云其下多怪物,嶠遂燬犀角而照之。須臾,見水族覆火,奇形異狀,或乘馬車著赤衣者。嶠其夜夢人謂己曰:與君幽明自别,何意相照也? 意甚惡之,未旬而卒。

**太平廣記**:通天犀爲之駭雞犀,以角煑毒藥爲湯,皆生白沫,無復毒勢。

**李司封**宗易嘗言,石駙馬保吉知陳州,其州廨一皆新之。每毁舊屋,則坐于下風,塵自分去,人皆驚怪之,蓋其所服,帶辟塵犀也。

**歸田録**:人氣粉犀。

**衍義曰**:犀角,凡入藥須烏色未經湯水浸煑者,故曰生犀。川犀及南犀紋皆細,烏犀尚有顯紋者露,黄犀紋絶少,皆不及西番所出紋高、兩脚顯也。物像黄外黑者爲正透，物像黑外黄者爲倒透，蓋以烏爲正，以形象肖物者爲貴。既曰通犀，又須紋頭顯，黄黑分明，透不脱，有兩脚滑潤者爲第一。鹿取茸，犀取尖，其精鋭之力盡在是矣。犀角尖，磨服爲佳，若在湯散，則屑之。西蕃者佳。

〔箋釋〕

犀，古代中國或有出産，但滅絶甚久，文獻記載多數出於傳聞，訛誤甚多，如辟塵、分水、駭雞、通天、燭怪等，皆是傳説，未可深信。《爾雅·釋獸》"犀似豕"，郭璞注："形似水牛，豬頭，大腹，庳脚。脚有三蹏，黑色。三角，一在頂上，一在額上，一在鼻上。鼻上者，即食角也，小而不橢，好食棘。亦有一角者。"中古以降，犀角都從外來，現在已知的犀牛物種，如印度犀 *Rhinoceros unicornis*、爪哇犀 *Rhinoceros sondaicus* 皆是獨角；黑犀 *Rhinoceros bicornis*、蘇門犀 *Rhinoceros sumatrensis* 爲雙角；没有三角的犀。因爲没有見過真實物種，《本草圖經》所繪犀角圖例，基本按照郭璞的描述臆想而成。

本條陶注，《證類本草》皆作"犀有二角，以額上者爲勝"，《新修本草》和寫本作"三角"。據本條引《本草拾遺》云："陶據《爾雅》而言，不知三角之誤也。"可見《本草經集注》原作"三角"，宋代始改爲"二角"。

犀兕並稱，《爾雅·釋獸》"兕，似牛"，郭璞注："一角，青色，重千斤。"此當是指獨角的印度犀、爪哇犀之類。至於《本草拾遺》謂"雌者是兕而形不同"，異説備參。

**虎骨　主除邪惡氣，殺鬼疰毒，止驚悸，主惡瘡鼠瘻。頭骨尤良。** 臣禹錫等謹按，鬼疰尸疰及惡瘡通用藥并藥對云：虎骨，平。藥性論云：虎骨，臣。殺犬咬毒。味辛，微熱，無毒。治筋骨毒風攣急，屈伸不得，走疰疼痛，主尸疰，腹痛，治温瘧，療傷寒温氣。

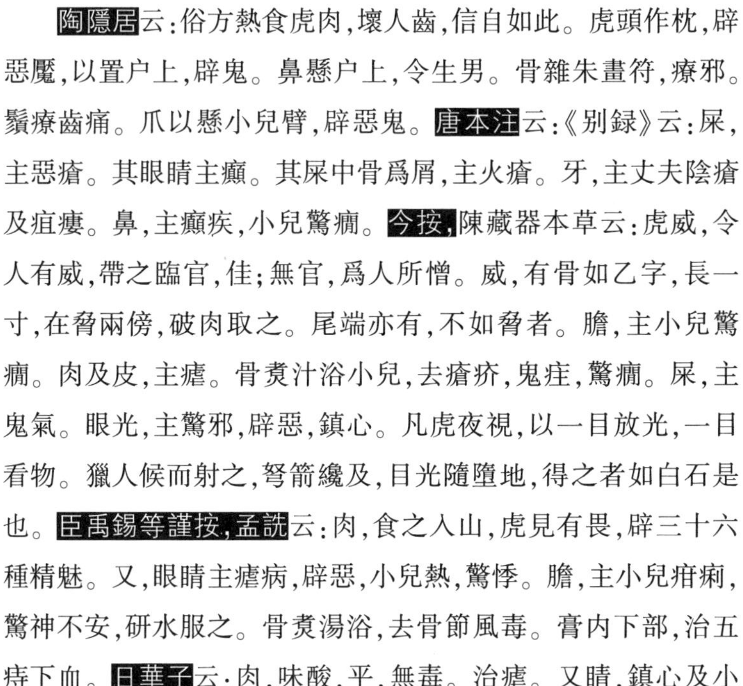
虎骨

**膏　主狗嚙瘡。**

**爪　辟惡魅。**

**肉　主惡心欲嘔，益氣力。**

陶隱居云：俗方熱食虎肉，壞人齒，信自如此。虎頭作枕，辟惡魘，以置户上，辟鬼。鼻懸户上，令生男。骨雜朱畫符，療邪。鬚療齒痛。爪以懸小兒臂，辟惡鬼。唐本注云：《別録》云：屎，主惡瘡。其眼睛主癲。其屎中骨爲屑，主火瘡。牙，主丈夫陰瘡及疽瘻。鼻，主癲疾，小兒驚癇。今按，陳藏器本草云：虎威，令人有威，帶之臨官，佳；無官，爲人所憎。威，有骨如乙字，長一寸，在脅兩傍，破肉取之。尾端亦有，不如脅者。膽，主小兒驚癇。肉及皮，主瘧。骨煑汁浴小兒，去瘡疥，鬼疰，驚癇。屎，主鬼氣。眼光，主驚邪，辟惡，鎮心。凡虎夜視，以一目放光，一目看物。獵人候而射之，弩箭纔及，目光隨墮地，得之者如白石是也。臣禹錫等謹按，孟詵云：肉，食之入山，虎見有畏，辟三十六種精魅。又，眼睛主瘧病，辟惡，小兒熱，驚悸。膽，主小兒疳痢，驚神不安，研水服之。骨煑湯浴，去骨節風毒。膏内下部，治五痔下血。日華子云：肉，味酸，平，無毒。治瘧。又睛，鎮心及小兒驚啼，疳氣，客忤。

**圖經曰**：虎骨并睛爪，本經不載所出州土，今有山林處皆有之。骨用頭及脛，色黄者佳。睛亦多僞，須自獲者乃真。爪并指骨毛存之，以繫小兒臂上，辟惡鬼。兩脅間及尾端皆有威，如乙字，長一二寸許。此數物，皆用雄虎者勝。凡鹿、虎之類，多是藥箭射殺者，不可入藥。蓋藥毒浸漬骨肉間，猶能傷人也。李絳《兵部手集方》有虎骨酒法，治臂脛痛，不計深淺皆效：用虎脛骨二大兩，麁擣熬黄，羚羊角一大兩屑，新芍藥二大兩切細，三物以無灰酒浸之，春夏七日，秋冬倍日，每旦空腹飲一杯。冬中速要服，即以銀器物盛，火爐中煖養之三兩日，即可服也。又崔元亮《海上方》治腰脚不隨：取虎腰脊骨一具，細剉訖，又以斧於石上更搥碎，又取前兩脚全骨，如前細搥之，兩件並於鐵床上以文炭火匀炙，飜轉，候待脂出甚，則投濃美無灰酒中，密封，春夏一七日，秋冬三七日，每日空腹隨飲，性多則多飲，性少則少飲，未飯前三度温飲之，大户以酒六七斗止，小户二斗止。患十年已上者，不過三劑，七年以下者，一劑必差。忌如藥法。又一方：虎脛骨五六寸已來，净刮去肉、膜等，塗酥炙令極黄熟，細擣，絹袋子盛，以酒一斗，置袋子於甆瓶中，然後以煻火微煎，至七日後任情喫之，當微利，便差。

【**雷公云**：虎睛，凡使，須知採人，問其源，有雌有雄，有老有嫩，有殺得者，唯有中毒自死者勿使，却有傷人之患。夫用虎睛，先於生羊血中浸一宿，漉出，微微火上焙之，乾，擣成粉，候衆藥出，取合用之。

**食療**：又，主腰膝急疼，煮作湯浴之，或和醋浸亦良。主筋骨風急痛,脛骨尤妙。又,小兒初生,取骨煎湯浴,其孩子長大無病。又,和通草煮汁,空腹服半升,覆蓋卧,少時汗即出,治筋骨節急痛。切忌熱食,損齒。小兒齒生未足,不可與食,恐齒不生。又,正月勿食虎肉。

**聖惠方**:治歷節風,百節疼痛不可忍:用虎頭骨一具,塗酥炙黄,搥碎,絹袋盛,用清酒二斗浸五宿,隨性多少煖飲之,妙。

**外臺秘要**:療骾:取虎骨爲末,水服方寸匕。 **又方**:療肛門凸出方:燒虎骨末,水服方寸匕,日三服,良。

**千金翼**:療㾦疽,著手足肩背,累累如米起,色白,刮之汁出,愈而復發:虎屎白者,以馬尿和之,暴乾,燒灰粉之。

**經驗後方**:白虎風,走注疼痛,兩膝熱腫:虎脛骨塗酥炙,黑附子炮裂,去皮臍,各一兩爲末,每服温酒調下二錢匕,日再服。 **又方**:治小兒驚癇掣瘲:以虎睛細研,水調灌之,良,大小加減服之。

**梅師方**:治猘犬咬人,發狂如犬:刮虎牙、虎頭骨末,酒服方寸匕,服之,差。

**勝金方**:治大腸痔漏并脱肛:以虎脛骨兩節,蜜二兩,炙令赤,擣末,蒸餅丸如桐子大,每服凌晨温酒下二十丸,隔夜先和大腸後,方服此藥。

**集驗方**:療月蝕瘡:虎頭骨二兩,擣碎,同猪脂一升熬,以骨黄取塗瘡上。

**張文仲**:治痢久下,經時不愈者,此名休息:取大蟲骨,炙令黄焦,擣末,飲服方寸匕,日三即愈。 **又方**:療卒魘:以虎頭骨爲枕。《葛稚川方》同。

**子母秘録**:小兒辟惡氣:以水煑虎骨湯浴兒,數數作。

**楊氏産乳**:療小兒驚癇:以虎睛一豆許,火炙爲末,水和服之。　**又方**:療秃瘡:取虎膏塗之。

**姚和衆**:治小兒夜啼:取大蟲眼睛一隻爲散,以竹瀝調少許與喫。　**又方**:小兒頭瘡不差:大蟲脂消令凝,每日三四度塗之。



**抱朴子**:虎壽千歲,五百歲毛色變白。

**衍義曰**:虎骨,頭、脛與脊骨入藥,肉微鹹。陳藏器所注乙骨之事,及射之目光墮地如白石之説,必得之於人,終不免其所誣也。人或問曰:風從虎何也?風,木也,虎,金也,木受金制,焉得不從?故呼嘯則風生,自然之道也。所以治風攣急,屈伸不得,走疾,癲痓,驚癇,骨節風毒等,乃此義爾。

〔箋釋〕

虎在古代爲常見猛獸,嚴重威脅人們生命安全,傳説亦多。蘇軾《寄傲軒》詩有句"得如虎挾乙,失若龜藏六"。《酉陽雜俎》云:"虎威如乙字,長一寸,在脅兩旁皮内,尾端亦有之。佩之臨官,佳;無官,人所媢嫉。"本條引《本草拾遺》略同;末句《茅亭客話》作"無官佩之,無憎嫉者",意思相反。



**兔頭骨**　**平,無毒。主頭眩痛,癲疾。** 臣禹錫等謹按,日華子云:頭骨和毛、髓燒爲丸,催生落胎并産後餘血不下。

**骨**　主熱中消渴。臣禹錫等謹按，藥性論云：兔頭，味甘。日華子云：兔骨，治瘡疥刺風，鬼疰。

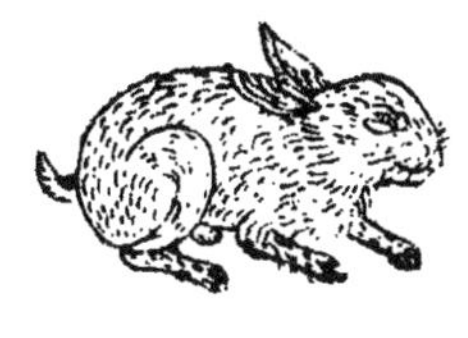
兔

**腦**　主凍瘡。

**肝**　主目暗。臣禹錫等謹按，孟詵云：肝，主明目，和決明子作丸服之。又，主丹石人上衝，眼暗不見物，可生食之，一如服羊子肝法。日華子云：肝，明目，補勞，治頭旋眼疼。

**肉**　味辛，平，無毒。主補中益氣。

陶隱居云：兔肉爲羹，亦益人。妊娠不可食，令子脣缺。其肉不可合白雞肉食之，面發黄。合獺肉食之，令人病遁尸。唐本注云：兔皮、毛，合燒爲灰酒服，主産難後衣不出，及餘血搶心，脹欲死者，極驗。頭皮，主鬼疰，毒氣在皮中針刺者。又云主鼠瘻。膏，主耳聾。今按，陳藏器本草云：兔，寒、平。主熱氣濕痺。毛，燒灰，主炙瘡不差。骨，主久疥，醋摩傅之。肉，久食弱陽，令人色痿。與薑同食，令人心痛。頭，主難産，燒灰末，酒下。兔竅有五六穴，子從口出，今懷妊忌食其肉者，非爲缺脣，亦緣口出。臣禹錫等謹按，藥性論云：臘月肉作醬食，去小兒豌豆瘡。臘毛煎湯洗豌豆瘡，及毛傅，良。孟詵云：八月至①十一月可食，服丹石人相宜，大都損陽事，絶血脉。日華子云：肉治渴，建脾。生喫壓丹毒。

**圖經曰**：兔，舊不著所出州土，今處處有之，爲食品之上味。兔竅乃有六七穴，子從口出，故妊娠者禁食之。頭骨，主頭

① 至：底本作"止"，據文意改。

眩痛，癲疾。腦，主凍瘡。肝，主目闇。肉，補中益氣。然性冷，多食損元氣，不可合雞肉食之。髓及膏並主耳聾。毛煎湯洗豌豆瘡；毛燒灰主灸瘡久不差。皮、毛及頭並燒灰，酒服，主難産衣不出。《必効方》療天行，嘔吐不下食：取臘月兔頭并皮、毛，燒令煙盡，擘破作黑灰擣羅之，以飲汁服方寸匕，則下食，不差，更服。燒之勿令火耗，頻用皆効無比。崔元亮《海上方》療痟渴羸瘦，小便不禁：兔骨和大麥苗，煑汁服，極効。又一方：用兔一隻，剥去皮、爪、五藏等，以水一斗半煎使爛，骨肉相離，漉出骨肉，斟酌五升汁，便澄濾令冷，渴即服之。極重者不過三兔。又下有筆頭灰，主小便不通及數而難，淋瀝，陰腫，中惡，脱肛。筆並取年久者，燒灰水服之。



【**食療**：兔頭骨並同肉，味酸。謹按，八月至十月，其肉酒炙喫，與丹石人甚相宜。注：以性冷故也，大都絶人血脉，損房事，令人痿黄。肉，不宜與薑、橘同食之，令人卒患心痛，不可治也。又，兔死而眼合者，食之殺人。二月食之傷神。又，兔與生薑同食，成霍亂。

**聖惠方**：手足皸裂成瘡：兔腦髓生塗之。

**外臺秘要**：《必效》療婦人帶下：取兔皮燒，令煙絶，擣爲末，酒服方寸匕，以差爲度。



**肘後方**：療大人、小兒卒得月蝕瘡：於月望夕，取兔屎及内蝦蟇腹中，合燒爲灰，末以傅瘡上，差。

**百一方**：火燒已破方：取兔腹下白毛，燒膠以塗毛上，貼瘡立差，待毛落即差。

**經驗方**：催生丹：兔頭二箇，臘月内取頭中髓塗於净紙上，令風吹乾,通明乳香二兩,碎入前乾兔髓同研。來日是臘,今日先研,俟夜星宿下安棹子上。時果、香、茶同一處排定,須是潔净齋戒焚香,望北帝拜告云:大道弟子某,修合救世上難生婦人藥,願降威靈,祐助此藥,速令生産。禱告再拜,用紙帖同露之,更燒香。至來日,日未出時,以猪肉和丸如雞頭大,用紙袋盛貯,透風懸。每服一丸,醋湯下,良久未産,更用冷酒下一丸,即産。此神仙方絶驗。

**梅師方**:兔肉合乾薑拌食之,令人霍亂。

**食醫心鏡**:消渴飲水不知足:兔頭骨一具,以水煑,取汁飲之。

**博濟方**:治産前滑胎:臘月兔頭腦髓一箇,攤於紙上令勻,候乾,剪作符子,於面上書生字一箇,覺母陣痛時,用母釵子股上夾定,燈焰上燒灰盞盛,煎丁香酒調下。

**勝金方**:治發腦、發背及癰疽,熱節,惡瘡等:臘月兔頭,細剉,入瓶内密封,惟久愈佳。塗帛上厚封之,熱痛傅之如冰,頻换,差。

**集驗方**:治痔疾,下血疼痛不止:以玩月砂不限多少,熳火熬令黄色,爲末,每二錢入乳香半錢,空心温酒調下,日三四服,差。砂,即兔子糞是也。

**子母秘録**:療産後陰下脱:燒兔頭末傅之。

**抱朴子**:兔壽千歲,五百歲毛色變白。又云:兔血和女丹服之,有神女二人來侍①,可役使之。

---

① 侍:底本作"待",據文意改。

**禮記**：食兔去尻。

**沈存中**：契丹北境有跳兔，形皆兔，但前足寸餘，後足幾尺，行即用後足跳，一躍數尺，止則蹶然仆地。生於契丹慶州之地。予使虜日，捕得數兔持歸。《爾雅》所謂蹶兔，亦曰蛩蛩巨驉也。

**衍義曰**：兔有白毛者，全得金之氣也，入藥尤功。餘兔至秋深時則可食，金氣全也。纔至春夏，其味變，取四脚肘後毛爲逐食，飼鵰鷹。至次日却吐出，其意欲腹中逐盡脂肥，使饑，急捕逐速爾。然作醬必使五味。既患豌豆瘡，又食此，則發毒太甚，恐斑爛損人。



〔箋釋〕

《説文》云："兔，獸名，象踞，後其尾形。"《本草綱目》集解項云："按《事類合璧》云：兔大如狸而毛褐，形如鼠而尾短，耳大而鋭。上唇缺而無脾，長鬚而前足短。尻有九孔，趺居，趫捷善走。舐雄豪而孕，五月而吐子。其大者爲㲋，音綽，似兔而大，青色，首與兔同，足與鹿同。故字象形。或謂兔無雄，而中秋望月中顧兔以孕者，不經之説也。今雄兔有二卵，《古樂府》有'雄兔脚撲速，雌兔眼迷離'，可破其疑矣。"兔科動物種類甚多，這些描述看不出具體品種。



陶弘景説"妊娠不可食，令子脣缺"，此顯然是先天性唇齶裂俗稱"兔唇"引起的聯想，《本草拾遺》説"兔竅有五六穴，子從口出，今懷妊忌食其肉者，非爲缺脣，亦緣口出"，則讓此禁忌變得更加豐滿。按，《本草拾遺》的説法似從《論衡·奇怪篇》"兔吮毫而懷子,及其子生,從口而出"及《博物志》"兔舐毫望月而孕,口中吐子"演化而來,更是無稽之談。

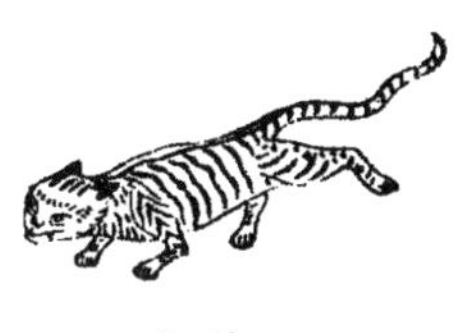
狸骨

**狸骨　味甘,温,無毒。主風疰,尸疰,鬼疰,毒氣在皮中淫躍如針刺者,心腹痛,走無常處,及鼠瘻惡瘡。頭骨尤良。**臣禹錫等謹按,藥性論云:狸骨,臣。亦可單用。頭骨炒末,治噎病,不通食飲。孟詵云:骨,主痔病,作羹臛食之,不與酒同食。其頭燒作灰,和酒服二錢匕,主痔。又食野鳥肉中毒,燒骨灰服之,差。炙骨和麝香、雄黄爲丸服,治痔及瘻瘡。糞燒灰,主鬼瘧。日華子云:骨,治遊風惡瘡,頭骨最妙。糞燒灰,主寒熱瘧疾。

**肉　療諸疰。**臣禹錫等謹按,蜀本云:肉,療鼠瘻。日華子云:狸肉,治遊風等病。又狸頭,燒灰酒服,治一切風。

**陰莖　主月水不通,男子陰㿗,燒之,以東流水服之。**

陶隱居云:狸類甚多,今此用虎狸,無用猫者。猫狸亦好,其骨至難别,自取乃可信。又有狸,色黄而臭,肉亦主鼠瘻,及狸肉作羹如常食法並佳。唐本注云:狸屎灰,主寒熱鬼瘧發無期度者,極驗。家狸亦好,一名猫也。今按,陳藏器本草云:風狸溺,主諸色風,人取養之,食果子以籠之。溺如乳,甚難得,似兔而短,在高樹,候風而吹至彼樹。出邕州已南。

**圖經曰**:狸骨及肉,本經不載所出州土,今處處有之。其類甚多,以虎班文者堪用,猫班者不佳。皆當用頭骨。華佗方有狸骨散,治尸注。肉主痔,可作羹臛食之。南方有一種香狸,人以作鱠生,若北地狐生法,其氣甚香,微有麝氣。邕州已南又有一種風狸,似兔而短,多棲息高木,候風而吹過他木。其溺主風,然甚難取,人久養之始可得。

【**食療**:尸疰,腹痛,痔瘻:炙之令香,末,酒服二錢,十服後見驗。頭骨最妙。治尸疰邪氣:燒爲灰,酒服二錢。亦主食野鳥肉物中毒腫也。再服之即差。五月收者糞,極神妙。正月勿食,傷神。

**聖惠方**:治瘰癧腫硬痛疼,痛疼時久不差:用狸頭、蹄骨等,並塗酥炙令黄,擣羅爲散,每日空心粥飲調下一錢匕。

**外臺秘要**:治痔發疼痛:狸肉作羹食之,良,作脯食之,不過三頓,差,此肉甚妙。

**肘後方**:治鼠瘻腫核痛,若已有瘡口膿血出者:取猫一物,理作羹如食法,空心進之。

**食醫心鏡**:治蠍螫人痛不止:以猫兒屎塗螫處,併三即差。

**子母秘録**:療小兒鬼舐方:狸屎燒灰,和臘月猪脂塗上。《千金方》同。

**淮南方**:狸頭治鼠瘻,鼠齧人瘡。狸愈之。

**禮記**:食狸去正脊。

**衍義曰**:狸骨形類猫,其紋有二:一如連錢者,一如虎紋者,此二色狸皆可入藥。其肉味與狐不相遠。江西一種牛尾狸,其尾如牛,人多糟食,未聞入藥。孟詵云"骨理痔病,作羹臛食之”,然則骨如何作羹臛?臛,音郝。肉羹也。炙骨和麝香、雄黄爲丸服,治痔及瘻瘡,甚効。

〔箋釋〕

狸品類甚多,通常指猫科動物豹猫 *Prionailurus bengalensis* 之類。家猫 *Felis catus* 體型較狸爲小,故又稱爲狸奴,如陸游詩句“裹鹽迎得小狸奴”“狸奴知護案間書”“我與狸奴不出門”之類。此外如狸猫、猫狸通常也指家猫。强至《予家畜狸花二猫一日狸者獲鼠未食而花者私竊之以去家人不知以爲鼠自花獲也因感而作二猫詩》有云:“狸猫得鼠活未食,戲局之地或前後。猫欺鼠困縱不逐,豈防厥類怠其守。花猫狡計伺狸怠,帖耳偷銜背之走。家人莫究狸所得,只見花銜鼠在口。”詩中所言“狸猫”,似特指狸花猫。



**麞骨** **微温,主虚損洩精。**臣禹錫等謹按,藥性論云:麞骨,味甘,無毒。

**肉** **温。補益五藏。**臣禹錫等謹按,蜀本云:麞肉,味甘。孟詵云:肉亦同麋,釀酒。道家名爲白脯,惟麞鹿是也。

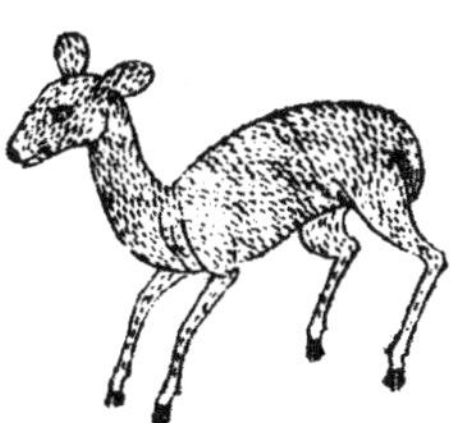

郢州麞骨



餘者不入。又其中往往得香,栗子大,不能全香。亦治惡病。其肉八月至十一月食之,勝羊肉;自十二月至[①]七月食,動氣也。又若瘦惡者食,發痼疾也。日華子云:麞肉,無毒。

① 上二“至”字:底本作“止”,據文意改。

**髓** **益氣力,悦澤人面。**

**陶隱居**云:俗云白肉是麞。言白膽易驚怖也。又呼爲麕。居筠切。麕肉不可合鵠肉食,成癥痼也。**今按,**陳藏器本草云:麕,主人心麤豪,取心、肝暴乾爲末,酒下一具,便即小膽;若小心食之,則轉怯不知所爲。道家名白脯者,麕鹿是也。**臣禹錫等謹按,日華子**云:骨,補虚損,益精髓,悦顏色。臍下有香,治一切虚損。

**圖經曰:**麞骨及肉,本經不載所出州土,今陂澤淺草中多有之。亦呼爲麕。麞之類甚多,麕其總名也。有有牙者,有無牙者,用之皆同。然其牙不能噬齧。崔豹《古今注》曰"麞有牙而不能噬,鹿有角而不能觸"是也。其肉自八月已後至十一月以前食之,勝羊肉;十二月至七月食之,動氣。道家以麞鹿肉羞爲白脯,言其無禁忌也。唐方有麞骨酒及麞髓煎並補下,其腦亦入面膏。

【**食療:**道家用供養星辰者,蓋爲不管十二屬,不是腥膩也。

**外臺秘要:**主瘤病:麞、鹿二種肉,剖如厚脯,炙令熱,搨淹。可四炙四易,痛攬出膿便愈。不除,更炙。新肉用之,良。

**子母秘録:**主乳無汁:麞肉臛食,勿令婦人知。

〔**箋釋**〕





《爾雅·釋獸》云:"麕,牡麌,牝麜,其子麆。其跡解,絶有力,豜。"郝懿行義疏:"《詩》野有死麕,《釋文》引《草木疏》云:麕,麞也,青州人謂之麕。麞或作獐,鄭注《考工記》云:齊人謂麇爲獐。"《本草圖經》云:"今陂澤淺草中多有之。亦呼爲麕。麞之類甚多,麕其總名也。有有牙者,有無牙者,用之皆同。然其牙不能噬齧。崔豹《古今注》曰‘麞有牙而不能噬,鹿有角而不能觸’是也。”所謂有牙與無牙,李時珍觀察較爲準確,集解項云:“麞秋冬居山,春夏成對。似鹿而小,無角,黄黑色,大者不過二三十斤。雄者有牙出口外,俗稱牙麞。”《本草圖經》圖繪所表現者,即是鹿科動物麞 *Hydropotes inermis*。

**豹肉** **味酸,平,無毒。主安五藏,補絶傷,輕身益氣。久服利人。**

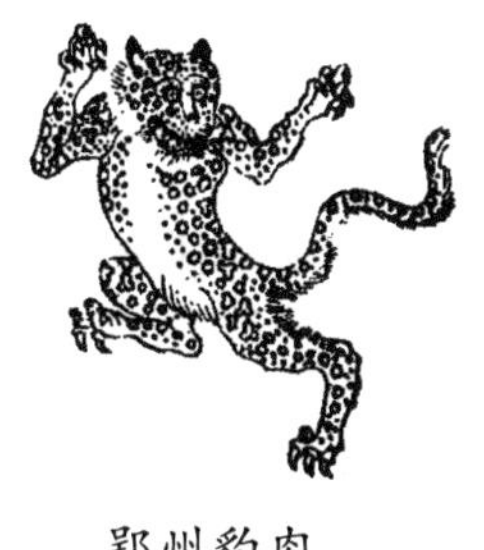

郢州豹肉

陶隱居云:豹至稀有,爲用亦鮮,惟尾可貴。唐本注云:陰陽神豹尾及車駕鹵簿豹尾,名可尊重。真豹尾有何可貴,未審陶據奚理。今按,陳藏器本草云:豹,主鬼魅神邪,取鼻和狐鼻煑服之,亦主狐魅也。臣禹錫等謹按,孟詵云:肉,食之令人志性麁,多時消即定。久食令人耐寒暑。脂,可合生髮膏,朝塗暮生。頭骨,燒灰淋汁,去白屑。日華子云:肉,微毒。壯筋骨,强志氣,令人猛健。

**圖經曰**:豹肉,本經不載所出州土,今河、洛、唐、郢間或有之。頭骨,燒灰沐頭,去風屑。脂,可合生髮藥,朝塗而暮生。謹按,豹有數種,有赤豹,《詩》云“赤豹黄羆”,陸機疏云:“尾赤而文黑,謂之赤豹。”有玄豹,《山海經》云:“幽都之山,有玄虎、玄豹。”有白豹,《爾雅》云“貘,音與貊同。白豹”,郭璞注云:“似熊,小頭,庳脚,黑白駮,能舐食銅鐵及竹。骨節强直,中實少髓。皮辟濕,人寢其皮,可以驅温癘。或曰豹白色者别名貘。”唐世多畫貘作屏,白居易有贊序之。不知入藥果用何類。古今醫方鮮有用者。今黔、蜀中時有貘,象鼻犀目,牛尾虎足。土人鼎釜,多爲所食,頗爲山居之患,亦捕以爲藥。其齒、骨極堅,以刀斧椎鍛鐵皆碎,落火亦不能燒。人得之,詐爲佛牙、佛骨,以誑俚俗。

【**食療**:補益人,食之令人强筋骨,志性麄疎。食之即覺也,少時消即定,久食之,終令人意氣麄豪。唯令筋健,能耐寒暑。正月食之傷神。

**衍義曰**:豹肉毛赤黄,其紋黑如錢而中空,比比相次。此獸猛捷過虎,故能安五藏,補絶傷,輕身。又有土豹,毛更無紋,色亦不赤,其形亦小。此各自有種,非能變爲虎也,聖人假喻而已,恐醫家未喻,故書之。

〔**箋釋**〕

豹有數種,據《本草圖經》,有赤豹、玄豹、白豹等,但從《本草圖經》所繪郢州豹肉來看,主要是指猫科動物金錢豹 *Panthera pardus*。注釋中提到貘,《爾雅·釋獸》"貘,白豹",郭璞注:"似熊,小頭,庳脚,黑白駁,能舐食銅鐵及竹骨。骨節强直,中實少髓,皮辟濕。或曰豹白色者别名貘。"《本草綱目》單列貘條,集解項李時珍説:"按《説文》云:貘似熊,黄白色,出蜀中。《南中志》云:貘大如驢,狀似熊,蒼白色,多力,舐鐵消千斤,其皮温煖。《埤雅》云:貘似熊,獅首豺髮,鋭鬐卑脚,糞可爲兵切玉,尿能消鐵爲水。"從形態及産地描述來看,應該是大熊猫科動物大熊猫 *Ailuropoda melanoleuca*,並非豹之色白者。至於《本草圖經》所言"今黔、蜀中時有貘,象鼻犀目,牛尾虎足",就"象鼻"而言,似乎是貘科動物馬來貘 *Tapirus indicus* 之類,雖然此種今天在中國没有分佈,但據《三才圖會》所繪貘圖,確實比較接近。

白居易有《貘屏贊》,序云:"貘者,象鼻犀目,牛尾虎足,生南方山谷中。寢其皮辟瘟,圖其形辟邪。予舊病頭風,每寢息,常以小屏衛其首,適遇畫工,偶令寫之。按《山海經》,此獸食鐵與銅,不食他物。因有所感,遂爲贊曰。"贊語説:"邈哉奇獸,生於南國。其名曰貘,非鐵不食。昔在上古,人心忠質。征伐教令,自天子出。劍戟省用,銅鐵羡溢。貘當是時,飽食終日。三代以降,王法不一。鑠鐵爲兵,範銅爲佛。佛像日益,兵刃日滋。何山不劚,何谷不隳。銖銅寸鐵,罔有孑遺。悲哉彼貘,無乃餒而。嗚呼,非貘之悲,惟時之悲。"至於《本草衍義》説"此各自有種,非能變爲虎也,聖人假喻而已",似乎是指《易經》革卦:"大人虎變,小人革面,君子豹變。"



**筆頭灰 年久者,主小便不通,小便數難,陰腫,中惡,脱肛,淋瀝。燒灰水服之。**唐本先附。自草部,今移。

**臣禹錫等謹按,藥性論**云:筆頭灰,微寒。亦可單用,燒灰治男子交婚之夕莖痿。取灰酒服之,良。其筆是使之者。

**圖經:**文具兔頭骨條下。

【**外臺秘要:**若小便不通,數而微腫方:取陳久筆頭一枚,燒爲灰,和水服之。

**勝金方:**催産,治難産,聖妙寸金散方:敗筆頭一枚,燒爲灰,細研爲末,研生藕汁一盞調下,立産。若産母虚弱及素有冷疾者,恐藕冷動氣,即於銀器内重湯煖過後服。

**范汪方**:治喉中腫痛不得飲食:燒筆頭灰,漿飲下方寸匕。

## 四種陳藏器餘

**犢子臍屎　主卒九竅中出血,燒末服之方寸匕。新生未食草者預取之,黄犢爲上。**



【**姚氏方**:人有九竅,四肢指歧間血出,乃暴驚所爲:取新生犢子未食草者臍屎,日乾燒末,水服方寸匕,日四五頓,差。人云,口鼻出血亦良。

**靈猫　陰,味辛,温,無毒。主中惡鬼氣,飛尸,蠱毒,心腹卒痛,狂邪鬼神,如麝用之,功似麝。生南海山谷。如狸,自爲牝牡,亦云蛉狸。《異物志》云:靈狸一體自爲陰陽,刳其水道,連囊以酒灑,陰乾,其氣如麝,若雜真香。罕有别者,用之亦如麝焉。**

**震肉　無毒。主小兒夜驚,大人因驚失心,亦作脯與食之。此畜爲天雷所霹靂者是。**



**狒狒　亦作**𤟹**,**同,扶沸反。**無毒。飲其血,令人見鬼也。亦堪染緋。髮可爲頭髮。出西南夷。如猴。宋孝建中,獠子以西波尸地高城郡安西縣主簿韋文禮進雌雄二**

頭。宋帝曰：吾聞狒狒能負千鈞，若既力如此，何能致之？彼土人丁鑾進曰：狒狒見人喜笑，則上脣掩其目，人以釘釘著額，任其奔馳，候死而取之。髮極長，可爲頭髲。血堪染靴。其毛一似獼猴，人面紅赤色，作人言馬聲，或作鳥字。善知生死。飲其血，使人見鬼。帝聞而欣然命工圖之。亦出《山海經》。《爾雅》云："狒狒如人，被髮迅走，食人。"亦曰梟羊，彼俗亦謂之山都。郭景純有讚。文繁不載。脯帶脂者，薄割，火上炙，熱於人肉，傅癬上，蟲當入脯中，候其少頃揭却，須臾更三五度，差。

〔箋釋〕

《爾雅·釋獸》："狒狒，如人，披髮迅走，食人。"郭璞注："梟羊也。《山海經》曰：其狀如人，面長脣黑，身有毛，反踵，見人則笑。交、廣及南康郡山中亦有此物。大者長丈許，俗呼之曰山都。"《本草綱目》集解項李時珍説："按《方輿志》云：狒狒，西蜀及處州山中亦有之，呼爲人熊。人亦食其掌，剥其皮。閩中沙縣幼山有之，長丈餘，逢人則笑，呼爲山大人，或曰野人及山魈也。"此即猴科的狒狒，如阿拉伯狒狒 *Papio hamadryas* 之類。郭璞《山海經贊·梟羊》云："髴髴怪獸，被髮操竹。獲人則笑，脣蔽其目。終亦號咷，反爲我戮。"

# 重修政和經史證類備用本草卷第十八

## 獸部下品總二十一種

四種神農本經白字。

四種名醫别録墨字。

四種唐本先附注云"唐附"。

三種今附皆醫家嘗用有效，注云"今附"。

一種唐慎微續添墨蓋子下是。

五種陳藏器餘

凡墨蓋子已下並唐慎微續證類

豚卵蹄、足、心、腎、膽、齒、膏、肉等(附)。

麋脂角(附)。麋肉、麋骨、麋茸(續注)。

驢屎尿、乳、軸垢等(附)。唐附。肉、脂、皮(續注)。

狐陰莖五藏、腸、屎等(附)。

獺肝肉(附)。

貒膏貛、貉、肉、胞等(附)。唐附。

鼹音偃。鼠

鼺音羸。鼠

野猪黄唐附。

豺皮狼(附)。唐附。

腽肭臍今附。腽肭獸(續注)。

麂頭骨(附)。今附。

野駝脂今附。

【獼猴續添。　　　　　　敗鼓皮自草部，今移。

六畜毛蹄甲

五種陳藏器餘

諸血　果然肉　狨獸　狼筋　諸肉有毒

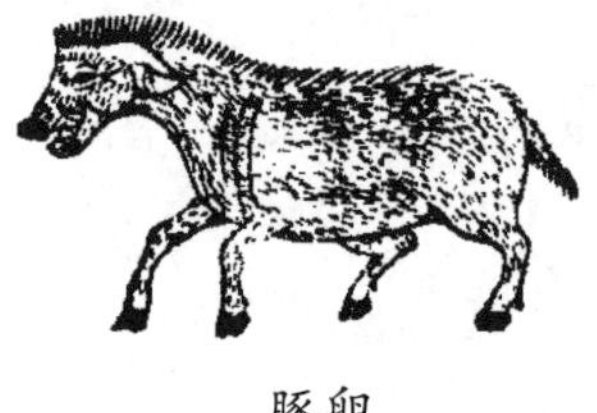
豚卵

豚卵　味甘，温，無毒。主驚癎癲疾，鬼疰蠱毒，除寒熱，賁豚五癃，邪氣攣縮。一名豚顛。陰乾藏之，勿令敗。

懸蹄　主五痔，伏熱在腸，腸癰内蝕。臣禹錫等謹按，五痔通用藥云：猪懸蹄，平。藥對云：微寒。

猪四足　小寒。主傷撻諸敗瘡，下乳汁。

心　主驚邪，憂恚。臣禹錫等謹按，日華子云：心，治驚癎血癖，邪氣。

腎　冷。和理腎氣，通利膀胱。臣禹錫等謹按，孟詵云：腎，主人腎虚，不可久食。日華子云：腎，補水藏，暖腰膝，補膀胱，治耳聾。雖補腎，又令人少子。

膽　主傷寒熱渴。臣禹錫等謹按，大便不通通用藥云：猪膽，微寒。

肚　主補中益氣，止渴利。臣禹錫等謹按，惡瘡通用藥云：猪肚，微温。孟詵云：肚，主暴痢虚弱。日華子云：肚，補虚損，殺勞蟲，止痢。釀黄糯米蒸擣爲丸，甚治勞氣并小兒疳蚘黄瘦病。

**齒　主小兒驚癇。五月五日取。**臣禹錫等謹按，驚癇通用藥云：猪齒，平。日華子云：齒，治小兒驚癇。燒灰服，并治蛇咬。

**䰂膏　生髮。**臣禹錫等謹按，髮禿落通用藥云：猪䰂膏，微寒。

**肪膏　主煎諸膏藥，解斑猫、芫青毒。**

**豭猪肉　味酸，冷。療狂病。**

**凡猪肉味苦，主閉血脉，弱筋骨，虚人肌，不可久食，病人、金瘡者尤甚。**

**猪屎**　臣禹錫等謹按，黄疸通用藥云：猪屎，寒。**主寒熱，黄疸，濕痺。**

陶隱居云：猪爲用最多，惟肉不宜食，人有多食，皆能暴肥，此蓋虚肥故也。其脂能悦皮膚，作手膏，不皸裂。肪膏煎藥，無不用之。勿令水中，臘月者歷年不壞。頸下膏謂之負革肪，入道家用。其屎汁療温毒。熱食其肉飲酒，不可卧秫稻穰中。又白猪白蹄雜青者，不可食之。猪膏又忌烏梅。唐本注云：《别録》云：猪耳中垢，主蛇傷。猪腦，主風眩、腦鳴及凍瘡。血，主賁豚，暴氣中風頭眩，淋瀝。乳汁，主小兒驚癇病。乳頭，亦主小兒驚癇及鬼毒，去來寒熱，五癃。五藏，主小兒驚癇，發汗。十二月上亥日，取肪脂，内新瓦器中，埋亥地百日，主癰疽，名䐪音甌，同。脂，方家用之。又，一升脂著雞子白十四枚，更良。今按，陳藏器本草云：猪肉，寒。主壓丹石，解熱，宜肥；熱人食之，殺藥動風。肝，主脚氣，空心切作生，以薑、醋進之，當微洩，若先痢，即勿服。

膽,主濕䘌,病下膿血不止,乾嘔,羸瘦,多睡。面黄者,取膽和生薑汁、釅醋半合,灌下部,手急捻,令醋氣上至咽喉乃放手,當下五色惡物及蟲子。又主瘦病,欬嗽,取膽和小便、生薑、橘皮、訶梨勒、桃皮煑服。又主大便不通,取猪、羊膽,以葦筒著膽,縛一頭,内下部入三寸,灌之,入腹立下。又主小兒頭瘡,取膽汁傅之。猪胰,音夷。主肺痿欬嗽,和棗肉浸酒服之,亦能主痃癖羸瘦。又堪合膏練繒帛。臘月猪脂,殺蟲,久留不敗。猪黄,主金瘡,血痢。野猪脂,酒服下乳汁,可乳五兒。齒灰,主蛇咬。臣禹錫等謹按,孟詵云:大猪頭,主補虚乏氣力,去驚癇,五痔,下丹石。又,腸主虚渴,小便數,補下焦虚竭。又云:東行母猪糞一升,宿浸,去滓,頓服。治毒黄熱病。日華子云:猪,凉,微毒。肉療水銀風,并掘土土坑内惡氣,久食令人虚肥,動風氣。又,不可同牛肉煑食,令人生寸白蟲。又,脂治皮膚風,殺蟲,傅惡瘡。又,腸止小便,補下焦,生血,療賁㹠氣及海外瘴氣。又,乳治小兒驚癇,天弔,大人猪、雞癇病。糞治天行熱病,黄疸,蠱毒。東行牝猪者爲良。窠内有草,治小兒夜啼,安蓆下,勿令母知。大凡野猪肉食勝圈豢者。

**圖經曰**:豚卵,本經不著所出州土,云"一名豚顛,陰乾藏之,勿令敗"。謹按,楊雄《方言》云:"豬,燕、朝鮮之間謂之豭,關東西謂之彘,或謂之豕,南楚謂之豨。音喜。其子謂之豯,音奚。吴楊之間謂之豬子,其實一種也。"今云豚卵,當是豬子也。豬之屬爲用最多,惟肉不宜食,食之多暴肥,蓋風虚所致也。心,熱,主血不足,補虚劣,不可多食,能耗心氣;又不與吴茱萸合食。肺,微寒,能補肺,得大麻人良;不與白花菜合食,令人氣滯，發霍亂。肝，温，主冷洩，久滑赤白。乳婦赤白下方，用子肝一葉，薄批之，搵著煨熟訶子末中，微火炙，又搵炙，盡半兩末止。空腹細嚼，陳米飲送下，亦主冷勞腹藏虚者。脾，主脾胃虚熱，以陳橘皮紅、生薑、人參、葱白切拍之，合陳米，水煑如羹，去橘皮，空腹食之。腎，補虚壯氣，消積滯，冬月不可食，損人真氣，兼發虚壅。肚，主骨蒸熱勞，血脉不行，補羸助氣，四季宜食。張仲景有猪肚黄連丸是也。骨髓，寒，主撲損，惡瘡。懸蹄，主痔，腸瘫，内蝕。四蹄，主行婦人乳脉，滑肌膚，去寒熱。《廣濟方》載其法云：婦人乳無汁者，以猪蹄四枚，治如食法，以水二斗，煑取一斗，去蹄。土瓜根、通草、漏蘆各三兩，以汁煑取六升，去滓。内葱白、豉如常，著少米煑作稀葱豉粥食之。食了，或身體微微熱，有少汗出，佳。乳未下，更三兩劑，大驗。肪膏，主諸惡瘡，利血脉，解風熱，潤肺。入膏藥，宜臘月亥日取之。腸臟，主大小腸風熱，宜食之。胵，寒，主肺氣乾脹喘急，潤五藏，去皴皰䵟䵳。并肪膏，並殺斑猫、地膽、亭長等毒。然男子多食之損陽。崔元亮《海上方》著猪胵酒療冷痢久不差方云：此是脾氣不足，暴冷入脾，舌上生瘡，飲食無味，縱喫，食下還吐，小腹雷鳴，時時心悶，乾皮細起，膝脛酸疼，兩耳絶聲，四肢沈重，漸瘦劣，重成鬼氣；及婦人血氣不通，逆飯憂煩，常行無力，四肢不舉，丈夫痃癖，兩肋虚脹，變爲水氣，服之皆效驗。此法出於傳屍方：取猪胵一具，細切，與青蒿葉相和，以無灰酒一大升，微火温之，乘熱内猪胵中，和蒿葉相共煖，使消盡。又取桂心一小兩，別擣爲末，内酒中。每日平旦空腹取一小盞服之，午時、夜間各再一服，甚驗。忌熱麪、油膩等食。膽，大寒，主骨熱勞極，傷寒及渴疾，小兒五疳，殺蟲。齒，主小兒驚癇，燒灰服之。屎，主寒熱，黄疸，濕痺，令人取端午日南行猪零合太一丹是也。燖猪湯，解諸毒蟲魘。凡猪，骨細、少筋、多膏，大者有重百餘斤，食物至寡，故人畜養之，甚易生息。《爾雅》曰"豱，五尺爲豟"，郭璞注云："《尸子》曰大豕爲豟，今漁陽呼豬大者爲豟是也。"又下野豬黄條，主金瘡。又云大寒，有毒。一名豪猪，鬣間有毫如箭，能射人。陝、洛、江東諸山中並有之。肉亦甘美，多膏，皆不可多食，發風氣，利大腸，令人虚羸。

【**食療**：肉，味苦，微寒。壓丹石，療熱閉血脉。虚人動風，不可久食。令人少子精，發宿疥。主療人腎虚。肉發痰，若患瘧疾人切忌，食必再發。又云：江猪，平，肉酸，多食令人體重。今捕人作脯，多皆不識。但食，少有腥氣。又，舌和五味煑，取汁飲，能建脾，補不足之氣，令人能食。

**聖惠方**：治蛇入口并入七孔中：割母猪尾頭，瀝血滴口中，即出。　**又方**：治少陰病，下痢，咽痛，胸滿，心煩：猪膚一斤，以水一斗，煑取五升，去滓，加白蜜一升，粉五合，熬香和匀相得，温分六服。

**外臺秘要**：療毒熱病攻手足腫疼痛欲脱方：猪膏和羊屎，塗之亦佳。　**又方**：療盲：猪膽一枚，微火上煎之，可丸如黍米大，内眼中食頃，良。　**又方**：治瞖，如重者：取猪膽白皮曝乾，合作小繩子如麁釵股大小，燒作灰，待冷，便以灰點瞖上，不過三五度即差。

**千金方**：治被打頭青腫：炙猪肉熱搨之；又貼猪肝。

**千金翼**：老人令面光澤方：大猪蹄一具，洗浄，理如食法，煮漿如膠,夜以塗面,曉以漿水洗面,皮急矣。　**又方**:治髮薄不生:先以酢泔清净洗禿處,以生布揩令大熱,臘月猪脂細研,入生鐵煮沸三二度,傅之,徧生。　**又方**:治漏方:以臘月猪脂紙沾,取内瘡孔中,日五夜三。　**又方**:治手足皴裂,血出疼痛,若冬月冒涉凍淩,面目手足瘃壞,及熱疼痛皆治:取猪腦髓著熱酒中以洗之,差。

**肘後方**:治毒攻手足腫,疼痛欲斷:猪蹄一具,合葱煮,去滓,内少許鹽,以漬之。　**又方**:治卒腫病,身面皆洪大:生猪肝一具,細切,頓食之,勿與鹽,乃可用苦酒,妙。　**又方**:疸病有五:有黄疸、穀疸、酒疸、黑疸、女勞疸。黄汗,身體四肢微腫,胸滿不得汗,汗出如黄蘗汁,由大汗出,卒入水所致:猪脂一斤,令温熱,盡服之,日三,當下,下則稍愈。　**又方**:葛氏疥瘡:猪膏煎芫花,塗。　**又方**:若女子陰中苦癢,搔之痛悶:取猪肝炙熱,内陰中,當有蟲著肝出。　**又方**:療手足皴裂,面出血痛方:以酒挼猪胰洗,并服。　**又方**:小便不通:猪膽大如雞子者,内熱酒中服。姚云亦療大便不通。　**又方**:胞衣不出,腹滿則殺人:但多服脂,佳。　**又方**:小兒頭生白禿,髮不生:臘月猪屎,燒末傅之。

**經驗方**:療男子水藏虚憊,遺精,盜汗,往往夜夢鬼交:取豮猪腎一枚,以刀開去筋膜,入附子末一錢匕,以濕紙裹煨熟,空心稍熱服之,便飲酒一盞,多亦甚妙。三五服,効。

**經驗後方**:定喘化涎:猪蹄甲四十九箇,净洗控乾,每箇指甲内半夏、白礬各一字,入罐子内封閉,勿令煙出,火煆通赤,去火細研，入麝香一錢匕。人有上喘咳嗽，用糯米飲下，小兒半錢，至妙。　**又方**：陰痿羸瘦，精髓虚弱，四肢少力：猪腎一對，去脂膜切，枸杞葉半斤，用豉汁二大盞半相和，煑作羹，入鹽、椒、葱，空腹食之。

**梅師方**：蜈蚣入耳：以猪脂肉炙令香，掩耳，自出。　**又方**：蟻子入耳：以猪、羊脂炙令香，安耳孔，自出。　**又方**：治産後虚勞，骨節疼痛，汗出不止：取猪腎造晞臛，以葱、豉、米，如法食之。　**又方**：治癰，諸疽發背，或發乳房，初起微赤，不急治之即殺人：母猪蹄兩隻，通草六分，以綿裹和煑作羹食之。　**又方**：治熱病有蟨上下蝕人：猪膽一枚，苦酒一合，同煎三兩沸，滿口飲之，蟲立死，即愈。

**孫真人食忌**云：不可常食猪肉。白猪，白蹄者不可食也。又云：臘月肪脂殺蟲，可煎膏用之。

**食醫心鏡**：主脾胃氣虚，食即汗出：猪肝一斤，薄起於瓦上，曝令熟乾，擣篩爲末，煑白粥，布絞取汁，和衆手丸如梧桐子大，空心飲下五十丸，日五服。又主脾胃氣冷，喫食嘔逆，下赤白痢如麵糊，腰臍切痛：猪腎一對研，著胡椒、橘皮、鹽、醬、椒末等，搜麵似常法，作餛飩熟煑，空腹喫兩椀，立差。又主消渴，日夜飲水數斗，小便數，瘦弱：猪肚一枚，净洗，以水五升煑，令爛熟，取二升已來，去肚，着少豉，渴即飲之，肉亦可喫。又和米，着五味，煑粥食之，佳。又主水氣脹滿浮腫：猪肝一具，煑作羹，任意下飯。又主上氣咳嗽，胸隔妨滿，氣喘：猪肉細切作鎚子，於猪脂中煎食之。又猪肪脂四兩，煑百沸以來，切，和醬、醋食之。又治一切肺病咳嗽,膿血不止:猪胰一具,削薄竹筒盛,於煻[①]火中炮令極熟,食上喫之。又理腫從足始,轉上入腹:猪肝一具,細切,先布縤,更以醋洗,蒜虀食之,如食不盡三兩,頓食亦可也。又理浮腫脹滿,不下食,心悶:猪肝一具,洗切作臠,着葱白、豉、薑、椒,熟炙食之。又以熟水煑,單喫亦得。又煑猪膂一雙切作生,以蒜虀食之。又理産後中風,血氣,驚邪,憂悸,氣逆:猪心一枚,切,於豉汁中煑,五味糁調和食之。又治小兒驚癇,發動無時:猪乳汁三合,以綿纏浸,令兒吮之,唯多尤佳。又理肝藏壅熱,目赤磣痛,兼明目,補肝氣:用猪肝一具,細起薄切,以水淘,漉出漉乾,即以五味、醬、醋食之。又理狂病經久不差,或歌或笑,行走不休,發動無時:用猳猪肉一斤,煑令熟,細切作膾,和醬、醋食之;或羹、粥炒,任性服之。又補虚氣乏,去驚癇:豆牙猪頭一枚,治如食法,煑令極熟,停冷作鱠,以五辣、醋食之。

**范汪**:療鼠瘻、瘰癧:取臘月猪膏調塗之。

**傷寒類要**:療小兒寒熱及熱氣中人:猪後蹄燒灰末,以乳汁調一撮服之,効。　**又方**:療男子、女人黄疸病,醫不愈,耳目悉黄,食飲不消,胃中脹熱,生黄衣,蓋胃中有乾屎使病爾:用煎猪脂一小升,温熱,頓服之,日三,燥屎下去乃愈。

**千金髓**:治胎孕九箇月,將産消息:用猪肚一箇,依常法着葱、五味,煑熟食之,食不盡再食,不與别人食。

**子母秘録**:療吹妳,惡寒壯熱:猪肪脂以冷水浸搨之,熱即易,立效。

---

① 煻:底本作“糖”,據文意改。

**姚和衆**：小兒初生，猪膽一枚，以水七升，煎取四升，澄清浴兒，令永無瘡疥。

**譚氏小兒方**：療豌豆瘡：取肉爛煑，取汁洗之，乾脯亦得。

**禮記云**：豕望視而交接，腥不可食。又云：食豚去腦。

〔箋釋〕

《說文》云："豕，彘也。竭其尾，故謂之豕。象毛足而後有尾。讀與豨同。"《急就篇》"六畜蕃息豚豕猪"句，顔師古注："豕者，彘之總名。"小猪爲豚，所謂"豚卵"，《本草圖經》言"今云豚卵，當是猪子也"，《本草綱目》說法不同："豚卵，即牡猪外腎也。牡猪小者多犗去卵，故曰豚卵。"似當以李時珍所言爲是。《本草經考注》注意到，《外臺秘要》卷十五療五癲方引《古今録驗》莨菪子散，用猪卵一具，陰乾百日。猪卵即是豚卵，亦即猪的外腎。

從圖例來看，《本草圖經》所繪豚卵與真實物種差異較大，何以如此，不得而知。其脊背上有剛毛，似表示"剛鬣"，《禮記·曲禮下》"凡祭宗廟之禮，牛曰一元大武，豕曰剛鬣"，孔穎達疏云："豕肥則毛鬣剛大也。"

猪的馴養歷史非常悠久，但成爲主流食物，時間相對較晚，故陶弘景注釋說："猪爲用最多，惟肉不宜食，人有多食，皆能暴肥。"墨蓋子下引《食療本草》《孫真人食忌》等也有若干禁忌。本條《名醫别録》文云："凡猪肉味苦，主閉血脉，弱筋骨，虚人肌，不可久食，病人、金瘡者尤甚。"從文意看，乃是指所有的猪肉皆味苦，且"不可久食"，故標點如上。其中"凡"訓作"所有"，而不是"平凡"或"但凡"

之意。

**麋脂　味辛，温，無毒。主癰腫，惡瘡，死肌，寒風濕痺，四肢拘緩不收，風頭腫氣，通腠理，柔皮膚。不可近陰，令痿。一名官脂。**畏大黄。臣禹錫等謹按，孟詵云：麋肉，益氣補中，治腰脚。不與雉肉同食。謹按，肉多無功用，所食亦微補五藏不足氣，多食令人弱房，發脚氣。骨，除虚勞至良。可煑骨作汁，釀酒飲之，令人肥白，美顔色。

**角　味甘，無毒。主痺，止血，益氣力。生南山山谷及淮海邊。十月取。**

陶隱居云：今海陵間最多，千百爲群，多牝少牡。人言一牡輒交十餘牝，交畢即死。其脂墮土中經年，人得之方好，名曰遁脂，酒服至良。尋麋性乃爾婬快，不應痿人陰。一方言"不可近陰，令陰不痿"，此乃有理。麋肉不可合蝦及生菜、梅、李果實食之，皆病人。其角刮取屑熬香，酒服之，大益人事。出《彭祖傳》中。唐本注云：麋茸，服之功力勝鹿茸，煑爲膠亦勝白膠。言遊牝畢即死者，此亦虚傳，遍問山澤人，不聞遊牝因致死者。臣禹錫等謹按，孟詵云：其角，補虚勞，填髓。理角法：可五寸截之，中破，炙令黄香後末，和酒空腹服三錢匕。若卒心痛，一服立差。常服之，令人赤白如花，益陽道，不知何因與肉功不同爾。亦可煎作膠，與鹿角膠同功。茸，甚勝鹿茸，仙方甚重。又丈夫冷氣及風，筋骨疼痛，作粉長服。又於漿水中研爲泥，塗面令不皺，光華可愛。又常俗人以皮作靴熏脚氣。陳士良云：麋，大熱。日華子云：角，添精補髓，益血脉，暖腰膝，悦色，壯陽，療風氣，偏治丈夫勝鹿角。按《月令》,麋角屬陰,夏至角解,蓋一陰生也。治腰膝不仁,補一切血病也。

**圖經**:文具第十七卷鹿茸條下。

【**肘後方**:葛氏療年少氣盛,面主皰瘡:塗麋脂即差。

**經驗方**:治老人骨髓虚竭,補益麋茸煎:麋茸五兩,去毛,塗酥炙微黄爲末,以清酒二升,於銀鍋中慢火熬成膏,盛甆器中,每服半匙,温水調下,空心食前服。

**何君謨**云:按《禮記·月令》"仲夏鹿角解,仲冬麋角解",日華子謂"麋角夏至解",誤矣。疏曰:據熊氏云,鹿是山獸,夏至得陰氣而解角;麋是澤獸,故冬至得陽氣而解角。今以麋爲陰獸,情淫而遊澤,冬至陰方退,故解角,從陰退之象。鹿是陽獸,情淫而遊山,夏至得陰而解角,從陽退之象。

**沈存中筆談**:麋茸利補陽,鹿茸利補陰,壯骨血,堅陽道,强骨髓。茄茸太嫩,長數寸,破之如朽木,端如馬腦、紅玉者最善。

**青麋**:大鹿也,不如鹿,似麞有毒。

〔箋釋〕

《本草綱目》集解項李時珍説:"麋,鹿屬也。牡者有角。鹿喜山而屬陽,故夏至解角;麋喜澤而屬陰,故冬至解角。麋似鹿而色青黑,大如小牛,肉蹄,目下有二竅爲夜目。故《淮南子》云:孕女見麋而子四目也。《博物志》云:南方麋千百爲群,食澤草,踐處成泥,名曰麋畯,人因耕獲之。其鹿所息處,謂之鹿場也。今獵人多不分别,往往以麋爲鹿。牡者猶可以角退爲辨，牝者通目爲麀鹿矣。”此即鹿科動物麋鹿 *Elaphurus davidianus*。

《漢書·五行志》劉向解《春秋》“嚴（莊）公十七年冬，多麋”云：“麋色青，近青祥也。麋之爲言迷也，蓋牝獸之淫者也。”此以麋鹿爲淫獸，故陶弘景對黑字“不可近陰，令痿”提出疑惑，認爲“尋麋性乃爾婬快，不應痿人陰”，於是説：“一方言‘不可近陰，令陰不痿’，此乃有理。”所謂“一方”，即是别傳本的意思。此處隱約提示，陶弘景在編輯《本草經集注》“苞綜諸經，研括煩省”過程中，手中有一份明確的“底本”，並注意與别本校勘，就本條而言，儘管陶弘景懷疑别傳本的異文可能更加合理，但並没有隨意改動。

墨蓋子下引“何君謨云”，對《日華子本草》引《月令》説“麋角屬陰，夏至角解”提出異議，此事《夢溪筆談》辯論甚詳，不煩録。何君謨當是宋人，年代略早於唐慎微者，“疏曰”以後的内容皆見於《禮記正義》。《證類本草所出經史方書》列有“何君謨傳”，即指此條；從本條内容來看，更似何君謨其人針對《嘉祐本草》所見《日華子本草》的錯誤言論加的按語，並非有一部書叫“何君謨傳”。《本草綱目》之《引據古今醫家書目》亦據《證類本草》列有“何君謨傳”。

**驢屎　熬之，主熨[①]風腫瘻瘡。**

① 熨：底本作“慰”，據文意改。

**屎汁**　主心腹卒痛，諸疰忤。

**尿**　主癥癖，胃反吐不止，牙齒痛，水毒。

**牝驢尿**　主燥水。

**駁驢尿**　主濕水，一服五合良。燥水者畫體成字，濕水者不成字。

**乳**　主小兒熱，急黄等。多服使痢。臣禹錫等謹按，蜀本云：味甘，性冷利，療消渴。驢色類多，以烏者爲勝。蕭炳云：驢乳主熱黄，小兒熱，驚邪，赤痢。日華子云：乳治小兒癇，客忤，天弔，風疾。

**尾下軸垢**　主瘧。水洗取汁，和麫如彈丸二枚，作燒餅，瘧未發前食一枚，至發時食一枚，療瘧無久新，發無期者。

今按，陳藏器本草云：驢黑者溺及乳，並主蜘蛛咬，以物盛浸之；瘡亦取驢溺處臭泥，傅之亦佳。蚰蜒入耳，取驢乳灌耳中，當消成水。唐本先附。臣禹錫等謹按，孟詵云：肉，主風狂，憂愁不樂，能安心氣。又，頭燖去毛，煑汁以漬麴醖酒，去大風。又，生脂和生椒熟擣，綿裹塞耳中，治積年耳聾。狂癲不能語、不識人者，和酒服三升，良。皮覆患瘧人，良。又，和毛煎，令作膠，治一切風毒，骨節痛呻吟不止者，消和酒服，良。又，骨煑作湯，浴漬身，治歷節風。又，煑頭汁，令服三二升，治多年消渴，無不差者。又，脂和烏梅爲丸，治多年瘧，未發時服三十丸。又，頭中一切風，以毛一斤炒令黄，投一斗酒中，漬三日，空心細細飲，使醉，衣覆卧取汗。明日更依前服。忌陳倉米、麥麫等。日華子云：驢肉，凉，無毒。解心煩，止風狂。釀酒，治一切風。脂，傅惡瘡疥及風腫。頭汁，洗頭風，風屑。皮，煎膠食，治一切風并鼻洪，吐血，腸風血痢及崩中帶下。

【**食療云**：卒心痛，絞結連腰臍者：取驢乳三升，熱服之，差。

**外臺秘要**：治反胃。昔幼年經患此疾，每服食餅及羹粥等，須臾吐出。貞觀中，許奉御兄弟及柴、蔣等家，時稱名醫，奉敕令治。罄竭，所患竟不能療，漸羸憊，候絶朝夕。忽有一衛士云，服驢小便極驗。日服二合，後食唯吐一半；晡時又服二合，人定時食粥吐，即便定。迄至今日午時奏知之。大内中五六人患反胃，同服，一時俱差。此藥稍有毒，服時不可過多。盛取尿及熱服二合。病深，七日以來服之，良。後來療人並差。　**又方**：斷酒：用驢駒衣燒灰，酒服之。

**千金方**：治眼中瘜肉：驢脂、石鹽和匀，注兩眥頭，日夜三，一月差。　**又方**：治身體手足腫：以脂和鹽傅之。

**經驗方**：治飲酒過度，欲至穿腸：驢蹄硬處削下者，以水濃煑汁，冷飲之。襄州散將樂小蠻，得此方効。　**又方**：蠍螫：以驢耳垢傅之，差。崔給事傳。

**食醫心鏡**：主中風頭眩，心肺浮熱，手足無力，筋骨煩疼，言語似澁，一身動摇：烏驢頭一枚，燖洗如法，蒸令極熟，細切，更於豉汁内煑，着五味調，點少酥食。又，主中風，手足不隨，骨節煩疼，心躁，口面喎斜：取烏驢皮一領，燖洗如法，蒸令極熟，切，於豉汁中煑，五味和再煑，空心食之。又，主風狂，憂愁不樂，能安心氣:驢肉一斤,切,於豉汁内煑,五味和,腌腊食之。作粥及煑並得。

**簡要濟衆**:治小兒解顱不合:驢蹄不計多少,燒灰研,以生油和傅於頭骨縫上,以差爲度。

**廣利方**:治心熱風癎:黑驢乳食上暖服三大合,日再服。

**傷寒類要**:治黄,百藥不差:煮驢頭熟,以薑虀嚗之,并隨多少飲汁。

**衍義曰**:驢肉食之動風,脂肥尤甚,屢試屢驗。日華子以謂止風狂,治一切風,未可憑也。煎膠用皮者,取其發散皮膚之外也,仍須烏者。用烏之意,如用烏雞子、烏虵、烏鴉之類。其物雖治風,然更取其水色,蓋以制其熱則生風之義。



〔箋釋〕

驢爲馬科動物驢 *Equidae asinus*。《本草衍義》提到烏驢皮製膠,但寇宗奭並不以此爲"阿膠",亦只談論其"治風"的功效。本條正文"牝驢尿主燥水,駁驢尿主濕水",據《諸病源候論·水中病諸候》解釋:"燥水,謂水氣溢於皮膚,因令腫滿,以指畫肉上,則隱隱成文字者,名曰燥水也。"又:"濕水者,謂水氣溢於皮膚,因令腫滿,以指畫肉上,隨畫隨散,不成文字者,名曰濕水。"



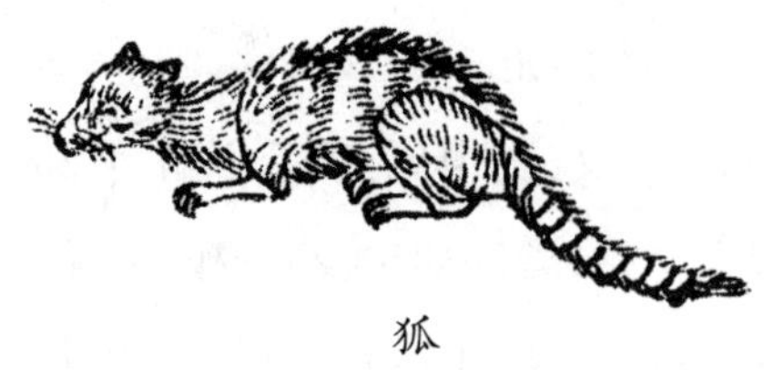
狐

**狐陰莖** 味甘,有毒。主女子絶産,陰癢,小兒陰𩓐卵腫。

**五藏及腸** 味苦，微寒，有毒。主蠱毒寒熱，小兒驚癇。

**雄狐屎** 燒之辟惡。在木、石上者是。

**陶隱居**云：江東無狐，皆出北方及益州間。形似狸而黄，亦善能爲魅。**唐本注**云：狐肉及腸，作臛食之，主疥瘡久不差者。腸主牛疫。燒灰和水灌之，乃勝獺。鼻尖似小狗，惟大尾，全不似狸。**臣禹錫等謹按，陰癀通用藥**云：狐陰莖，微寒。**孟詵**云：狐補虚，煑炙食之。又主五藏邪氣，患蠱毒寒熱，宜多服之。**日華子**云：狐，暖，無毒。補虚勞，治惡瘡疥，隨藏而補。頭、尾灰治牛疫，以水飲。心、肝生服治狐魅。雄狐尾燒辟惡。

**圖經曰**：狐，舊不著所出州郡，陶隱居注云"江東無狐，皆出北方及益州"，今江南亦時有，京、洛尤多。形似黄狗，鼻尖尾大，北土作鱠生食之，甚暖，去風，補虚勞。陰莖及五藏皆入藥，肝燒灰以治風，今人作狐肝散用之。膽主暴亡，《續傳信方》云：臘月收雄狐膽，若有人卒暴亡未移時者，温水微研，灌入喉即活。常須預備救人，移時即治無及矣。雄狐屎燒之辟惡，在木、石上者是也。崔元亮《海上方》治五種心痛云：肝心痛，則顔色蒼蒼如死灰狀而喘息大，用野狐糞二升燒灰，薑黄三兩，擣研爲末，空腹酒下方寸匕，日再服，甚效。狐之類貒，音湍。似犬而矮，尖喙，黑足，褐色，與貛、貉三種而大抵相類，頭、足小别。郭璞注《爾雅》云"貒一名貛"，乃是一物，然方書説其形差别也。貒肉主虚勞，行風氣，利藏腑，殺蟲。膏主上氣欬逆，脂主尸疰，胞主吐蠱毒。貛肉主小兒疳瘦，噉之殺蚘蟲。貉肉主元藏虚劣及女子虚憊，方書亦稀用之。

【唐本餘:雄狐糞燒之,去瘟疫病。狐鼻尖似狗而黄長,惟尾大,善爲魅。雄狐糞在竹木間石上,尖頭堅者是也。

食療:肉,温,有小毒。主瘡疥,補虚損及女子陰癢絶産,小兒㿗卵腫,煑炙,任食之,良。五藏邪氣,服之便差。空心服之,佳。腸肚微寒,患瘡疥久不差,作羹臛食之。小兒驚癇及大人見鬼,亦作羹臛食之,良。其狐魅狀候[①],或叉手有禮見人,或於静處獨語,或躶形見人,或祇揖無度,或多語,或緊合口,叉手坐,禮度過常,尿屎亂放,此之謂也。如馬疫亦同,灌鼻中便差。頭,燒,辟邪。

聖惠方:治惡刺:用狐脣杵,和鹽封之。

千金方:惡刺:取狐屎灰,臘月膏和封孔上。　又方:治一切惡瘻中冷瘜肉:用正月狐糞,不限多少,乾末,食前新汲水下一錢匕。

食醫心鏡:治驚癇,神情恍惚,語言錯謬,歌笑無度,兼五藏積冷,蠱毒寒熱:狐肉一片及五藏,治如食法,豉汁中煑,五味和作羹,或作粥,炙食並得。京中以羊骨汁、鯽魚替豉汁。

衍義曰:狐,今用肝治風,皮兼毛用爲裘者是也。此獸多疑,極審聽,人智出之,以多疑審聽而捕取,捕者多用罝。




〔箋釋〕

狐爲常見物種,正文議論甚詳,《本草綱目》集解項説:"狐,南北皆有之,北方最多。有黄、黑、白三種,白色者尤稀。尾有白錢文者亦佳。日伏於穴,夜出竊食。聲如嬰

① 候:底本作"猴",據劉甲本改。

兒,氣極臊烈。毛皮可爲裘。其毛純白,謂之狐白。"結合諸書所説分佈情況,大約以犬科動物赤狐 *Vulpes vulpes* 爲主。

有關狐的傳説很多,其中著名的是"九尾狐"。《本草綱目》節引《山海經》云:"青丘之山,有狐九尾,能食人,食之不蠱。"漢代石刻圖案中九尾狐頗爲常見,但一般都表現爲九條尾巴,可注意本書所繪的狐,尾巴上有九條環紋,似即以此作爲"九尾"之示意;真實狐狸的尾巴顯然没有環紋,故劉甲本和《紹興本草》所繪,皆突出"大尾"的特徵,而删去尾部的環節。

狐狸魅人的傳説甚多,故陶弘景謂其"善能爲魅"。《食療本草》特别提到"狐魅狀候",從症狀描述看,十分接近精神分裂症的情況。



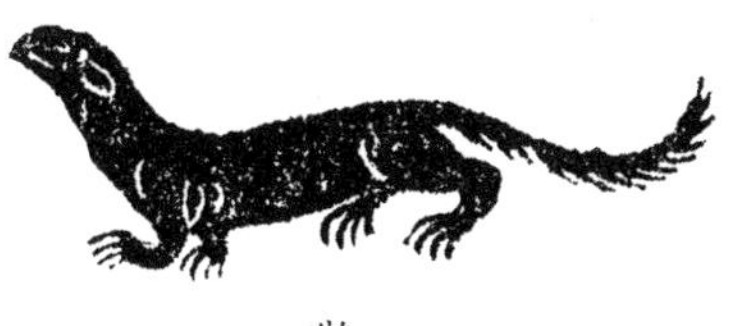
獺

**獺肝　味甘,有毒。主鬼疰蠱毒,却魚鯁,止久嗽,燒服之。**臣禹錫等謹按,藥性論云:獺肝,君,味鹹,微熱,無毒。能治上氣咳嗽,勞損疾,尸疰,瘦病。其骨治嘔噦不止。藥對云:獺肝,平。孟詵云:獺肝,主疰病,相染一門悉患者:以肝一具火炙末,以水和方寸匕服之,日再服。謹按,服之下水脹,但熱毒風虚脹,服之即差。若是冷氣虚脹,食益虚腫甚也。只治熱不治冷,不可一槩爾。日華子云:獺肝,治虚勞并傳尸勞疾。

肉　療疫氣温病及牛、馬時行病，煑屎灌之亦良。

陶隱居云：獺有兩種：有獱音賓。獺，形大，頭如馬，身似蝙蝠，不入藥用；此當取以魚祭天者。其骨亦療食魚骨鯁。有牛馬家，可取屎收之。多出溪岸邊，其肉不可與兔肉雜食。唐本注云：《别録》云：獺四足，主手足皸裂。今按，陳藏器本草云：獺，主魚骨鯁不可出者，取足於項下爬之，亦煑汁食。皮毛，主水癊病者，作褥及履屧著之，并煑汁服。屎，主魚臍瘡，研傅之。亦主驢馬蟲顙，細研灌鼻中。臣禹錫等謹按，日華子云：獺肉，平，無毒。治水氣脹滿，熱毒風。

**圖經曰**：獺，舊不著所出州土，今江湖間多有之，北土人亦馴養以爲翫。《廣雅》一名水狗。然有兩種：有獱音賓。獱或作猵，音類。獺，形大，頭如馬，身似蝙蝠。《淮南子》云"養池魚者，不畜獱獺"，許慎注云："猵獺類是也。"入藥當以取魚祭天者。其肉性寒，主骨蒸熱勞，血脉不行，營衛虛滿，及女子經絡不通，血熱，大小腸秘澁。然消陽氣，不益男子，宜少食。五藏及肉皆寒，惟肝温。主傳尸勞極，四肢寒瘧，虛汗客熱，亦主産勞。諸畜肝皆葉數定，惟此肝一月一葉，十二月十二葉，其間又有退葉。用之，須見形乃可驗，不爾多僞也。張仲景有治冷勞獺肝丸方。又主鬼疰，一門相染者：取肝一具火炙之，水服方寸匕，日再。崔氏治九十種蠱疰及傳尸、骨蒸、伏連殗殜、諸鬼毒癘疫等獺肝丸。二方俱妙。腎，主益男子。足，主魚骨骾，項下爬，亦煑汁飲之。皮毛，主水癊病。屎，主魚臍瘡。膽，主眼瞖黑花，飛蠅上下，視物不明。亦入點藥中。

【**食療**：患咳嗽者，燒爲灰，酒服之。肉，性寒，無毒。煑汁治時疫及牛、馬疫,皆煑汁停冷灌之。又,若患寒熱毒,風水虚脹,即取水獺一頭,剥去皮,和五藏、骨、頭、尾等,炙令乾,杵末,水下方寸匕,日二服,十日差。

**外臺秘要**:治魚骨鯁:含水獺骨即下。

**千金翼**:治鬼魅:水服獺肝末,日三服,差。

**經驗後方**:治折傷:水獺一箇,用罐子内以泥固濟,放乾,燒灰細末。以黄米煑粥,於傷處攤,以水獺一錢末粥上糁,便用帛子裹繫,立止疼痛。

**肘後方**:尸疰鬼疰病者,葛洪云是五尸之一疰,又挾諸鬼邪爲害。其病變動,乃有三十六種至九十九種。大略使人寒熱淋瀝,沉沉默默,然不的知其所苦,而無處不惡。累年積月,漸就頓滯,以至於死。死後傳以傍人,乃至滅門。覺如此候者,便宜急治:獺肝一具,陰乾杵末,水服方寸匕,日三,未差再作。姚云神效。　**又方**:治腸痔,大便常有血:燒獺肝,服一錢匕。　**又方**:療牛疫疾:獺屎二升,湯淋取汁灌之。

**古今録驗**:療重下下赤者:取獺赤糞下白者,取白糞燒末,清旦空腹以飲服一小杯,三旦飲之,愈。

**子母秘録**:易産,令母帶獺皮。

**酉陽雜俎**云:吴孫和寵鄧夫人,嘗醉舞如意,誤傷鄧頰,血流嗁叫彌苦。命吴太醫合藥,曰:得白獺髓,雜玉與琥珀屑,當滅此痕。和以百金購得白獺合膏,琥珀太多,及差不滅,左頰赤點如痣。

**衍義曰**:獺四足俱短,頭與身尾皆褊,毛色若故紫帛。大者身與尾長三尺餘，食魚，居水中，出水亦不死，亦能休於大木上，世謂之水獺。嘗縻置大水甕中，於其間旋轉如風，水謂之成旋，壠起，四面高，中心凹下，觀者駭目。皮，西戎將以飾毳服領袖，問之，云：秳不着，如風霾翳目，即就袖口飾目中即出。又毛端果不着塵，亦一異也。又，本草序例言“獺膽分盃”，嘗試之，不驗。惟塗於盞脣，但使酒稍高于盞面。分盃之事，亦古今傳誤言也，不可不正之。肝，用之有驗。

〔箋釋〕

《説文》云：“獺，如小狗也，水居食魚。”《玉篇》云：“獺如猫，居水食魚也。”《本草經集注》説：“獺有兩種：有獱獺，形大，頭如馬，身似蝙蝠，不入藥用。此當取以魚祭天者。”《本草綱目》集解項説：“獺狀似青狐而小，毛色青黑，似狗，膚如伏翼，長尾四足，水居食魚。能知水信爲穴，鄉人以占潦旱，如鵲巢知風也。”據李時珍所説，此即鼬科動物水獺 *Lutra lutra*；至於“獱獺”，揚雄《羽獵賦》“蹈獱獺，據黿鼉”，李善注引郭璞《三蒼解詁》云：“獱似狐，青色，居水中，食魚。”或即同屬動物滑獺 *Lutra perspicillata*，體型較水獺爲大。

《本草經集注·序録》説“戎鹽累卵，獺膽分杯，其氣爽有相關感，多如此類”。黄庭堅句“獺膽能分杯，虎魄妙拾芥”。《本草衍義》乃親自試驗，謂“嘗試之，不驗。惟塗於盞脣，但使酒稍高于盞面”，則“分杯”乃是酒凸起於杯口的意思。但據《神仙傳》卷八記左慈事，左慈對曹操説：“今當遠適，願乞分杯飲酒。”曹公曰：“善。”於是“慈拔簪以畫杯酒，酒即中斷，分爲兩向。慈即飲其半，送半與公，公不喜之，未即爲飲，慈乞自飲之"。按如此説，"分杯"是方士法術，酒在杯中一分爲二。

**猯**音湍。**肉、胞、膏　味甘，平，無毒。主上氣乏氣，欬逆。酒和三合服之，日二。又主馬肺病，蟲顙等病。**

**肉　主久水脹不差，垂死者，作羹臛食之，下水大效。**

**胞　乾之，湯摩如雞卵許，空腹服，吐諸蠱毒。**

今按，陳藏器本草云：猯脂，主傳尸鬼氣疰忤，銷於酒中服之。亦殺馬漏脊蟲瘡，服丹石人食之，良。一名獾㹠，極肥也。唐本先附。臣禹錫等謹按，孟詵云：猯，主服丹石，勞熱，患赤白痢多時不差者，可羮肉，經宿露中，明日空腹和醬食之，一頓即差。又，瘦人可和五味羮食，令人長脂肉肥白。曾服丹石，可時時服之，丹石惡發熱，服之，妙。

【**食療**：肉，平，味酸。骨，主上氣咳嗽，炙末，酒和三合服之，日二，其嗽必差。

**聖惠方**：治十種水不差垂死：用猯肉半斤，切，粳米三合，水三升，葱、椒、薑、豉作粥食之。

**食醫心鏡**：主肺痿，上氣氣急：煎成猯猪膏，一合煖酒和服。

**衍義曰**：猯肥矮，毛微灰色，頭連脊毛一道黑，觜尖黑，尾短闊，蒸食之極美。貉形如小狐，毛黄褐色，野獸中猯肉最甘美，仍益瘦人。

〔箋釋〕

《爾雅·釋獸》"貒子,貗",郭璞注:"貒,豚也,一名貛。"郝懿行義疏引《本草衍義》云云,加按語:"今貛形如豬,穴於地中,善攻隄岸,其子名貗,與婁豬同名。"按其描述,當是鼬科動物猪獾 *Arctonyx collaris*。

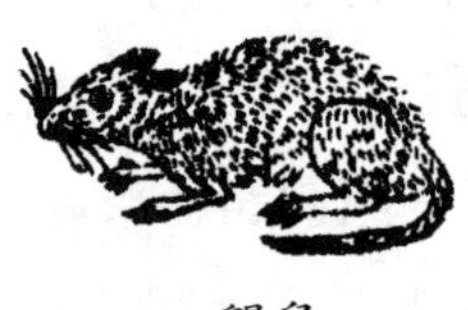
鼹鼠

**鼹**音偃。**鼠　味鹹,無毒。主癰疽,諸瘻蝕惡瘡,陰䘌爛瘡。在土中行。五月取令乾,燔之。**

陶隱居云:俗中一名隱鼠,一名鼢扶粉切。鼠。形如鼠,大而無尾,黑色,長鼻甚强,常穿耕地中行,討掘即得。今諸山林中有獸大如水牛,形似猪,灰赤色,下脚似象,胸前、尾上皆白,有力而鈍,亦名鼹鼠。人長取食之,肉亦似牛肉,多以作脯。其膏亦云主瘻。乃云此是鼠王,其精溺一滴落地,輒成一鼠,穀有鼠灾年則多出,恐非虚爾。今按,陳藏器本草云:鼹鼠肉主風,久食主瘡疥痔瘻,膏堪摩諸惡瘡。本經所説即是小於鼠,在地中行者。陶亦云形如鼠,尾黑,常穿耕地中,討掘即得。如經所言,乃是今之鼢鼠小口尖者;其鼹鼠是獸,非鼠之儔,大如牛,前脚短,皮入鞦韂用,《莊子》云飲河滿腹者。又,隱鼠,陰穿地而行,見日月光則死,於深山林木下土中有之,主大瘻瘡。陶又云此是鼠王,其溺精一滴成一鼠。災年則多,是處皆有,又能土中行。今博訪山人,無精溺成鼠事,亦不能土中行。此是人妄説,陶聞而記爾。既小鼢鼠亦是鼹鼠,即是有二鼹鼠,物異名同爾。臣禹錫等謹按,蜀本云:行土中,又五六月取,燔之,必是鼢鼠,非鼹鼠也。又其皮作腰帶鞓,其形既大,豈可行於土中,并得而燔也?蓋一名隱鼠。隱、鼹相近而誤之耳。**陳士良**云:鼹鼠,寒。

**圖經曰:**鼹音偃。鼠,舊不著所出州土,云在土中行者,今處處田壠間多有之。一名鼢扶粉切。鼠。《爾雅》鼠屬,鼢鼠是其一。郭璞云"地中行者,化爲鴽者",皆爲此也。其形類鼠而肥,多膏,色黑,口鼻尖大,常穿地行。旱歲則爲田害。肉,性寒。主風熱久積,血脉不行,結成瘡疽,食之可消去。小兒食之,亦殺蚘蟲。獸類中亦有一種名鼹鼠,似牛而鼠首,足黑色,大者千斤,多伏於水,又能堰水放沫,出滄州及胡中。彼人取其肉食之,皮可作鞦轡用,是二物一名也。又,蟲魚部載牡鼠云"微温,療踒折",而近世醫方用其肉,主骨蒸勞極,四肢羸瘦,殺蟲。亦主小兒疳瘦,去其骨,以酒熬,入藥。脂,主湯火瘡,臘日取活鼠,以油煎爲膏,療湯火瘡,滅瘢疵,極良。糞,主傷寒勞復。張仲景《傷寒論》及古今名方多用之。陶隱居云"其屎兩頭尖尖"耳。

**衍義曰:**鼹鼠,鼢鼠也。其毛色如鼠,今京畿田中甚多。脚絶短,但能行,尾長寸許,目極小,項尤短。兼易掘取,或安竹弓射之,用以飼鷹。陶不合更引"今諸山林中,大如水牛,形似猪,灰赤色"者也。設使是鼠,則孰能見其溺精成鼠也?陶如此輕信,但真醇之士,不以無稽之言爲妄矣。今經云"在土中行",則鼢鼠無疑。

〔**箋釋**〕

鼴鼠指代的物種,諸家意見甚不統一。按照陶弘景的描述,鼴鼠有如下特徵:形如鼠,無尾,主要在地下活動;而

《本草衍義》所説的特徵有：毛色如鼠，脚極短，尾甚短，目小。綜合起來，顯然就是鼴科的麝鼴 *Scaptochirus moschatus*、大缺齒鼴 *Mogera robusta* 之類。但奇怪的是，《本草圖經》所繪鼴鼠圖例却有尾巴，再看蘇頌的描述："其形類鼠而肥，多膏，色黑，口鼻尖大，常穿地行。旱歲則爲田害。"此當是倉鼠科的中華鼢鼠 *Myospalax fontanieri* 之類。

《本草綱目》的看法又不太一樣，釋名項首列别名"田鼠"，李時珍解釋説："田鼠偃行地中，能壅土成坌，故得諸名。"集解項亦説："許慎言鼢乃伯勞所化。《月令》季春田鼠化爲鴽，《夏小正》八月鴽爲鼠，是二物交化，如鷹、鳩然也。鴽乃鶉類。隆慶辛未夏秋大水，蘄、黄瀕江之地，鼢鼠徧野，皆魚所化。蘆稼之根，齧食殆盡，則鼢之化，不獨一種也。"湖灘地主要鼠患，應該是倉鼠科東方田鼠 *Microtus fortis* 之類，此可能即是《本草綱目》所稱的"鼴鼠"。



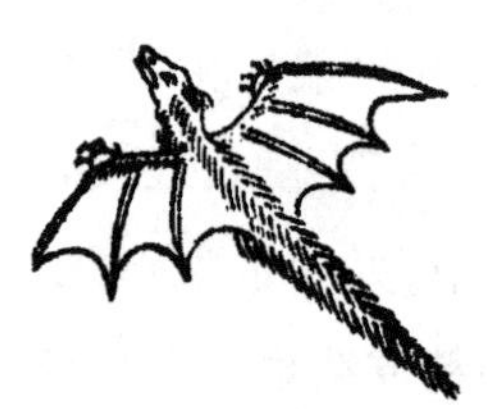

黔州鼺鼠

**鼺**音羸。**鼠**　**主墮胎，令産易。生山都平谷。**

**陶隱居**云：鼺是鼯鼠，一名飛生。狀如蝙蝠，大如鴟鳶，毛紫色闇，夜行飛生。人取其皮毛以與産婦持之，令兒易生。又有水馬，生海中，是魚鰕類，狀如馬形，亦主易産。**今按，**陳藏器本草云：陶云有水馬，生海中，主産。按，水馬，婦人臨産帶之，不爾，臨時燒末飲服，亦可手持之。出南海，形如馬，長五六寸，蝦類也。《南州異物志》云：婦人難産割裂而出者，手握此蟲，如羊之産也。生物中羊産最易。**臣禹錫等謹按,難産通用藥**云:鼺鼠,微温。

**圖經曰**:鼺音羸。鼠,出山都平谷,即飛生鳥也,今湖嶺間山中多有之。狀如蝙蝠,大如鴟鳶,毛紫色闇,夜行飛生。南人見之,多以爲怪。捕取其皮毛以與産婦,臨蓐持之,令兒易生。此但云執之,而《小品方》乃入服藥,其方:取飛生一枚,槐子、故弩箭羽各十四枚,合擣丸桐子大,以酒服二丸,令易産也。又有一種水馬,生南海中。頭如馬形,長五六寸,蝦類也。陳藏器云:"婦人將産帶之,不爾,臨時燒末飲服,亦可手持之。"《異魚圖》云:漁人布網罟,此魚多絓網上,收之暴乾,以雌雄各一爲對。主難産及血氣藥亦用之。

**衍義曰**:鼺鼠,經中不言性味,惟是於難産通用藥中云"鼺鼠,微温"。毛赤黑色,長尾,人捕得,取皮爲煖帽。但向下飛則可,亦不能致遠。今關西山中甚有,毛極密,人謂之飛生者是也。注中又引水馬,首如馬,身如蝦,背傴僂,身有竹節紋,長二三寸,今謂之海馬。

〔箋釋〕

"鼺"亦寫作"鸓",《玉篇》云:"鸓,鼯鼠,又名飛生。"《史記·司馬相如列傳》"蜼玃飛鸓",裴駰集解引《漢書音義》云:"飛鸓,飛鼠也。其狀如兔而鼠首,以其額飛。"《本草經集注》云:"鼺是鼯鼠。一名飛生。狀如蝙蝠,大如鴟鳶,毛紫色闇,夜行飛生。人取其皮毛以與産婦持之,令兒易生。"《本草圖經》説者略同。《本草綱目》集解項補充説:"案郭氏注《爾雅》云:鼯鼠狀如小狐,似蝙蝠,肉翅四足。翅、尾、項、脅毛皆紫赤色，背上蒼艾色，腹下黄色，喙、頷雜白色。脚短爪長，尾長三尺許。飛而乳子，子即隨母後。聲如人呼，食火煙。能從高赴下，不能從下上高。性喜夜鳴。《山海經》云：耳鼠狀如鼠，兔首麋身，以其尾飛。食之不眯，可禦百毒，即此也。其形，翅聯四足及尾，與蝠同，故曰以尾飛。生嶺南者，好食龍眼。"此即鼯鼠科動物鼯鼠 *Petaurista petaurista* 之類，前後肢之間有飛膜，可滑行，故名飛鼠。



**野猪黄　味辛、甘，平，無毒。主金瘡，止血生肉。療癲癇，水研如棗核，日二服，效。**唐本先附。

臣禹錫等謹按，孟詵云：野猪，主補肌膚，令人虚肥。膽中有黄，研如水服之，治疰病。其肉尚勝諸猪，雌者肉美。其冬月在林中食橡子，肉色赤，補五藏風氣。其膏，練令精細，以二匙和一盞酒服，日三服，令婦人多乳。服十日，可供三四孩子。齒，作灰服，主蛇毒。膽，治惡熱氣。日華子云：野猪，主腸風瀉血，炙食，不過十頓。膽中黄，治鬼疰，癇疾及惡毒風，小兒疳氣，客忤，天弔。脂，悦色，并除風腫毒瘡疥癬。臘月陳者佳。外腎和皮，燒作灰，不用絶過爲末，飲下，治崩中帶下，并腸風瀉血及血痢。



【**食療**：三歲膽中有黄，和水服之，主鬼疰癇病。又，其肉主癲癇，補肌膚，令人虚肥，雌者肉美。肉色赤者，補人五藏，不發風虚氣也。其肉勝家猪也。又膽，治惡熱毒邪氣，内不發病，減藥力，與家猪不同。脂，主婦人無乳者，服之即乳下。本來無乳者，服之亦有。青蹄者不可食。

**食醫心鏡**:主久痔,野雞下血不止,肛邊痛:猪肉二斤,切,著五味炙,空心食。作羹亦得。

**衍義曰**:野猪黄在膽中,治小兒諸癇疾。京西界野猪甚多,形如家猪,但腹小脚長,毛色褐,作群行,獵人惟敢射最後者;射中前奔者,則群猪散走傷人。肉色赤如馬肉,其味甘,肉復軟,微動風。黄不常有,間得之,世亦少用。食之尚勝家猪。

〔箋釋〕

野猪黄即是猪科動物野猪 *Sus scrofa* 的膽結石。

**豺皮　性熱。主冷痺,脚氣,熟之以纏病上,即差。** 唐本先附。

臣禹錫等謹按,孟詵云:主疳痢,腹中諸瘡,煑汁飲之,或燒灰和酒服之。其灰傅䘌齒瘡。肉,酸,不可食,消人脂肉,損人神情。日華子云:有毒。炙裹軟脚骨,食之能瘦人。

【**食療**云:寒。頭骨燒灰,和酒灌解槽牛馬,便馴良,即更附人也。

**聖惠方**:治噎病:用狼喉結曝乾杵末,入半錢於飯内,食之妙。

**外臺秘要**云:治瘰癧:狼屎灰傅上。

**子母秘要**:小兒夜啼:狼屎中骨燒作末,服如黍米許即定。

**抱朴子**云:狼壽八百歲,滿三百歲,則善變人形。

〔箋釋〕

《説文》云:"豺,狼屬。"《爾雅·釋獸》云:"豺,狗足。"

《吕氏春秋》"豺則祭獸",注:"豺,獸也,似狗而長毛,其色黄。"《一切經音義》卷九引《蒼頡訓詁》云:"豺似狗,白色,爪牙迅快,善搏噬也。"《本草綱目》集解項云:"豺,處處山中有之,狼屬也。俗名豺狗。其形似狗而頗白,前矮後高而長尾,其體細瘦而健猛,其毛黄褐而髼鬙,其牙如錐而噬物。群行,虎亦畏之。又喜食羊。其聲如犬,人惡之,以爲引魅不祥。其氣臊臭可惡。羅願云:世傳狗爲豺之舅,見狗輒跪,亦相制耳。"綜合上説,此即犬科動物豺 *Cuon alpinus*。



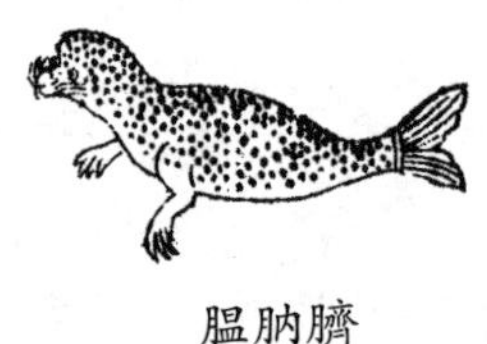
膃肭臍

**膃肭臍　味鹹,無毒。主鬼氣尸疰,夢與鬼交,鬼魅,狐魅,心腹痛,中惡邪氣,宿血結塊,痃癖羸瘦等。骨訥獸,似狐而大,長尾。生西戎。**今附。

臣禹錫等謹按,藥性論云:膃肭臍,君,大熱。此是新羅國海内狗外腎也,連而取之。主治男子宿癥氣塊,積冷勞氣,羸瘦,腎精衰損,多也[①]成腎勞,瘦悴。日華子云:膃肭獸,熱。補中益氣,腎暖腰膝,助陽氣,破癥結,療驚狂癇疾及心腹疼,破宿血。

**圖經曰**:膃肭臍出西戎,今東海傍亦有之,云是新羅國海狗腎。舊説是骨訥獸,似狐而大,長尾,其皮上自有肉黄毛,三莖共一穴。今滄州所圖乃是魚類,而豕首兩足。其臍紅紫色,上有紫斑點,全不相類,醫家亦兼用此。云欲驗其真,取置睡犬傍,其

① 也:底本如此,疑當作"色"。

犬忽驚跳若狂者爲佳。兼耐收蓄,置密器中,常濕潤如新。採無時。《異魚圖》云:試膃肭臍者,於臘月衝風處置盂水浸之,不凍者爲真也。

【**陳藏器云**:如爛骨,從西蕃來。骨肭獸,似狐而大,長尾。臍似麝香,黄赤色。生突厥國,胡人呼爲阿慈勃他你。

**海藥**:謹按,《臨海志》云:出東海水中。狀若鹿形,頭似狗,長尾。每遇日出,即浮在水面,崑崙家以弓矢而採之,取其外腎,陰乾百日。其味甘,香美,大温,無毒。主五勞七傷,陰痿少力,腎氣衰弱虚損,背膊勞悶,面黑精冷,寂良。凡入諸藥,先於銀器中酒煎,後方合和諸藥。不然,以好酒浸炙入藥用亦得。

**雷公云**:凡使,先須細認,其僞者多。其海中有獸號曰水烏龍,海人採得,煞之取腎,將入諸處,在藥中修合,恐有誤。其物自殊,有一對,其有兩重薄皮裹丸氣肉核,皮上自有肉黄毛,三莖共一穴。年年癮濕,常如新。兼將於睡著犬,躡足置於犬頭,其犬驀驚如狂,即是真也。若用,須酒浸一日後,以紙裹,微微火上炙令香,細剉單擣用也。

**衍義曰**:膃肭臍,今出登、萊州。《藥性論》以謂是海内狗外腎,日華子又謂之獸,今觀其狀,非狗非獸,亦非魚也。但前即似獸,尾即魚,其身有短密淡青白毛,腹脇下全白,仍相間。於淡青白毛上有深青黑點,久則色復淡。皮厚且韌,如牛皮,邊將多取以飾鞍韉。其臍治臍腹積冷,精衰,脾腎勞,極有功,不待別試也。似狐長尾之説,蓋今人多不識。

〔**箋釋**〕

膃肭臍,今習稱海狗腎。《海藥本草》説"狀若鹿形,頭似狗，長尾"者，似海獅科動物海狗 *Callorhinus ursinus*。《本草圖經》説"今滄州所圖乃是魚類，而豕首兩足。其臍紅紫色，上有紫斑點"，《本草衍義》謂"前即似獸，尾即魚，其身有短密淡青白毛，腹脇下全白，仍相間。於淡青白毛上有深青黑點，久則色復淡。皮厚且韌，如牛皮"者，應該是海豹科動物斑海豹 *Phoca largha*。



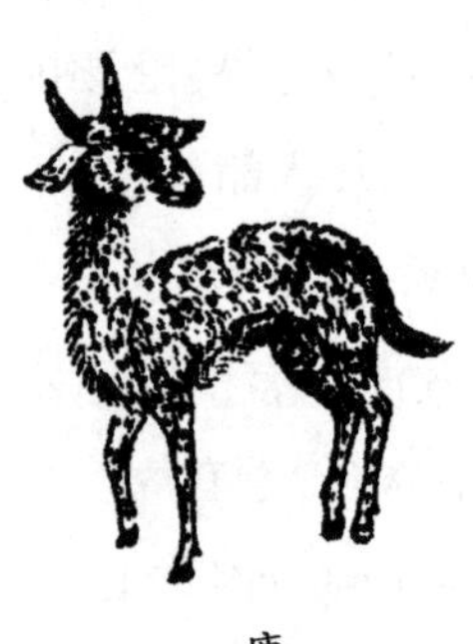
麂

**麂**音紀。　**味甘，平，無毒。主五痔病。煠出，以薑、醋進之，大有效。又云：多食能動人痼疾。**臣禹錫等謹按，日華子云：麂，凉，有毒。能墮胎及發瘡癧疥。

**頭骨　爲灰飲下，主飛尸。生東南山谷。**今附。

**圖經曰：**麂音几。出東南山谷，今有山林處皆有，而均、房、湘、漢間尤多，實麞類也。謹按，《爾雅》"麐，與几同。大麢，旄毛狗足"，釋曰："麢亦麞也。旄毛，獵音猱。長毛也。大麞，毛長狗足者名麐，南人往往食其肉，然堅韌，不及麞味美。"多食之，則動痼疾。其皮作履舄，勝於衆皮。頭亦入藥用。採無時。又有一種類麐而更大，名麖，音京。不堪藥用。《山海經》曰"女几之山，其獸多麖麐"是此。

**【拾遺云：**味辛。主野雞病。煠出作生，以薑、酢進食之，大有效。又云：多食能動人痼疾。頭骨爲灰，飲下之，主飛尸。生東南。

**衍義曰**：麂，獐之屬，又小於獐，但口兩邊有長牙，好鬬，則用其牙。皮爲第一，無出其右者，然多牙傷痕。四方皆有，山深處則頗多，其聲如擊破鈸。

〔**箋釋**〕

《説文》正寫爲"麐"，或體作"麂"。《爾雅·釋獸》"麐，大麠，旄毛狗足"，郭璞注："旄毛猥長。"此鹿科動物小麂 *Muntiacus reevesi* 之類。



**野駝脂　無毒。主頑痺風瘙，惡瘡毒腫死肌，筋皮攣縮，踠損筋骨，火炙摩之，取熱氣入肉。又以和米粉作煎餅食之，療痔，勿令病人知。脂在兩峰内。生塞北、河西。家駝爲用亦可。**今附。

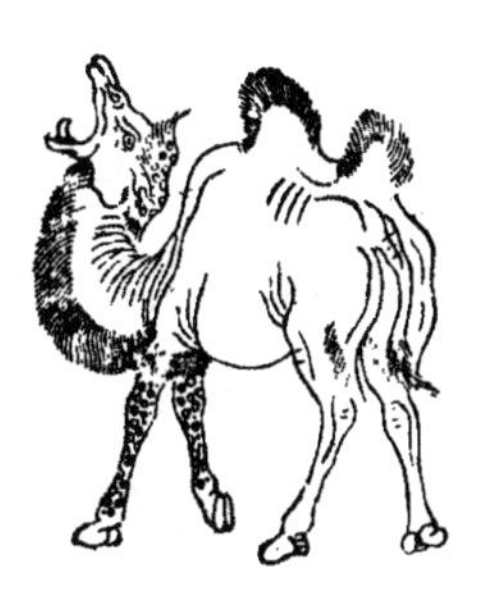
野駝

臣禹錫等謹按，日華子云：駱駝，温。治風下氣，壯筋力，潤皮膚。脂，療一切風疾，頑痺，皮膚急及惡瘡腫毒，漏爛，並和藥傅之。野者彌良。

**圖經曰**：野駝出塞北、河西，今惟西北蕃界有之。此中盡人家畜養生息者，入藥不及野駝耳。其脂在兩峰肉間。其性温。治風下氣，壯力，潤皮膚。人亦鮮食之。又六畜毛蹄甲，主鬼蠱毒，寒熱，驚癇，癲痓狂走。駱駝毛尤良。陶隱居云："六畜謂馬、牛、羊、猪、狗、雞也。騾驢亦其類。毛蹄各出其身之品類中，所主療不必盡同此矣。"蘇恭云："駱駝毛蹄甲，主婦人赤白下最善。"

【**外臺秘要**:治痔:取駱駝頷下毛,燒作灰,取半雞子大,以酒和服之。

**丹房鏡源**云:駝脂可柔金。

**衍義曰**:野駞生西北界等處,家生者峰、蹄最精,人多煑熟糟啖。糞爲乾末,搐鼻中,治鼻衂。此西番多用,嘗進築於彼,屢見之。

【**獼猴　味酸,平,無毒。肉,主諸風勞,釀酒彌佳。頭角,主瘴瘧。作湯,治小兒則辟驚,鬼魅寒熱。手,主小兒驚癎口噤。屎,主蜘蛛咬。肉爲脯,主久瘧。皮,主馬疫氣。此物數種者都名禺屬,取色黄、尾長、面赤者是。人家養者,肉及屎並不主病,爲其食息雜,違其本真也。**唐慎微續添。

**聖惠方**:治鬼瘧,進退不定:用猢猻頭骨一枚,燒灰末,空心温酒調一錢匕,臨發再服。

**抱朴子**云:獼猴壽八百歲即變爲猨,猨壽五百歲變爲玃,玃壽一千歲變爲蟾蜍。

〔**箋釋**〕

獼猴爲唐慎微新增,所謂"此物數種者都名禺屬",按,《説文》云:"禺,母猴屬,頭似鬼。"《山海經·南山經》云:"有獸焉,其狀如禺而白耳,其名曰狌狌,食之善走。"郭璞注:"禺似獼猴而大,赤目長尾。"此言"禺屬",即"獼猴之類"的意思,《本草綱目》將之稱爲"寓類"。

墨蓋子下引《抱朴子》"獼猴壽八百歲即變爲猨,猨壽五百歲變爲玃,玃壽一千歲變爲蟾蜍"。據《抱朴子内篇·對俗》云:"獼猴壽八百歲變爲猨,猨壽五百歲變爲玃。玃壽千歲,蟾蜍壽三千歲。"《藝文類聚》卷九十五引作"猿壽五百歲則變爲玃,千歲則變爲老人"。此言"玃壽一千歲變爲蟾蜍",有脱文也。

**敗鼓皮　平。主中蠱毒。**

陶隱居云:此用穿敗者,燒作屑,水和服之。病人即喚蠱主姓名,仍往令其呼取蠱,便差。白蘘荷亦然。自草部,今移。

**圖經:**文具牛黄條下。

【**外臺秘要**云:治蠱:取敗鼓皮廣五寸、長一尺,薔薇根五寸,如足拇指大,本元云莨菪根。剉,以水一升,酒三升,煮取二升,服之,當下蠱蟲,即愈。

**肘後方:**治中蠱毒諸方。人有行蠱毒以病人者,若中之,當服藥,如知蠱主姓,便呼取以去也。凡詠法,中蠱狀,令人心腹切痛,如有物咬,或吐下血,不即治之,蝕人五藏盡即死矣。欲知是蠱,當令病人吐水,沉者是,浮者非。亦有以蟲、蛇合作蠱藥,著飲食中,使人得瘕病。此一種一年死。治之各自有藥。江南山間人有此,不可不信之。

**梅師方:**治卒中蠱毒,下血如鷄肝,晝夜不絶,藏腑壞敗待死,知蠱姓名方:破皷皮燒灰服,自呼名治之即去。又欲知蠱毒主姓名,取敗皷皮少許,燒末飲服,病人須臾自當呼蠱主姓名。

**楊氏産乳:**療中蠱毒:取敗鼓皮燒作末,酒服方寸匕,須臾當呼蠱姓名，令本蠱主呼取蠱名，即差。《聖惠方》亦治小兒五種蠱毒。

**衍義曰**：敗鼓皮，黄牛皮爲勝。今不言是何皮，蓋亦以驢、馬皮爲之者。唐韓退之所謂"牛溲馬勃，敗鼓之皮，俱收並蓄，待用無遺"者。今用處亦少，尤好煎膠。專用牛皮，始可入藥。

〔**箋釋**〕

敗鼓皮爲對付蠱毒的要藥，其治療原理，《藥性粗評》卷四一語道破："竊意敗鼓有敗蠱之義，亦寓禳法云耳。"



六畜毛蹄甲　味鹹，平，**有毒**。主鬼疰蠱毒，寒熱驚癇，癲痓狂走。駱駝毛尤良。

陶隱居云：六畜，謂馬、牛、羊、猪、狗、雞也。騾、驢亦其類。駱駝，方家並少用。且馬、牛、羊、雞、猪、狗毛蹄，亦已各出其身之品類中，所主療不必同此矣。唐本注云：駱駝毛蹄甲，主婦人赤白帶下最善。

**圖經**：文具野駝脂條下。

## 五種陳藏器餘



**諸血　味甘，平。主補人身血不足。或因患血枯，皮上膚起，面無顏色者，皆不足也，並生飲之。又解諸藥毒、菌毒，止渴，除丹毒，去煩熱，食筋令人多力。**

**果然肉　味鹹，無毒。主瘧瘴，寒熱，煮食之，亦坐**

**其皮爲褥。似猴,人面,毛如蒼鴨,肋邊堪作褥。《南州異物志》云:交州有果然獸,其名自呼,如猿,白質黑文,尾長過其頭,鼻孔向天,雨以尾塞鼻孔,毛温而細。《爾雅》“蜼,仰鼻而長尾”,郭注與此相似也。**

〔箋釋〕

《爾雅·釋獸》“蜼,卬鼻而長尾”,郭璞注:“蜼似獼猴而大,黄黑色,尾長數尺,似獺,尾末有歧。鼻露向上,雨即自縣於樹,以尾塞鼻,或以兩指。江東人亦取養之,爲物健捷。”《廣雅·釋獸》亦云:“狖,蜼也。”《本草綱目》集解項説:“果然,仁獸也。出西南諸山中。居樹上,狀如猿,白面黑頰,多髯而毛彩斑斕,尾長於身,其末有歧,雨則以歧塞鼻也。喜群行,老者前,少者後。食相讓,居相愛,生相聚,死相赴。柳子所謂仁讓孝慈者是也。古者畫蜼爲宗彝,亦取其孝讓而有智也。或云猶豫之猶,即狖也。其性多疑,見人則登樹,上下不一,甚至奔觸,破頭折脛。故人以比心疑不決者,而俗呼騃愚爲癡獁也。”從描述來看,這種果然即是猴科的滇金絲猴 *Rhinopithecus bieti*。滇金絲猴毛色以灰黑爲主,頸側、腹面、臀部及四肢内側白色,鼻骨退化,鼻樑微凹,鼻孔上翻,此即《本草拾遺》所説“鼻孔向天”,長尾。至於説尾末端分歧,下雨天將尾巴插入鼻孔,應該是附會之言。

**狨獸　無毒。主五野雞病。取其脂傅瘡,亦食其血**

**肉,亦坐其皮,積久野雞病皆差也。似猴而大,毛長,黄赤色。生山南山谷中。人將其皮作鞍褥。**

〔箋釋〕

《埤雅》卷四云:"狨蓋猿狖之屬,輕捷,善緣木,大小類猿,長尾,尾作金色,今俗謂之金線狨者是也。生川峽深山中。人以藥矢射殺之,取其尾爲卧褥、鞍被、坐毯。狨甚愛其尾,中矢毒,即自齧斷其尾以擲之,惡其爲深患也。"此應是猴科如川金絲猴 *Rhinopithecus roxellanae* 之類。



**狼筋　如織絡袋子,似筋膠所作,大小如鴨卵,人有犯盜者熏之,當脚攣縮,因之獲賊也。或云是狼胜下筋,又云蟲所作,未知孰是。狼大如狗,蒼色,鳴聲諸孔皆涕。**

〔箋釋〕

《酉陽雜俎》前集卷十六云:"狼大如狗,蒼色,作聲諸竅皆沸。胜中筋大如鵝卵,有犯盜者熏之,當令手攣縮。或言狼筋如織絡,小囊蟲所作也。"其説當本於《本草拾遺》。同書續集卷八又云:"予幼時,嘗見説郎巾爲狼之筋也。武宗四年,官市郎巾。予夜會客,悉不知郎巾何物,亦有疑是狼筋者。坐老僧泰賢云:涇帥段祐宅在招國坊,嘗失銀器十餘事。貧道時爲沙彌,每隨師出入段公宅,因令貧道以錢一千,詣西市賈胡求郎巾。出至修竹南街金吾鋪,偶問官健朱秀,秀曰:甚易得,但人不識耳。遂于古培摘出三枚，如巨蟲，兩頭光，帶黄色。祐得，即令集奴婢寒庭炙之。蟲慄蠕動，有一女奴臉唇瞤動，詰之，果竊器而欲逃者。”按，此言郎巾，即是陳藏器所説“又云蟲所作”者。《本草綱目》亦引此，李時珍認爲：“愚謂其事蓋術者所爲，未必實有是理，而羅氏《爾雅翼》解爲狼胜中筋，大於雞卵，謬矣。”

諸肉有毒　獸歧尾殺人。鹿豹文殺人。羊心有孔殺人。馬蹄夜目，五月已後食之殺人。犬懸蹄肉，有毒殺人，不可食。米甕中肉殺人。漏沾脯殺人。肉中有有星如米殺人。羊脯，三月已後有蟲如馬尾，有毒殺人。脯曝不燥，火燒不動，入腹不銷，久置黍米瓮中，令人氣閉。白馬鞍下肉，食之損人五藏。馬及鹿膳白不可食。乳酪及大酢和食，令人爲血痢。驢、馬、兔肉，姙娠不可食。乳酪煎魚鱠瓜和食，立患霍亂。豬、牛肉和食，令人患寸白蟲。諸肉煑熟不斂水，食之成瘕。食兔肉食乾薑，令人霍亂。市得野中脯，多有射罔毒。食諸肉過度，還飲肉汁即消，食腦立銷。

# 重修政和經史證類備用本草卷第十九

## 禽部三品總五十六種

**五種神農本經**白字。

**一十種名醫别録**墨字。

**二種唐本先附**注云"唐附"。

**一十三種新補**

**二十六種陳藏器餘**

**凡墨蓋子已下並唐慎微續證類**

禽上

丹雄雞白雄[①]雞、烏雄[②]雞、黑雌雞、黄雌雞等(附)。

**白鵝膏**毛、肉等(附)。蒼鵝(續注)。

**鶩肪**白鴨屎(附)。　**鷓鴣**唐附。　鴈肪

禽中

**雀卵**腦、頭、血、屎等(附)。　鸛屎石鸛(續注)。

伏翼即蝙蝠是也[③]。自蟲魚部,今移。　天鼠屎

① 雄:劉《大觀》作"雌"。

② 雄:劉《大觀》作"雌"。

③ 即蝙蝠是也:劉《大觀》無。

鷹屎白　雉肉

禽下

孔雀　鴟尺脂切。頭　鸂鶒新補。
斑鵻新補。　白鶴新補。　烏鴉新補。
練鵲新補。　鵁鶄唐附。　雄鵲
鸕鷀屎頭(附)①。　鸛骨　白鴿新補。
百勞新補。　鶉新補。　啄木鳥新補。
慈鴉新補。　鶻嘲新補。　鵜鶘新補。
鴛鴦新補。

二十六種陳藏器餘

| | | | | |
|---|---|---|---|---|
| 鷸② | 鶡③ | 陽烏 | 鳳凰臺 | 鸜鵒 |
| 巧婦鳥 | 英雞 | 魚狗 | 駝鳥矢 | 鴗鶘 |
| 蒿雀 | 鶡雞 | 山菌子 | 百舌鳥 | 黄褐侯 |
| 鷩雉 | 鳥目無毒 | 鸊鷉膏 | 布穀脚腦骨 | 蚊母鳥 |
| 杜鵑 | 鴞目 | 鴝鵒 | 姑獲 | 鬼車 |
| 諸鳥有毒 | | | | |



禽上



丹雄雞　味甘，微温、微寒，無毒。主女人崩中漏下赤白沃，補虚，温中止血，久傷乏瘡。通神，殺毒，辟不

① 鸕鷀屎頭附：劉《大觀》置"鸛骨"條下。
② 鷸：其下原衍"蝟"，據本書正文藥名删。
③ 鶡：其下原衍"蟬"，據本書正文藥名删。

祥。臣禹錫等謹按,孟詵云:主患白虎,可鋪飯於患處,使雞食之,良。又取熱糞封之取熱,使伏於患人牀下。其肝入補腎方中:用冠血和天雄四分,桂心二分,太陽粉四分,丸服之,益陽氣。日華子云:朱雄雞冠血,療白癜風。糞,治白虎風并傅風痛。

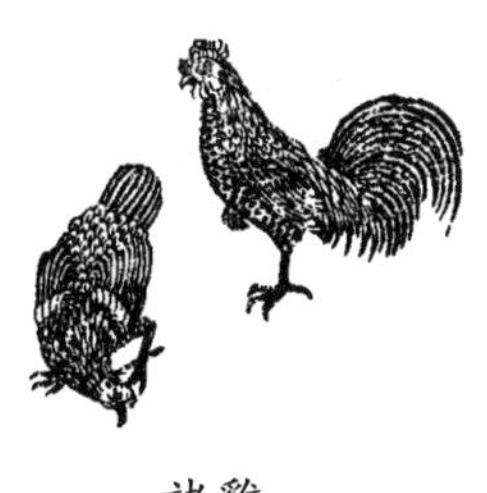
諸雞

**頭**　**主殺鬼。東門上者尤良。**

**白雄雞肉**　**味酸,微温。主下氣,療狂邪,安五藏,傷中消渴。**臣禹錫等謹按,日華子云:白雄雞調中,除邪,利小便,去丹毒。

**烏雄雞肉**　**微温。主補中止痛。**

**膽**　**微寒。主療目不明,肌瘡。**臣禹錫等謹按,孟詵云:烏雄雞,主心痛,除心腹惡氣。又,虚弱人取一隻,治如食法,五味汁和肉一器中,封口,重湯中煑之,使骨肉相去,即食之,甚補益。仍須空腹飽食之。肉須爛,生即反損。亦可五味腌,經宿,炙食之,分作兩頓。又,刺在肉中不出者,取尾二七枚燒作灰,以男子乳汁和封瘡,刺當出。又,目淚出不止者,以三年冠血傅目睛上,日三度。日華子云:温,無毒。止肚痛,除風濕麻痺,補虚羸,安胎,治折傷并癰疽。生罯竹木刺不出者。

**心**　**主五邪。**

**血**　**主踒折骨痛及痿痺。**臣禹錫等謹按,踒折通用藥云:烏雄雞血,平。

肪　主耳聾。臣禹錫等謹按，藥對云：雞肪，寒。

腸　主遺溺，小便數不禁。

肝及左翅毛　主起陰。

冠血　主乳難。

肶胵裏黄皮　微寒。主洩利，小便利，遺溺，除熱止煩。臣禹錫等謹按，日華子云：諸雞肶胵，平，無毒。止泄精并尿血，崩中，帶下，腸風，瀉痢。此即是肫内黄皮。

屎白　微寒。主消渴，傷寒，寒熱，破石淋及轉筋，利小便，止遺溺，滅瘢痕。

黑雌雞　主風寒濕痺，五緩六急，安胎。

血　無毒。主中惡腹痛及踒折骨痛，乳難。臣禹錫等謹按，藥性論云：黑雌雞，味甘。安胎通用藥云：烏雌雞，温。中惡通用藥云：烏雌雞血，平。孟詵云：産後血不止，以雞子三枚，醋半升，好酒二升，煎取一升，分爲四服，如人行三二里，微煖進之。又，新産婦可取一隻，理如食法，和五味炒熟香，即投二升酒中，封口經宿，取飲之，令人肥白。又，和烏油麻二升，熬令黄香，末之入酒，酒盡極效。日華子云：烏雌雞，温，無毒。安心定志，除邪辟惡氣，治血邪，破心中宿血及治癰疽，排濃補新血，補産後虚羸，益色助氣。膽，治肬目、耳瘑瘡，日三傅。腸，治遺尿并小便多。糞，治中風失音，痰逆，消渴，破石淋，利小腸，餘瀝，傅瘡痍，滅瘢痕。炒服，治小兒客忤，蠱毒。翼，治小兒夜啼，安席下，勿令母知。窠中草，治頭瘡白秃，和白頭翁草燒灰，猪脂傅。

翮羽　主下血閉。

黄雌雞　味酸、甘，平。主傷中消渴，小便數不禁，腸澼洩利，補益五藏，續絶傷，療勞益氣。臣禹錫等謹按，日華子云：黄雌雞，温，無毒。

肋骨，主小兒羸瘦，食不生肌。臣禹錫等謹按，孟詵云：黄雌雞，主腹中水癖水腫。以一隻理如食法，和赤小豆一升同煑，候豆爛，即出食之。其汁，日二夜一，每服四合。補丈夫陽氣，治冷氣，瘦著牀者，漸漸食之，良。又，先患骨熱者，不可食之。雞子動風氣，不可多食。又，光粉、諸石爲末，和飯與雞食之，後取雞食之，甚補益。又，子醋煑熟，空腹食之，治久赤白痢。又，人熱毒發，可取三顆雞子白和蜜一合服之，差。日華子云：黄雌雞，止勞劣，添髓補精，助陽氣，暖小腸，止泄精，補水氣。

雞子　主除熱火瘡，癇痓。可作虎魄神物。臣禹錫等謹按，藥對云：雞子，平。

卵白　微寒。療目熱赤痛，除心下伏熱，止煩滿欬逆，小兒下洩，婦人産難，胞衣不出，醯漬之一宿，療黄疸，破大煩熱。

卵中白皮　主久欬結氣，得麻黄、紫菀和服之，立已。

雞白蠹　肥脂。生朝鮮平澤。

陶隱居云：雞，比例甚多。又云：雞子作虎魄用，欲㲉卵黄白混雜煑作之，亦極相似，惟不拾芥爾。又煑白合銀，口含，須臾色如金。雞又不可合葫蒜及李子食之。烏雞肉不可合犬肝、犬腎食之。小兒食雞肉好生蚘蟲。又雞不可合芥葉蒸食之。朝鮮乃在玄菟、樂浪,不應總是雞所出。今云"白蠹",不知是何物,别恐一種爾。唐本注云:白雞距及腦,主産難,燒灰酒服之。腦,主小兒驚癇。今注:雞入藥用,蓋取朝鮮者良。又按,陳藏器本草云:雞,主馬咬瘡及剥驢馬傷手,熱雞血,及熱浸之。黄雌雞,温補益陽。白雞,寒,利小便,去丹毒風。屎白,雄雞三年者,能爲鬼神所使。烏雌雞,殺鬼物。卵白,解熱煩。屎,炒服之,主蟲咬毒。黄脚雞,主白虎病,布飯病處,將雞來食飯,亦可抱雞來壓之。雄雞脅血塗白癜風、癧瘍風。雞子益氣,多食令人有聲。一枚以濁水攪,煑兩沸,合水服之,主産後痢。和蠟作煎餅,與小兒食之,止痢。取二枚,破著器中,以白粉和如稀粥,頓服之,主婦人胎動,腰臍下血。又,取一枚打開,取白釅醋如白之半,攪調吞之,主産後血閉不下。又,取卵三枚,醋半升,酒二升,攪和,煑取二升,分四服,主産後血下不止。又,白虎病,取雞子揩病處,呪願送糞堆頭,不過三度,差。白虎是糞神,愛喫雞子。雞屎和黑豆炒,浸酒,主賊風,風痺,破血。臣禹錫等謹按,蜀本注云:凡雞子及卵白等,以黄雌産者良;雞膽、心、肝、腸、肪、肶胵及糞等,以烏雄爲良;頭以丹雄爲良;翮以烏雄爲良。藥性論云:雞子,使,味甘,微寒,無毒。能治目赤痛。黄,和常山末爲丸,竹葉煎湯下,治久瘧不差。治漆瘡,塗之。醋煑,治産後虚及痢,主小兒發熱。煎服,主痢,除煩熱。鍊之,主嘔逆。屎,能破石淋,利小便。日華子云:雞子,鎮心,安五藏,止驚,安胎,治懷姙天行熱疾狂走,男子陰囊濕癢,及開聲喉。卵,醋煑,治久痢。和光粉炒乾,止小兒疳痢及婦人陰瘡。和豆淋酒服,治賊風麻痺。醋浸令壞,傅疵皯。作酒，止產後血運，并暖水藏，縮小便，止耳鳴。和蠟炒，治疳痢，耳鳴及耳聾。黄，炒取油和粉，傅頭瘡。殼，研摩障瞖。

**圖經曰**：諸雞，本經云"雞白蠹肥脂，出朝鮮平澤"，陶隱居云"朝鮮不應總是雞所出，而云白蠹，不知何物，恐别是一種耳"，《開寶》注便謂"雞入藥用，蓋取朝鮮者良"。今處處人家畜養甚多，不聞自朝鮮來也。雞之類最多。丹雄雞、白雄雞、烏雄雌雞頭、血、冠、腸、肝、膽、肶胵裹黄、脂肪、羽翮、肋骨、卵黄白、屎白等並入藥，古今方書用之尤多。其肉雖有小毒，而補虚羸最要，故食治方中多用之。《素問》"心腹滿，旦食則不能暮食，名爲鼓脹，治之以雞矢醴。一劑知，二劑已"，注云："今本草雞矢利小便，微寒，並不治鼓脹。今方制法，當取用處，湯漬服之耳。"又，張仲景治轉筋爲病，其人臂脚直脉上下行微弦，轉筋入腹，雞屎白散主之：取雞屎白爲末，量方寸匕，以水六合和，温服，差。雞子入藥最多，而髮煎方特奇。劉禹錫《傳信方》云：亂髮雞子膏，主孩子熱瘡。雞子五枚，去白取黄，亂髮如雞子許大，二味相和，於鐵銚子中炭火熬，初甚乾，少頃即髮焦，遂有液出，旋取，置一甆椀中，以液盡爲度。取塗熱瘡上，即以苦參末粉之。頃在武陵生子，蓐内便有熱瘡發於臀腿間，初，塗以諸藥及他藥無益，日加劇，蔓延半身，狀候至重，晝夜啼號，不乳不睡。因閲本草，至髮髲，本經云"合雞子黄煎之，消爲水，療小兒驚熱，下痢"，注云："俗中嫗母爲小兒作雞子煎，用髮雜熬，良久得汁，與小兒服，去痰熱，主百病。用髮，皆取久梳頭亂者。"又檢雞子，本經云"療火瘡"。因是用之，果如神，立效。其殼亦主傷寒勞復，見《深師方》。取雞子空殼碎之，熬令黄黑，擣篩，熱湯和一合，服之，温卧，取汗出，愈。

【**食療**云：治大人及小兒發熱，可取卵三顆，白蜜一合，相和服之，立差。卵並不得和蒜食，令人短氣。又，胞衣不出，生吞雞子清一枚。治目赤痛，除心下伏熱，煩滿咳逆，動心氣，不宜多食。烏雌雞，温，味酸，無毒。主除風寒濕痺，治反胃，安胎及腹痛，踒折骨疼，乳癰。月蝕瘡遶耳根，以烏雌雞膽汁傅之，日三。以烏油麻一升，熬之令香，末，和酒服之，即飽熱能食。雞具五色者，食之致狂。肉和魚肉汁食之，成心瘕。六指玄雞、白頭家雞，及雞死足爪不伸者，食並害人。雞子和葱，食之氣短。雞子白共鱉同食損人。雞子共獺肉同食，成遁尸注，藥不能治。雞、兔同食，成泄痢。小兒五歲已下，未斷乳者，勿與雞肉食。

**雷公云**：雞子，凡急切要用，勿便敲損，恐得二十一日滿，在内成形，空打損後無用。若要用，先於温湯中試之，若動，是成形也，若不動，即敲損，取清者用，黄即去之。内有自潰者，亦不用也。

**聖惠方**：主蚰蜒咬人方：以雞屎傅之。

**外臺秘要**：主天行，嘔逆不下食，食即出：以雞卵一枚，煑三五沸，出，以水浸之，外熟内熱則吞之，良。**千金方**：鼠瘻：以卵一枚，米下蒸半日，取出黄，熬令黑，先拭瘡上汁令乾，以藥内瘡孔中，三度即差。　**又方**：小兒驚啼：燒雞屎白，米飲下。**又方**：治小兒瘧：燒雞肶中黄皮爲末，乳服之，男雄女雌。

**肘後方**：治心痛：以卵一个打破，頭醋二合，和攪令匀，煖過頓服。　**又方：**肝風虚，轉筋入腹：以屎白乾末，熱酒調下一錢匕服。　**又方：**自縊死定，安心神，徐緩解之，慎勿割繩斷，抱取，心下猶温者：刺雞冠血滴口中，即活，男雌女雄。　**又方**①**：**以雞屎白如棗大，酒半盞，和灌之，及鼻中，佳。　**又方：**救卒死，或先病，或當居寢卧，奄忽而絶，皆是中惡：割雄雞冠，取血塗其面，乾後復塗，并以灰營死人一周。　**又方：**卒得嗽：烏雞一枚，治如食法，以好酒漬之，半日出雞，服酒。一云：苦酒一斗，煑白雞，取三升，分三服，食雞莫與鹽食，良。　**又方：**治卒得浸淫瘡，轉有汁，多起於心，不早治之，續身周帀則殺人：以冠血傅之，差。

**葛氏方：**治卒乾嘔不息：破卵去白，呑黄數枚，差。　**又方：**蚰蜒入耳：小雞一隻去毛、足，以油煎令黄，筯穿作孔，枕之。　**又方：**卒腹痛，下赤白痢，數日不絶：以卵一枚，取出黄去白，内胡粉令滿殼，燒成屑，以酒服一錢匕。　**又方：**治小便不通：卵黄一枚服之，不過三。　**又方：**卒腹痛，安胎：烏雞肝一具切過，酒五合，服令盡。姚云：肝勿令入水中。　**又方：**中風，寒痓直，口噤，不知人：屎白一升，熬令黄極熱，以酒三升和攪，去滓，服。　**又方：**被壓笮墮墜，舟船車轢，馬踏牛觸，胸腹破陷，四肢摧折，氣悶欲死：以烏雞一隻，合毛杵一千二百杵，好苦酒一升，相和得所。以新布搨病上，取藥塗布，以乾易。覺寒振欲吐，不可輒去藥，須臾，復上。一雞少，則再作。　**又方：**

① 又方：底本爲注文小字，據體例改。

馬咬人瘡,有毒腫疼痛:以冠血著瘡中三下。牡馬用雌,牝馬用雄。　**又方:**狐屎刺棘人,腫痛欲死:破雞搨之,差。　**又方:**食諸菜中毒,發狂,悶吐下欲死:屎末燒研,水服方寸匕。

**經驗方:**治小兒疳痢,肚脹方:用雞子一箇,打破眼子如豆大,内巴豆一粒去皮,膩粉一錢,用五十重紙裹,於飯甑上蒸三度,放冷打破,取雞子肉同芭粉一時研,入少麝,添麵糊丸如米粒大,食後、夜卧温湯下二丸至三丸。

**經驗後方:**主婦人産後口乾舌縮渴不止:打雞子一箇,水一盞衝之,楪蓋少時,服。　**又方:**治齒痛不可忍:取雞屎白燒末,綿裹安痛處咬,立差。　**又方:**治諸癰不消已成膿,懼針不得,欲令速決:取白雞翅下第一毛,兩邊各一莖,燒灰研,水調服之。　**又方:**治因瘡中風,腰脊反張,牙關口噤,四肢强直:雞屎白一升,大豆五升,和炒令變色,乘熱以酒沃之,微煑令豆味出,量性飲之,覆身出汗,慎勿觸風。　**又方:**治蜈蚣咬人痛不止:燒雞屎,酒和服之,佳。又取雞屎,和醋傅之。

**孫真人:**家雞合水雞食,作遁尸。又云:如小兒未斷乳,食雞生蛔蟲。　**又方:**卒中五尸遁尸,其狀腹脹,氣急衝心,或磥塊踊起,或牽腰脊者:以卵一枚,取白吞之,困者摇頭令下。又云:雞,味辛。補肺。主漆瘡:雞子黄傅之。

**食醫心鏡:**主脾胃氣虚,腸滑下痢,以炙雞散:黄雌雞一隻,治如食法,以炭炙之,槌了,以鹽、醋刷之,又炙令極熬熟①乾燥,空腹食之。又云,主赤白痢,食不下:肥雌雞一隻,治如常法,

① 極熬熟:據文意,疑作"極熟熬"。

細研爲臛作麵餛飩，空心食之。又云，主消渴，傷中，小便數：黄雌雞一隻，治如常，煑令熟，去雞停冷，渴即飲之，肉亦可食，若和米及鹽、豉作粥，及以五味作羹並得。又云，主小便數，虚冷：雞腸一具，治如常，炒作臛，煖酒和飲之。又云，主風寒濕痺，五緩六急：烏雞一隻，治如食法，煑令極熟，調作羹食之。又云，理狂邪癲癇，不欲眠卧，自賢自智，驕倨妄行不休，安五藏，下氣：白雄雞一隻，煑令熟，五味調和作羹粥食之。又云，勿食暴雞肉，殺人，發疽。

**續十全方**：主子死腹中不出：雄雞糞二十一枚，水二升，煎取五合，下米作粥食，即出。

**勝金方**：主百蟲入耳不出：以雞冠血滴入耳内，即出。

**集驗方**：主鱉癥及心腹宿癥，及卒得癥：以白雌雞屎，無多少，小便和之，於器中火上熬令燥，末，服方寸匕，多服不限度。以膏熬飯飼彌佳。　**又方**：治遺屎：取雄雞腸燒末，三指撮，朝服暮愈。　**又方**：治尿床：雞肶胵一具，並腸服之。男雌女雄。　**又方**：治湯火燒瘡：熟雞子一十箇，取黄炒取油，入十文膩粉，攪匀，用雞翎掃瘡上，永除瘢痕。

**古今録驗**：主腫大如斗：取雞翅毛，其毛一孔生兩毛者佳。左腫取左翅，右取右翅，雙腫取兩邊翅，並燒灰研，飲服。　**又方**：治蛔蟲攻心臍如刺，口吐清水：雞子一枚，開頭去黄，以好漆内殼中合和，仰頭吞之，蟲出。　**又方**：治莖中淋石：取屎白，日中半乾，熬令香，末，以路漿、飯飲服方寸匕。

**兵部手集**：主蛇、蝎、蜘蛛毒：卵，輕敲一小孔，合咬處，立差。

**廣濟方**：主咽喉塞，鼻中瘡出及乾嘔頭痛，食不下：生雞子一顆，開頭取白去黄，著米酢拌，煻火頓沸起，擎下沸定，更頓三度成。就熱飲酢盡，不過一二，差。

**錢相公篋中方**：主蜈蚣、蜘蛛毒：以雞冠血傅之。

**子母秘録**：主姙娠得時疾，令胎不傷：以雞子七枚内井中，令極冷，破吞之。　**又方**：治小兒心腹胸脇煩滿欲死：燒雞子殼，末，酒服方寸匕。　**又方**：治小兒下血：雌雞翅下血，服之。**又方**：小兒頭身諸瘡：燒卵殼，研，和猪脂傅之。　**又方**：兒頭上瘡，及白禿髮不生，汁出者：雞子七箇去白皮，於銅器中熬，和油傅之。　**又方**：小兒鵝口不乳：燒雞胵黄皮，末，乳和服。　**又方**：姙娠下血不止，名曰漏胎：雞肝細剉，以酒一升，和服。

**産寶**：産後小便不禁：以屎燒作灰，空心酒服方寸匕。　**又方**：治妬乳及癰腫：雞屎末，服方寸匕，須臾三服，愈。《梅師》亦治乳頭破裂，方同。

**楊氏産乳**：姙娠不得食雞子、乾鯉魚，合食則令兒患瘡；姙娠不得雞肉與糯米合食，令兒多寸白。

**譚氏方**：小兒卒驚，似有痛處，而不知疾狀：取雄雞冠血，臨兒口上滴少許，差。　**又方**：小兒急丹胤不止：以雞子白和赤小豆末傅之。

**治痢**：生雞子一箇，連紙一幅，烏梅十箇有肉者。取雞子白攤徧連紙，日乾，搨作四重，包撮烏梅，安熨斗中，用白炭火燒煙欲盡,取出,以盞椀蓋覆,候冷,研令極細,入水銀粉少許,和匀。如大人患分爲二服,小兒分三服,不拘赤白痢,空心井花水調服,如覺藏府微有疎利,更不須再服。

**衍義曰**:丹雄雞,今言赤雞者是也,蓋以毛色言之。巽爲雞、爲風,雞鳴於五更者,日將至巽位,感動其氣而鳴也。體有風人故不可食。經所著其用甚備,産後血暈身痓直,帶眼、口角與目外眵向上牽,急不知人:取子一枚,去殼,分清,以荆芥末二錢調服,遂安。仍依次調治。若無他疾,則不須。治甚敏捷,烏雞子尤善。經、注皆不言雞發風,今體有風人食之無不發作,爲雞爲巽,信可驗矣。食雞者當審慎。

〔箋釋〕

家雞皆由雉科動物原雞 *Gallus gallus* 馴化而來,大小、形態、毛色各異。所謂"丹雄雞",《本草衍義》説:"今言赤雞者是也,蓋以毛色言之。"即家雞之毛色紅赤者。至於本草取丹雄雞立條,《藝文類聚》卷九十一引《春秋説題辭》云:"雞爲積陽,南方之象,火陽精,物炎上,故陽出雞鳴,以類感也。"正與《本草經》丹雄雞"通神、殺毒、辟不祥"的功效相呼應。

《爾雅·釋畜》"雞屬",郝懿行義疏:"《説卦》傳:巽爲雞。《九家易》云:應八風也。風應節而變,變不失時,雞時至而鳴,與風相應也。二九十八,主風精爲雞,故雞十八日剖而成雛,二九順陽曆,故雞知時而鳴也。"梅堯臣《祫享觀禮二十韻》"雞星傳巽令,鶴馭作天郵"即用此。

**白鵝膏**　主耳卒聾。以灌之。臣禹錫等謹按,耳聾通用藥云:白鵝膏,微寒。

**毛**　主射工水毒。

**肉**　平。利五藏。

陶隱居云:東川多溪毒,養鵝以辟之,毛羽亦佳。中射工毒者飲血,又以塗身,鵝未必食射工,蓋以威相制爾。乃言鵝不食生蟲,今鵝子亦噉蚯蚓輩。唐本注:鵝毛,主小兒驚癇極者,又燒灰主噎。今按,陳藏器本草云:鵝,主消渴。取煑鵝汁飲之。臣禹錫等謹按,陳藏器云:蒼鵝食蟲,白鵝不食蟲。主射工,當以蒼者良;主渴,以白者勝。孟詵云:脂,可合面脂。肉性冷,不可多食,令人易霍亂,與服丹石人相宜,亦發痼疾。日華子云:蒼鵝,冷,有毒。發瘡膿。糞可傅蛇蟲咬毒。舍中養,能辟蟲、蛇。白鵝,凉,無毒。解五藏熱,止渴。脂,潤皮膚。尾罌治聤耳及聾,内之;亦療手足皴。子,補中益氣,不可多食。尾燒灰,酒服下,治噎。

【**食療**:卵,温。補五藏,亦補中益氣,多發痼疾。

**肘後方**:誤吞鐶若指彄:燒鵝羽數枝,末,飲服之。

**子母秘録**:小兒鵝口不乳者:白鵝矢汁灌口中。





〔箋釋〕

鵝是由鴻雁馴養而來的家禽,《爾雅·釋鳥》"舒雁,鵝",邢昺疏引李巡曰:"野曰雁,家曰鵝。"

王羲之愛鵝見於《晉書》本傳,其略云:"王羲之性愛鵝。會稽有孤居姥,養一鵝善鳴,求市未能得,遂攜親友命駕就觀。姥聞羲之將至,烹以待之,羲之歎息彌日。”又云:“山陰有一道士好養鵝。羲之往觀焉,意甚悦,固求市之。道士云:爲寫《道德經》,當舉群相贈耳。羲之欣然寫畢,籠鵝而歸,甚以爲樂,其任率如此。”又有傳《道德經》爲《黄庭經》者,故李白詩“山陰道士如相見,應寫黄庭换白鵝”。按照故事提示,王羲之愛鵝的原因就是“善鳴”而已。“鵝鵝鵝,曲項向天歌”,形容鵝的叫聲,通常是嘎嘎嘎、呱呱呱、咯咯咯,英文擬聲詞用 cackle。這樣的聲音實在談不上好聽,不過就如屈道嗜芰,愛好不需要理由,唐代李山甫《方干隱居》説“咬咬嘎嘎水禽聲,露洗松陰滿院清”,在一片“咬咬嘎嘎”的嘈雜中自得清閑,又有何不可呢。

喜聽鵝鳴實在算不上高雅愛好,於是陳師道另創新説,《後山叢談》卷二云:“蘇、黄兩公皆善書,皆不能懸手。逸少非好鵝,效其宛頸爾,正謂懸手轉腕。而蘇公論書,以手抵案使腕不動爲法。此其異也。”似乎王羲之愛鵝,是想通過揣摩鵝脖子之靈活轉動,學習“懸手轉腕”之法。包世臣更把這一意見坐實,《藝舟雙楫》説:“其要在執筆,食指須高鉤,大指加食指、中指之間,使食指如鵝頭昂曲者。中指内鉤,小指貼無名指外距,如鵝之兩掌撥水者。故右軍愛鵝,玩其兩掌行水之勢也。”

陳寅恪别闢蹊徑,在《天師道與濱海地域之關係》長文中,由《食療本草》鵝“與服丹石人相宜”,引出“醫家與道家古代原不可分”的議論,然後説:“故山陰道士之養鵝,與右軍之好鵝,其旨趣實相契合,非右軍高逸而道士鄙俗也。”

按，陳先生此論殊無據，孟詵較王羲之晚將近三百年，似不宜輕率地以後證前；陶弘景距王羲之百餘年，又有道士身份，陶只説鵝血可以解射工毒，不言解丹石毒，要麽陶弘景不知道此説，要麽陶弘景的時代尚未發明此説；“與服丹石人相宜”，並不等同於解丹石毒，何況孟詵還説鵝“發痼疾”，後世將鵝目爲“發物”即本於此。另外，《晉書》的故事明確説老姥殺鵝款待，反而令王“歎息彌日”，也可以見王羲之愛鵝不是爲了吃鵝。



**鶩**音牧。**肪　味甘，無毒。主風虚寒熱。**臣禹錫等謹按，陳士良云：鶩肪，大寒。

**衍義曰**：鶩肪，陶隱居云“鶩即是鴨”，然有家鴨，有野鴨。陳藏器本草曰：“《尸子》云，野鴨爲鳧，家鴨爲鶩。”蜀本注云：“《爾雅》云‘野鳧，鶩’，注云鴨也。”如此，則鳧、鶩皆是鴨也。又云“本經用鶩肺，即家鴨也”。如此所説各不同，其義不定。又按唐王勃《滕王閣記》云“落霞與孤鶩齊飛”，則明知鶩爲野鴨也。勃，唐之名儒，必有所據，故知鶩爲野鴨明矣。

〔**箋釋**〕



《説文》鶩與鳧轉注：“鶩，舒鳧也。”“鳧，舒鳧，鶩也。”兩者都是鴨，但孰爲家鴨，孰爲野鴨，頗有不同意見。《本草拾遺》引《尸子》云：“野鴨爲鳧，家鴨爲鶩。”《本草綱目》同意此説，鶩條注别名“鴨”，鳧條注别名“野鴨”。《本草綱目》集解項李時珍説：“案《格物論》云：鴨，雄者緑頭文翅,雌者黄斑色。但有純黑、純白者。又有白而烏骨者,藥食更佳。鴨皆雄瘖雌鳴。重陽後乃肥腯味美。清明後生卵,則内陷不滿。伏卵聞礱磨之聲,則毈而不成。無雌抱伏,則以牛屎嫗而出之。此皆物理之不可曉者也。"此即家鴨,乃是由鴨科緑頭野鴨 *Anas platyrhynchos* 和斑嘴鴨 *Anas poecilorhyncha* 馴養而來。但按照陶弘景的意思,白鴨屎條"專是家鴨",雁肪條"鶩作木音,云是野鴨",則此鶩肪便是野鴨之肪,故《本草衍義》引王勃落霞孤鶩名句,結論説"故知鶩爲野鴨明矣"。如此則是指野生之緑頭野鴨 *Anas platyrhynchos* 之類。

《太平御覽》卷九百一十八引《晉書》云:"庾征西翼書,少時與逸少齊名。右軍後進,庾猶不分,在荆州與都下人書云:小兒輩賤家雞,愛野雉,皆學右軍書,須吾下,當比之。"這是以家雞野雉相對,意思顯白。但宋代以來,"野雉"漸改爲"野鶩",著名的句子如蘇軾《書劉景文所藏王子敬帖絶句》"家雞野鶩同登俎",《次韻米黼二王書跋尾》"家雞野鶩定誰美"等。以家雞與野鶩對舉,野鶩顯然是指野鴨之類,較家雞與野雉之間的反差更大,以突出庾翼與王羲之書法差距。





**白鴨屎　名通。主殺石藥毒,解結縛,散蓄熱。**

**肉　補虚,除熱,和藏腑,利水道。**

**陶隱居**云:鶩即是鴨,鴨有家、有野。又,本經云"鴈肪一名鶩肪",其療小異,此説則專是家鴨爾。黄雌鴨爲補最勝。鴨卵不可合鼈肉食之。凡鳥自死，口不閉者，皆不可食，食之殺人。唐本注云：《别録》云：鴨肪主水腫；血主解諸毒；肉主小兒驚癇；頭主水腫，通利小便。古方療水用鴨頭丸。今按，陳藏器本草云：《尸子》云"野鴨爲鳬，家鴨爲鶩，不能飛翔，如庶人守耕稼而已"。臣禹錫等謹按，蜀本注云：《爾雅》云：野鳬，鶩。注云：鴨也。本經用鶩肪，即家鴨也。野鴨與家鴨有相似者，有全别者，甚小，小者名刀鴨，味最重，食之補虚。孟詵云：野鴨，主補中益氣，消食。九月已後即中食，全勝家者，雖寒，不動氣，消十二種蟲，平胃氣，調中輕身。又身上諸小熱瘡，多年不可者，但多食之，即差。又云：白鴨肉，補虚，消毒熱，利水道，及小兒熱驚癇，頭生瘡腫。又，和葱、豉作汁飲之，去卒煩熱。又，糞主熱毒，毒痢。又，取和雞子白，封熱腫毒上，消。又，黑鴨，滑中發冷痢，下脚氣，不可食之。子微寒，少食之，亦發氣，令背膊悶。日華子云：野鴨，凉，無毒。補虚助力，和胃氣，消食，治熱毒風及惡瘡癤，殺腹藏一切蟲。九月後、立春前採。大補益病人，不可與木耳、胡桃、豉同食。家鴨，冷，微毒。補虚，消熱毒，利小腸，止驚癇，解丹毒，止痢，緑頭者佳。頭治水腫，煑服。糞治熱毒瘡并腫毒，以雞子調傅，内消。卵治心腹胸膈熱，多食發冷疾。

【**食療**：項中熱血，解野葛毒，飲之，差。卵，小兒食之，脚軟不行，愛倒。鹽淹食之，即宜人。屎，可搨蚯蚓咬瘡。

**外臺秘要**：解金、銀、銅、鐵毒，取鴨屎汁解之。

**百一方**：卒大腹水病：取青雄鴨，以水五升，煑取一升，飲盡，厚蓋之取汗，佳。　**又方**：石藥過劑者：白鴨屎末，和水調服之，差。

**食醫心鏡**：治十種水病不差，垂死：青頭鴨一隻，治如食法，細切，和米并五味，煑令極熟，作粥，空腹食之。又云，主水氣脹滿浮腫，小便澁少：白鴨一隻，去毛、腸，湯洗，饙飯半升，以飯、薑、椒釀鴨腹中，縫定，如法蒸，候熟食之。

**孫真人**：蚰蜒咬：以屎傅瘡。又云：鴨肉合鱉食之，害人。

〔箋釋〕

此言白鴨屎名"通"，按，"通"爲糞便委婉之稱。《後漢書・戴就傳》云："主者窮竭酷慘，無復餘方，乃卧就覆船下，以馬通熏之。"本書白馬莖條云："(馬)屎名馬通。"《本草綱目》釋白馬通之名説："馬屎曰通，牛屎曰洞，豬屎曰零，皆諱其名也。凡屎必達胴腸乃出，故曰通、曰洞。胴，即廣腸也。"後出辭書乃以"通"爲馬通之專名，此爲不妥。

《新修本草》云"古方療水用鴨頭丸"，鴨頭丸爲治水腫著名方，王獻之有鴨頭丸帖，可參本書卷十葶藶條箋釋。

**鷓鴣　味甘，温，無毒。主嶺南野葛、菌毒、生金毒，及温瘴久，欲死不可差者，合毛熬酒漬之。生擣取汁服，最良。生江南。形似母雞，鳴云"鉤輈格磔"者是。**

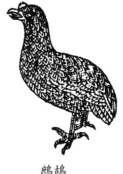

鷓鴣

唐本注云：有鳥相似，不爲此鳴者，則非也。臣禹錫等謹按，孟詵云：鷓鴣，能補五藏，益心力，聰明。此鳥出南方。不可與竹笋同食，令人小腹脹。自死者不可食。一言此鳥天地之神,每月取一隻饗至尊,所以自死者不可食也。**日華子**云:微毒。療蠱氣瘴疾欲死者,酒服之。

**圖經曰**:鷓鴣出江南,今江西、閩[①]、廣、蜀、夔州郡皆有之。形似母雞,臆前有白圓點,背間有紫赤毛,彼人亦呼爲越雉,又謂之隨陽之鳥。《南越志》云:鷓鴣雖東西徊翔[②],然開翅之始,必先南翥。崔豹《古令注》云"其名自呼",此不然也。其鳴,若云"鉤輈格磔"者是矣。亦有一種鳥酷相類,但不作此鳴,不可食之。彼土人食鷓鴣,云主野葛、生金、蛇、菌等毒,不可與竹笋同食。自死者亦禁食之。其脂膏手可以已瘫瘃,令不龜裂。

**衍義曰**:鷓鴣,鄭谷所謂"相呼相應湘天闊"者,南方專充庖。然治瘴及菌毒甚効。餘悉如經。

〔箋釋〕

鷓鴣爲常見禽鳥類,並作餐食,《本草綱目》集解項李時珍説:"鷓鴣性畏霜露,早晚稀出,夜棲,以木葉蔽身。多對啼,今俗謂其鳴曰行不得哥也。"此即雉科動物鷓鴣 *Francolinus pintadeanus*。鷓鴣在春天繁殖期叫聲響亮,一鳥高鳴,其他鳥從不同方向遥相呼應,鳴聲略似 xi-xi-xi-ga-ga,在鳴叫 xi-xi-xi 時頭向地低垂,鳴叫 ga-ga 時,才引頸吭鳴。文獻所説"鉤輈格磔",或"行不得哥",皆是對其鳴叫聲的擬音。

---

① 閩:底本作"間",據文意改。

② 翔:底本作"翅",據劉甲本改,《太平御覽》引《南越志》亦作"翔"。

鄭谷有《鷓鴣》詩云："煖戲煙蕪錦翼齊，品流應得近山雞。雨昏青草湖邊過，花落黄陵廟裏啼。游子乍聞征袖濕，佳人才唱翠眉低。相呼相喚湘江曲，苦竹叢深春日西。"此詩傳誦一時，並得"鄭鷓鴣"的雅稱。尾聯《本草衍義》引作"相呼相應湘天闊"，稍有不同。周亮工《書影》卷八專門提到此詩，引明代鄭侯升在《秕言》中的議論説："鄭谷《鷓鴣》詩，既曰相呼，又曰相喚，則複矣；既曰青草湖邊、黄陵廟裏，又曰湘江曲，亦欠變矣。及觀本草載此詩云'相呼相應湘天闊'，語既無病，更清曠。按《本草衍義》乃宋政和中寇宗奭所撰，據此則宋代尚有唐詩善本，後乃傳訛耳。侯升發前人所未發，妙解也。"

**雁肪　味甘，平，無毒。主風攣拘急偏枯，氣不通利。久服長毛髮鬚眉，益氣不飢，輕身耐老。一名鶩肪。生江南池澤。取無時。**

陶隱居云：《詩》云"大曰鴻，小曰鴈"[①]，今鴈類亦有大小，皆同一形。又别有野鵝，大於鴈，猶似家蒼鵝，謂之駕音加。鵝。鴈肪自不多，食其肉，應亦好。鶩作木音，云是野鴨，今此一名鶩肪。則鴈、鶩皆相類爾。此前又有鴨事注在前。夫鴈乃住江湖，夏應産伏，皆往北，恐鴈門北人不食此鳥故也。中原亦重之爾。雖採無時，以冬月爲好。唐本注云：鴈喉下白毛，療小兒癇有效。夫鴈爲陽鳥，冬則南翔，夏則北徂，時當春夏，則孳音兹。育於北，





① 此爲《詩》毛傳語。

豈謂北人不食之乎？然鴈與鷰相反，鷰來則鴈往，鷰往則鴈來，故《禮》云"秋候鴈來，春玄鳥至"。臣禹錫等謹按，吴氏云：鴈肪，神農、岐伯、雷公：甘，無毒。殺諸石藥毒。孟詵云：鴈膏可合生髮膏，仍治耳聾。骨灰和淚洗頭長髮。日華子云：凉，無毒。治風、麻痺。久服助氣，壯筋骨。脂和豆黄作丸，補勞瘦，肥白人。其毛自落者，小兒帶之療驚癎。

【**梅師方**：治灸瘡腫痛：取鴈屎白、人精相和研，傅瘡。

**孫真人**：六月、七月勿食鴈，傷神。

**食醫心鏡**：主風攣拘急偏枯，血氣不通利：鴈肪四兩煉濾過，每日空心煖酒一盃，肪一匙頭，飲之。

**衍義曰**：鴈肪，人多不食者，謂其知陰陽之升降，分長少之行序。世或謂之天厭，亦道家之一説爾。食之則治諸風。唐本注曰"鴈爲陽鳥"，其義未盡。兹葢得中和之氣，熱則即北，寒則即南，以就和氣。所以爲禮幣者，一以取其信，二取其和。

〔箋釋〕

雁爲水禽，經常鴻雁並稱，《爾雅翼》卷十七云："鴻雁乃一物爾，初無其别，至《詩》注乃云大曰鴻，小曰雁。"鴻爲鴻鵠，一般認爲是天鵝，雁即是大雁。

《本草綱目》集解項李時珍説："雁狀似鵝，亦有蒼、白二色。今人以白而小者爲雁，大者爲鴻，蒼者爲野鵝，亦曰駉鵝，《爾雅》謂之鵱鷜也。雁有四德：寒則自北而南，止於衡陽，熱則自南而北，歸於雁門，其信也；飛則有序，而前鳴後和，其禮也；失偶不再配，其節也；夜則群宿而一奴巡警，晝則銜蘆以避繒繳，其智也。而捕者豢之爲媒，以誘其類，是則一愚矣。南來時瘠瘦不可食,北向時乃肥,故宜取之。又漢、唐書並載有五色雁云。”李時珍特以色白者爲雁,所指當是鴨科雪雁 *Anser caerulescens*,而蒼色之野鵝則是同科鴻雁 *Anser cygnoides*,中國家鵝即由鴻雁馴化而來。

又,《本草衍義》説“世或謂之天厭,亦道家之一説爾”,據《上清靈寶大法》卷八“忌食三厭”條説:“雁,天厭;犬,地厭;鯉、鱔、鱉,水厭。科曰:三厭食之,永無仙冀。”



### 禽中

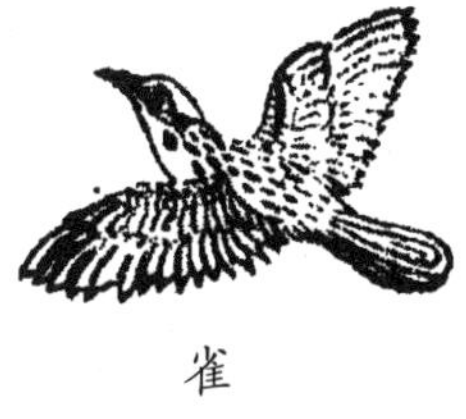
雀

**雀卵**　**味酸,温,無毒。主下氣,男子陰痿不起,强之令熱,多精有子。**

**腦**　**主耳聾。**臣禹錫等謹按,耳聾通用藥云:雀腦,平。

**頭血**　**主雀盲。**

**雄雀屎**臣禹錫等謹按,齒痛通用藥云:雄雀屎,温。　**療目痛,決癰癤,女子帶下,溺不利,除疝瘕。五月取之,良。**

陶隱居云:雀性利陰陽,故卵亦然。術云:雀卵和天雄丸服之,令莖大不衰。人患黄昏間目無所見,爲之雀盲,其頭血療之。雄雀屎兩頭尖者是也,亦療齲齒。雀肉不可合李子食之,亦忌合醬食之,妊身人尤禁之。唐本注云:《别録》云:雀屎,和男首子乳如薄泥,點目中,弩肉、赤脉貫瞳子上者即消,神效。以蜜和爲丸,飲服,主癥癖久痼冷病。或和少乾薑服之,大肥悦人。今按,陳藏器本草云：雀肉起陽道，食之令人有子，冬月者良。臘月收雀屎，俗呼爲青丹，主痃癖諸塊，伏梁。和乾薑、桂心、艾等爲丸，入腹能爛痃癖。患癰苦不潰，以一枚傅之，立決。又急黄欲死，以兩枚細研，水温服之。臣禹錫等謹按，孟詵云：其肉十月已後、正月已前食之，續五藏不足氣，助陰道，益精髓，不可停息。糞和天雄、乾薑爲丸，令陰强。腦，塗凍瘡。日華子云：雀，暖，無毒。壯陽，益氣，煖腰膝，縮小便，治血崩，帶下。糞，頭尖及成梃者雄，右掩左者亦是。

**圖經曰**：雀，舊不著所出州土，今處處有之。其肉大温，食之益陽，冬月者良。卵及腦、頭血，皆入藥。雄雀屎，臘月收之，俗呼爲青丹，頭尖者爲雄屎。《素問》云："胸脇支滿者，妨於食，病至則先聞臊臭，出清液，先唾血，四肢清，目眩，時時前後血。病名血枯，得之年少時，有所大脱血。若醉入房，中氣竭肝傷，故月事衰少不來。治之以烏鰂骨、藘茹，二物并合之，丸以雀卵，大如小豆，以五丸爲後飯，飲鮑魚汁，以利腸中及傷肝也。"飯後藥先，謂之後飯。按，古本草烏鰂魚骨、藘茹等並不治血枯，然經法用之，是攻其所生所起耳。今人亦取雀肉，以蛇牀子熬膏，和合衆藥丸服，補下有效，謂之驛馬丸。此法起於唐世，云明皇服之。又下有鷰屎條，陶隱居云"有胡、越二種"，入藥用胡鷰也。胡洽治疰青羊脂丸中用之。其窠亦入藥，崔元亮《海上方》治濕㾋，取胡鷰窠最寬大者，惟用其抱子處，餘處不用，擣爲末，以漿水煎甘草，入少許鹽成湯，用洗瘡。洗訖拭乾，便以窠末貼其上，三兩徧便愈。若患惡刺，以醋和窠末如泥裹之，三兩日易，便差。

【**食療**：卵白，和天雄末、菟絲子末爲丸，空心酒下五丸。主男子陰痿不起，女子帶下，便溺不利。除疝瘕，決癰腫，續五藏氣。

**雷公云**：雀蘇，凡使，勿用雀兒糞。其雀兒口黄、未經淫者糞是蘇。若底坐尖在上即曰雌，兩頭圓者是雄。陰人使雄，陽人使雌。凡採之，先去兩畔有附子生者，勿用，然後於鉢中研如粉，煎甘草湯浸一宿，傾上清甘草水盡，焙乾任用。

**外臺秘要**：療齒齲痛有蟲：取雄雀糞，以綿裹塞齒孔内，日一二易之。　**又方**：治咽喉閉塞、口噤：用雄雀糞細研，每服，温水調灌半錢匕。

**肘後方**：療目熱生膚赤白膜：取雀屎細直者，以人乳和傅上，自消爛盡。

**梅師方**：治諸癰不消，已成膿，懼針不得破，令速決：取雀屎塗頭上，即易之。雄雀屎佳，堅者爲雄。

**簡要濟衆**：婦人吹妳獨勝散：白丁香半兩，擣羅爲散，每服一錢匕，温酒調下，無時服。

**廣利方**：姙娠食雀肉，飲酒，令子心淫亂。又云：姙娠食雀肉及豆醬，令子面多䵟。

**子母秘録**：治小兒中風口噤，乳不下：雀屎白，水丸如麻子大，服二丸，即愈。　**又方**：治小兒凍瘡：用雀兒腦髓塗之，立差。

**衍義曰**：雀卵，孟詵云"肉，十月已後正月已前食之"，此蓋取其陰陽静定未決泄之義。卵亦取第一番者。

〔箋釋〕

《説文》"雀，依人小鳥也"，段玉裁注："今俗云麻雀者是也，其色褐，其鳴節節足足。"《本草綱目》釋名項云："雀，短尾小鳥也。故字從小，從隹。隹音錐，短尾也。棲宿簷瓦之間，馴近階除之際，如賓客然，故曰瓦雀、賓雀，又謂之嘉賓也。俗呼老而斑者爲麻雀，小而黄口者爲黄雀。"集解項又説："雀，處處有之。羽毛斑褐，頷嘴皆黑。頭如顆蒜，目如擘椒。尾長二寸許，爪距黄白色，躍而不步。其視驚瞿，其目夜盲，其卵有斑，其性最淫。小者名黄雀，八九月群飛田間。體絶肥，背有脂如披綿。"此即文雀科麻雀屬的幾種禽鳥，分佈最廣泛者爲樹麻雀 *Passer montanus*。



**鷰屎　味辛，平，有毒。主蠱毒鬼疰，逐不祥邪氣，破五癃，利小便。生高山平谷。**

陶隱居云：鷰有兩種，有胡、有越。紫胸輕小者是越鷰，不入藥用；胸斑黑、聲大者是胡鷰。俗呼胡鷰爲夏候，其作窠喜長，人言有容一疋絹者，令家富。窠亦入藥用，與屎同，多以作湯洗浴，療小兒驚邪也。窠户有北向及尾倔求勿切。色白者，皆是數百歲鷰，食之延年。凡鷰肉不可食，令人入水爲蛟所吞。亦不宜殺之。唐本注云：《别録》云：胡鷰卵，主水浮腫。肉，出痔蟲。越鷰屎亦療痔，殺蟲，去目瞖也。今按，陳藏器本草云：鷰屎，有毒。主瘧：取方寸匕，令患者發日平旦，和酒一升，攪調，病人兩手捧椀當鼻下承取氣，慎勿入口，毒人。又，主蠱毒：取屎三合，熬令香，獨頭蒜十枚，去皮，和擣爲丸，服三丸，如梧桐子，蠱當隨痢下而出。臣禹錫等謹按，孟詵：石鷰，在乳穴石洞中者，冬月採之，堪食；餘者不中，只可治病。食如常法，都二十枚，投酒一斗中漬之,三日後取飲,每服一二盞,隨性多少,甚益氣力。**日華子**云:石鷰,暖,無毒。壯陽,暖腰膝,添精補髓,益氣,潤皮膚,縮小便,禦風寒,嵐瘴,温疫氣。

**圖經**:文具雀卵條下。

【**外臺秘要**:治蠼螋尿瘡,繞身匝即死:以鷰巢中土、猪脂、苦酒和傅之。

**肘後方**:治卒大腹水病:取胡鷰卵中黄,頓吞十枚。

**葛氏方**:卒得浸淫瘡,有汁,多發於心,不早療,周匝身則殺人:胡鷰窠中土,水和傅之。 **又方**:若石淋者,取鷰屎末,以冷水服五錢匕,旦服,至食時當尿石水。

**賈相公牛經**:牛有非時喫著雜蟲,腹脹滿:取鷰子糞一合,以水漿二升相和,灌之,效。

〔箋釋〕

《説文》云:"燕,玄鳥也。籋口,布翄,枝尾。象形。"燕又稱"乙鳥"。《説文》:"乙,玄鳥也。齊魯謂之乙,取鳴自呼,象形。鳦,乙或從鳥。"梅堯臣詩:"壇場祠乙鳥,桑柘響陰梟。"燕與人類生活接觸較爲密切,故附會傳説亦多,《本草綱目》集解項説:"燕大如雀而身長,籋口豐頷,布翅歧尾,背飛向宿。營巢避戊己日,春社來,秋社去。其來也,銜泥巢於屋宇之下;其去也,伏氣蟄於窟穴之中。"燕爲燕科動物,以家燕 *Hirundo rustica* 爲常見,即陶弘景所説的胡燕;所謂越燕,當是同屬之金腰燕 *Hirundo daurica*。

《本草經集注》謂:"鷰有兩種,有胡、有越。紫胸輕小者是越鷰，不入藥用；胸斑黑、聲大者是胡鷰。俗呼胡鷰爲夏候，其作窠喜長，人言有容一疋絹者，令家富。"據《酉陽雜俎》續集卷四云："世説蕣泥爲窠，聲多稍小者謂之漢鷰。陶勝力注本草云：'紫胸輕小者是越鷰，胸斑黑、聲大者是胡鷰，其作巢喜長。越巢不入藥用。'越於漢，亦小差耳。"此言"小差"，即稍有差異，《爾雅翼·釋鳥三》則認爲二者同是一種："越鷰小而多聲，頷下紫，巢於門楣上，謂之紫燕，亦謂之漢燕。"按，《廣雅·釋詁》"胡，大也"，家燕體型較大，故名胡燕，本無關於胡虜外國，將越燕稱爲"漢燕"，實緣於對"胡"字的錯誤理解。李賀《惱公》"弄珠驚漢燕，燒蜜引胡蜂"，用"漢燕"對"胡蜂"，最稱貼切，蓋胡蜂即是馬蜂，此處"胡""馬"也都是"大"的意思。



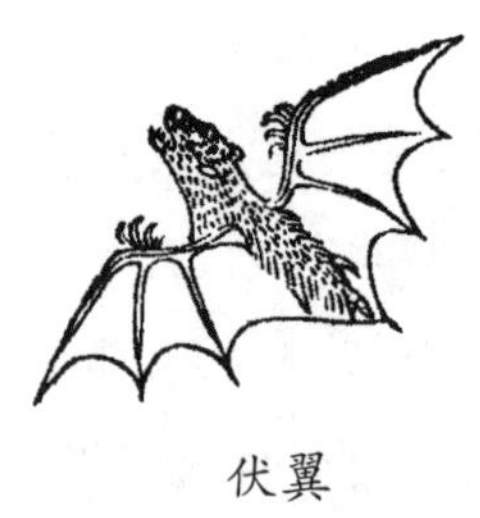
伏翼

**伏翼　味鹹，平，無毒。主目瞑**音冥。**癢痛，療淋，利水道，明目，夜視有精光。久服令人憙樂，媚好無憂。一名蝙蝠。生太山川谷及人家屋間。立夏後採，陰乾。**莧實、雲實爲之使。



陶隱居云：伏翼目及膽，術家用爲洞視法，自非白色倒懸者，亦不可服之也。唐本注云：伏翼，以其晝伏有翼爾。《李氏本草》云"即天鼠也"。又云："西平山中别有天鼠，十一月、十二月取。主女人生子餘疾，帶下病，無子。"《方言》一名仙鼠，在山孔中食諸乳石精汁，皆千歲。頭上有冠，淳白，大如鳩、鵲。食之令人肥健,長年。其大如鶉、未白者皆已百歲,而並倒懸,其石孔中屎皆白,如大鼠屎,下條天鼠屎,當用此也。其屎灰,酒服方寸匕,主子死腹中。其腦,主女子面皰,服之令人不忘也。**今按,**陳藏器本草云:伏翼,主蚊子。五月五日取倒懸者曬乾,和桂、薰陸香爲末,燒之,蚊子去。取其血滴目,令人不睡,夜中見物。自蟲魚部,今移。**臣禹錫等謹按,藥性論**云:伏翼,微熱,有毒。服用治五淋。**日華子**云:蝙蝠,久服解愁。糞名夜明砂,炒服治瘰癧。

**圖經曰:**伏翼,蝙蝠也。出泰山川谷及人家屋間。立夏後採,陰乾用。天鼠屎,即伏翼屎也。出合浦山谷。十月、十二月取。蘇恭引《方言》伏翼一名仙鼠,故知一物。又云"仙鼠在山孔中,食諸乳石精汁,皆千歲。頭上有冠,淳白,大如鳩、鵲。其大如鶉、未白者皆已百歲,而並倒懸其石乳中"。此仙經所謂肉芝者也。其屎皆白,如大鼠屎,入藥當用此。然今蝙蝠多生古屋中,白而大者,蓋稀有。屎亦有白色者,料其出乳石處山中生者,當應如此耳。《續傳信方》療馬撲損痛不可忍者:仙鼠屎三兩枚,細研,以熱酒一升投之,取其清酒服之,立可止痛,更三兩服。便差。

【**雷公曰:**凡使,要重一斤者方採之。每修事,先拭去肉上毛,去爪、腸,即留翅并肉、脚及觜。然後用酒浸一宿,漉出,取黄精自然汁塗之,炙令乾方用。每修事,重一斤一箇,用黄精自然汁五兩爲度。

**聖惠方:**治小兒生十餘月後,母又有娠,令兒精神不爽,身體萎瘁,名爲魃病:用伏翼燒爲灰,細研,以粥飲調下半錢,日四五服,效。若炙令香,熟嚼之哺兒,亦効。

**百一方**：治久咳嗽上氣十年、二十年諸藥治不差方：蝙蝠除翅、足，燒令燋，末，飲服之。

**鬼遺方**：治金瘡出血，内瘻：蝙蝠二枚，燒煙盡，末，以水調服方寸匕，令一日服盡，當下如水，血消也。

**抱朴子**：千歲蝙蝠色白如雪，集則倒懸，蓋腦重也。得而陰乾末服，令人壽千歲也。

**衍義曰**：伏翼屎合疳藥。白日亦能飛，但畏鷙鳥，不敢出。此物善服氣，故能壽。冬月不食，亦可驗矣。



〔箋釋〕

伏翼爲翼手目多種動物的通稱，一般以蝙蝠科伏翼 *Pipistrellus abramus*、東方蝙蝠 *Vespertilio superans* 較爲常見。如《新修本草》所説，伏翼之得名，“以其晝伏有翼爾”。因其有飛膜，能滑翔，自《爾雅》以來即歸爲鳥類，本草因之，亦列在禽鳥部類中。《本草綱目》集解項李時珍説：“伏翼形似鼠，灰黑色，有薄肉翅，連合四足及尾如一。夏出冬蟄，日伏夜飛，食蚊蚋。自能生育，或云鼉蝨化蝠，鼠亦化蝠，蝠又化魁蛤，恐不盡然。”

《爾雅·釋鳥》“蝙蝠，伏翼”，郭璞注：“齊人呼爲蟙蠌，或謂之仙鼠。”《方言》云：“蝙蝠，自關而東謂之服翼，或謂之飛鼠，或謂之老鼠，或謂之僊鼠。”《新修本草》引李當之“即天鼠也”。王羲之《十七帖·天鼠膏帖》云：“天鼠膏治耳聾，有驗否？有驗者，乃是要藥。”此天鼠疑即是伏翼。

天鼠屎　味辛，寒，無毒。主面癰腫，皮膚洗洗時痛，腹中血氣，破寒熱積聚，除驚悸，去面黑皯。一名鼠法，一名石肝。生合浦山谷。十月、十二月取。惡白斂、白薇。

陶隱居云：方家不復用，俗不識也。唐本注云：《李氏本草》云"即伏翼屎也"。伏翼條中不用屎，是此明矣。《方言》名仙鼠，伏翼條已論也。今注：一名夜明沙。

【簡要濟衆：治五瘧方：夜明沙擣爲散，每服一大錢，用冷茶調下，立差。

家傳驗方：一歲至兩歲小兒無辜：夜明沙熬，擣爲散，任意拌飯并喫食與喫。三歲號乾無辜。

〔箋釋〕

天鼠屎即是蝙蝠糞，一名夜明沙。

鷹屎白　主傷撻，滅瘢。

陶隱居云：止單用白，亦不能滅瘢，復應合諸藥、殭蠶、衣魚之屬，以爲膏也。唐本注云：鷹屎灰，酒服方寸匕，主惡酒。勿使飲人知。今按，陳藏器本草云：鷹肉，食之主邪魅、野狐魅。觜及爪主五痔、狐魅，燒爲末服之。臣禹錫等謹按，滅瘢通用藥云：鷹屎白，平。藥性論云：鷹屎，臣，微寒，有小毒。主中惡。又，頭燒灰，和米飲服之，治五痔。又，眼睛和乳汁研之，夜三注眼中，三日見碧霄中物。忌煙熏。

【外臺秘要：主食哽：鴈、鷹屎燒末，服方寸匕。虎、狼、鵰屎亦得。

**衍義曰**：鷹屎白兼他藥用之，作潰虚積藥，治小兒奶癖。黄鷹糞白一錢，蜜佗僧一兩，舶上硫黄一分，丁香二十一箇，右爲末，每服一字，三歲已上半錢，用乳汁或白麵湯調下，並不轉瀉。一復時取下青黑物後，服補藥，醋石榴皮半兩，炙黑色，伊祁一分，木香一分，麝香半錢，同爲末，每服一字，温薄酒調下，併喫二服。凡小兒脇下硬如有物，乃是癖氣，俗謂之奶脾，只服温脾化積氣丸子藥，不可取轉，無不愈也。取之多失。



〔箋釋〕

所謂"屎白"，指禽鳥糞便之白色部分，前後文提到還有雞屎白、雁屎白、雀屎白，鸕鷀屎條陶弘景也説"擇用白處"，作用基本相同，皆爲"滅瘢"。按，禽鳥排泄和排遺共用一個泄殖腔口，排泄物之白色部分主要是尿液中尿酸的結晶。因爲代謝的緣故，鳥類尿液主要是尿酸而不含尿素，酸性特别高，故有强烈腐蝕性，滅瘢之説即由此而來。

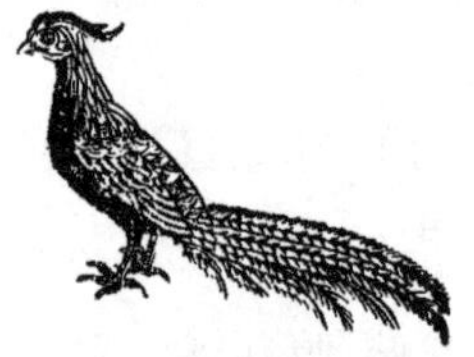

雉

**雉肉　味酸，微寒，無毒。主補中益氣力，止洩痢，除蟻瘻。**

陶隱居云：雉雖非辰屬，而正是離禽，丙午日不可食者，明王於火也。唐本注云：雉，温。主諸瘻瘡。臣禹錫等謹按，孟詵云：山雞，主五藏氣，喘不得息者。食之發五痔；和蕎麥麪食之，生肥蟲；卵不與葱同食，生寸白蟲。又，野雞，久食令人瘦。

又,九月至十一月食之,稍有補,佗月即發五痔及諸瘡疥。不與胡桃同食,菌子、木耳同食,發五痔,立下血。**日華子**云:雉雞,平,微毒。有痼疾人不宜食。秋冬益,春夏毒。

**圖經曰**:雉,本經不載所出州土,今南北皆有之。多取以充庖厨。《周禮·庖人》“共六禽”,雉是其一,亦食品之貴,然有小毒,不宜常食。九月以後至十一月以前食之,即有補,它月則發五痔及諸瘡疥。又不可與胡桃、菌蕈、木耳之類同食,亦發痔疾,立下血,須禁之。《爾雅》所載雉名尤衆,今人鮮能盡識。江淮、伊洛間有一種尾長而小者,爲山雞,人多畜之樊中,則所謂翟山雉者也。江南又有一種白而背有細黑文,名白鷴,亦堪畜養,彼人食其肉,亦雉之類也。其餘不復用之。

【**食療**云:不與胡桃同食,即令人發頭風,如在船車内,兼發心痛。亦不與豉同食。自死足爪不伸,食之殺人。

**食醫心鏡**:主消渴,飲水無度,小便多,口乾渴:雉一隻,細切,和鹽、豉作羹食。又云,主脾胃氣虚下痢,日夜不止,腸滑不下食:野雞一隻,如食法,細研,著橘皮、椒、葱、鹽、醬,調和作餛飩,熟煑,空心食之。又云,治消渴,舌焦口乾,小便數:野雞一隻,以五味煑令極熟,取二升半已來,去肉取汁,渴飲之,肉亦可食。又云,治産後下痢,腰腹痛:野雞一隻,作餛飩食之。

**衍義曰**:雉,其飛若矢,一往而墮,故今人取其尾置船車上,意欲如此快速也。漢吕太后名雉,高祖字之曰野雞,其實即雞屬也。食之,所損多,所益少。

〔**箋釋**〕

雉種類甚多,《説文》言“雉有十四種”,《爾雅·釋鳥》

亦有鷂雉、鷸雉、鳪雉、鷩雉、秩秩、海雉、鸐、山雉、翰雉、鵫雉等多種,乃是雉科多種鳥類的總名。《本草圖經》説"《爾雅》所載雉名尤衆,今人鮮能盡識",即是此意。《本草圖經》又説:"江淮、伊洛間有一種。尾長而小者,爲山雞,人多畜之樊中,則所謂翟山雉者也;江南又有一種白而背有細黑文,名白鷴,亦堪畜養,彼人食其肉,亦雉之類也。其餘不復用之。"其中尾長之山雞,應該是長尾雉屬的幾種鳥類,如白冠長尾雉 *Syrmaticus reevesii* 之類;白鷴則爲同科鳥類 *Lophura nycthemera*。



陶弘景説"雉雖非辰屬,而正是離禽,丙午日不可食者,明王於火也",意指雉雖不屬十二辰對應動物,但八卦配離,故言"王於火"。

## 禽下

**孔雀屎　微寒。主女子帶下,小便不利。**

**陶隱居**云:出廣、益諸州。方家不見用。**唐本注**云:孔雀,交、廣有,劒南元無。**臣禹錫等謹按,陳藏器**云:孔雀,味鹹,無毒。**日華子**云:孔雀,凉,微毒。解藥毒、蠱毒。血,治毒藥,生飲良。糞,治崩中帶下及可傅惡瘡。



**衍義曰**:孔雀尾不可入目,昏翳人眼。

〔**箋釋**〕

孔雀爲雉科禽鳥緑孔雀 *Pavo muticus* 之類,按照《日華子本草》的説法,雖有微毒,却是解毒的良藥,但元明以後,開始有"孔雀膽"的故事流傳,如《堯山堂外紀》卷七十四記梁王孛羅事，其中提到“付以孔雀膽一具，命乘便毒殪之”，郭沫若的話劇《孔雀膽》即據此撰作。李時珍對這類傳説也有所耳聞，發明項有專門説明云：“熊太古言，孔雀與蛇交，故血、膽皆傷人；而《日華》及《異物志》言，其血與首能解大毒，似不相合。按，孔雀之肉既能解毒，何血獨傷人耶？蓋亦猶雉與蛇交時即有毒，而蛇伏蟄時即無毒之意耳。”孔雀膽囊並未見明確的毒性反應報導，目前市售的孔雀膽其實是芫青科南方大斑蝥 *Mylabris phalerata* 的乾燥蟲體，除去頭足翅，號稱孔雀膽，所含斑蝥素有强烈刺激性和肝腎毒性。

**鴟**尺脂切。**頭　味鹹，平，無毒。主頭風眩顛倒，癎疾。**

**陶隱居**云：即俗人呼爲老鵄者。一名鳶。又有鵰、鶚，並相似而大。雖不限雌雄，恐雄者當勝。今鴟頭酒用之，當微炙，不用蠹蟲者。

【**食療**云：頭，燒灰，主頭風目眩，以飲服之。肉，食之治癲癎疾。

**千金方**：治癲癎瘈瘲：飛鴟頭二枚，鈆丹一斤，右二味末之，蜜丸，先食後三丸，日三，瘈者稍加之。

〔**箋釋**〕

“鴟”，《説文》作“雖”，䧿也。段注：“今江蘇俗呼鷂鷹。盤旋空中，攫雞子食之。《大雅》云‘懿厥哲婦，爲梟爲鴟',莊周云鴟得腐鼠是也。"鴟主要指鷹科鳶屬的猛禽,如黑鳶 *Milvus migrans*、鳶 *Milvus korschus* 之類。

**鸂鷘　味甘,平,無毒。治驚邪。食之,主短狐。可養,亦辟之。今短狐處多有鸂鷘,五色,尾有毛如船柂,小於鴨。《臨海異物志》曰:鸂鶒,水鳥,食短狐。在山澤中,無復毒氣也。又杜臺卿《淮賦》云"鸂鶒尋邪而逐害"是也。**新補。

〔箋釋〕

鸂鶒與鴛鴦皆載於《嘉祐本草》,名實頗有糾結。按,鴛鴦一詞出現較早,《詩經》中有"鴛鴦于飛,畢之羅之"的詠歎,據《古今注》云:"鴛鴦,水鳥,鳧類也。雌雄未嘗相離,人得其一,則一思而死,故曰雅鳥。"此所以詩人用來起興。鸂鶒詞彙出現稍晚,《藝文類聚》卷九十二謝惠連《鸂鶒賦》有云:"覽水禽之萬類,信莫麗乎鸂鶒。服昭晰之鮮姿,糅玄黄之美色。"感歎鸂鶒毛色鮮麗。唐人吟詠鴛鴦、鸂鶒的詩篇甚多,同時提到二者的句子也不少。如齊己:"鴛鴦與鸂鶒,相狎豈慚君。"魚玄機:"鴛鴦煖卧沙浦,鸂鶒閑飛橘林。"孟浩然:"洲勢逶迤繞碧流,鴛鴦鸂鶒滿灘頭。"徐夤:"採盡汀蘋恨别離,鴛鴦鸂鶒總雙飛。""鴛鴦鸂鶒多情甚,日日雙雙繞傍遊。"貫休:"水香塘黑蒲森森,鴛鴦鸂鶒如家禽。"由此見在唐代人的心中,鴛鴦與鸂鶒確實是兩種禽鳥。

宋代以來文獻對鴛鴦與鸂鶒的形態描述較爲詳細。《埤雅》卷九云:"溪鶒,五色,尾有毛如舩柂,小於鴨。"《嘉祐本草》鸂鶒條所説亦同。《爾雅翼》卷十七鴛鴦條云:"蓋鳧屬也。雄名爲鴛,雌名爲鴦。雌雄未嘗相捨,飛止相匹。人得其一,則其一思而死。"又云:"鶴、王雎、鶬鶊與雉,皆交頸,唯此鳥尤甚。其大如鶩,其質杏黄色,頭戴白長毛,垂之至尾,尾與翅皆黑。今婦人閨房中飾以鴛鴦,黄赤五彩,首有纓者,乃是鸂鶒耳,然鸂鶒亦鴛鴦之類,其色多紫。李白詩所謂'七十紫鴛鴦,雙雙戲亭幽',謂鸂鶒也。"《本草綱目》循以上諸説而稍有補充,鴛鴦條集解項云:"鴛鴦,鳧類也,南方湖溪中有之。棲於土穴中,大如小鴨,其質杏黄色,有文采,紅頭翠鬣,黑翅黑尾,紅掌,頭有白長毛,垂之至尾。交頸而卧,其交不再。"鸂鶒條釋名項云:"按杜臺卿《淮賦》云:鸂鶒尋邪而逐害。此鳥專食短狐,乃溪中敕逐害物者。其游于溪也,左雄右雌,群伍不亂,似有式度者,故《説文》又作谿鳿。其形大於鴛鴦,而色多紫,亦好並遊,故謂之紫鴛鴦也。"

鴛鴦 *Aix galericulata* 雌雄異色,尤其是雄體,色彩鮮明。以上有關鴛鴦的描述,將其目爲 *Aix galericulata*,應該可以接受。《本草綱目》所説被稱爲"紫鴛鴦"的鸂鶒,大約是鴨科鳳頭潛鴨 *Aythya fuligula*。可令人困惑的是,《埤雅》《嘉祐本草》皆説鸂鶒"尾有毛如舩柂",這很像是描述雄鴛鴦翅上一對栗黄色扇狀直立羽,像帆一樣立於後背,即一般所稱的"帆羽"。如此一來,這種鸂鶒反倒應該是鴛

鴦 *Aix galericulata* 了。

**斑鷦　味甘，平，無毒。主明目。多食其肉，益氣，助陰陽。一名斑鳩。范方有斑鷦丸。是處有之。春分則化爲黄褐侯，秋分則化爲斑鷦。又有青鷦，平，無毒。安五藏，助氣虚損，排膿，治血，并一切瘡癤癰瘻。又名黄褐侯鳥。**新補。



**衍義曰：**斑鷦，斑鳩也。嘗養之數年，並不見春秋分化。有有斑者，有無斑者，有灰色者，有小者，有大者。久病虚損，人食之補氣。雖有此數色，其用即一也。



〔箋釋〕

《説文》："鵻，祝鳩也。"《本草綱目》釋名項解釋説："古者庖人以尸祝登尊俎，謂之祝鳩。"集解項李時珍説："鳴鳩能化鷹，而斑鳩化黄褐侯之説，不知所出處。今鳩小而灰色，及大而斑如梨花點者，並不善鳴。惟項下斑如真珠者，聲大能鳴，可以作媒引鳩，入藥尤良。鳩性慤孝，而拙於爲巢，纔架數莖，往往墮卵。天將雨即逐其雌，霽則呼而反之。故曰鷦巧而危，鳩拙而安。或云雄呼晴，雌呼雨。"斑鳩爲鳩鴿科斑鳩屬多種禽鳥的總名，李時珍言"小而灰色"者爲火斑鳩 *Streptopelia tranquebarica*，"大而斑如梨花點者"爲山斑鳩 *Streptopelia orientalis*，"項下斑如真珠者"爲珠頸斑鳩 *Streptopelia chinensis*。

**白鶴　味鹹，平，無毒。血主益氣力，補勞乏，去風益肺。肫中砂石子，摩服治蠱毒邪。今鶴有玄有黄，有白有蒼，取其白者爲良，佗者次之。《穆天子傳》云：天子至巨蒐，二氏獻白鶴之血，以飲天子。注云：血益人氣力。**新補。

〔箋釋〕

鶴乃鶴科禽鳥的通名，若説“取其白者爲良”，似專指白鶴 *Grus leucogeranus*。但據《本草綱目》集解項李時珍描述，則又有不同，李云：“鶴大於鵠，長三尺，高三尺餘，喙長四寸，丹頂赤目，赤頰青脚，修頸凋尾，粗膝纖指，白羽黑翎，亦有灰色、蒼色者。嘗以夜半鳴，聲唳雲霄。雄鳴上風，雌鳴下風，聲交而孕。亦啖蛇虺，聞降真香煙則降，其糞能化石，皆物類相感也。按《相鶴經》云：鶴，陽鳥也，而游于陰。行必依洲渚，止不集林木。二年落子毛，易黑點；三年産伏；又七年羽翮具；又七年飛薄雲漢；又七年舞應節；又七年鳴中律；又七年大毛落，氄毛生，或白如雪，或黑如漆；百六十年雌雄相視而孕；千六百年形始定，飲而不食，乃胎化也。又按俞琰云：龜鶴能運任脉，故多壽。無死氣於中也。鶴骨爲笛，甚清越。”如此則爲丹頂鶴 *Grus japonensis*。

文獻所及，至少唐代以來，騷人墨客吟詠的“鶴”，多數都是指丹頂鶴，如白居易《劉蘇州以華亭一鶴遠寄以詩謝之》句“素毛如我鬢，丹頂似君心”；杜牧《鶴》句“丹頂西施頰，霜毛四皓鬚”；齊己《放鶴》句“華亭來復去芝田，丹頂霜毛性可憐”。又，李咸用《獨鶴吟》云：“碧玉喙長丹頂圓，亭亭危立風松間。啄萍吞鱗意已闌，舉頭咫尺輕重天。黑翎白本排雲煙，離群脱侶孤如仙。披霜唳月驚嬋娟，逍遥忘卻還青田。鳶寒鴉晚空相喧，時時側耳清泠泉。”而宋代以來有關“瑞鶴”的圖繪，描繪的也主要是丹頂鶴。



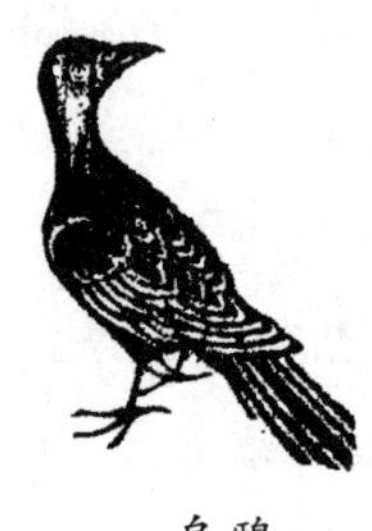
烏鴉

**烏鴉　平，無毒。治瘦，欬嗽，骨蒸勞。臘月瓦缻泥煨燒爲灰，飲下，治小兒癇及鬼魅。目睛注目中，通治目。**新補[1]。

**圖經：**文具雄鵲條下。

**【聖惠方：**治土蜂瘻：以鴉頭燒灰，細研，傅之。

〔箋釋〕

烏鴉種類較多，《本草綱目》慈烏條集解項李時珍説：“烏有四種：小而純黑，小觜反哺者，慈烏也；似慈烏而大觜，腹下白，不反哺者，雅烏也；似鴉烏而大，白項者，燕烏也；似鴉烏而小，赤觜穴居者，山烏也。”一般將慈烏定爲寒鴉 *Corvus monedula* 的黑色型；烏鴉爲大嘴烏鴉 *Corvus macrorhynchos*，或秃鼻烏鴉 *Corvus frugilegus*；至於白項的燕烏爲白頸鴉 *Corvus torquatus*，一般也歸在“烏



---

① 新補：原脱，據本卷目録補。

鴉”概念中。

**練鵲　味甘,温、平,無毒。益氣,治風疾。冬春間取,細剉,炒令香,袋盛,於酒中浸,每朝取酒温服之。似鸜鵒小,黑褐色,食槐子者佳。**新補[①]。

〔箋釋〕

練鵲“似鴝鵒小,黑褐色”,《本草綱目》集解項李時珍補充説:“其尾有長白毛如練帶者是也。《禽經》云:冠鳥性勇,纓鳥性樂,帶鳥性仁。張華云:帶鳥,練鵲之類是也。今俗呼爲拖白練。”此即鶲科壽帶鳥 *Terpsiphone paradisi*。

**鴝鵒肉　味甘,平,無毒。主五痔,止血。炙食,或爲散,飲服之。**

唐本注云:鳥似鵙而有幘者是。今按,陳藏器本草云:鴝鵒主吃,取炙食之,小兒不過一枚差也。臘月得者,主老嗽。唐本先附。臣禹錫等謹按,日華子云:治嗽及吃噫下氣,炙食之,作妖可通靈。眼睛和乳點眼,甚明。

【**陳藏器**云:目睛和乳汁研,滴目瞳子,能見雲外之物。五月五日取子,去舌端,能效人言。又可使取火。

**食療**:寒。主五痔,止血。又食法:臘日採之,五味炙之,治老嗽。或作羹食之亦得。或擣爲散,白蜜和丸並得。治上件

① 新補:原脱,據本卷目録補。

病,取臘月臘日得者良,有効。非臘日得者,不堪用。

〔箋釋〕

《本草綱目》集解項李時珍説:"鴝鵒巢於鵲巢、樹穴及人家屋脊中。身首俱黑,兩翼下各有白點。其舌如人舌,剪剔能作人言。嫩則口黄,老則口白。頭上有幘者,亦有無幘者。"此爲椋鳥科的禽鳥,頭上有幘者爲林八哥 *Acridotheres grandis*,額部有長而豎直的羽簇;無幘者爲八哥 *Acridotheres cristatellus*,額羽不發達。



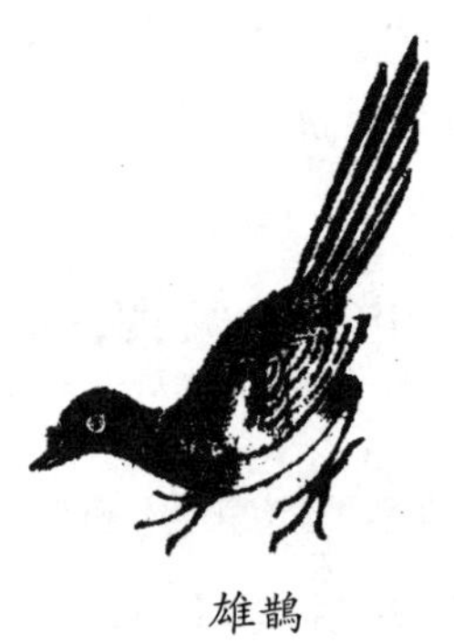
雄鵲

**雄鵲肉　味甘,寒,無毒。主石淋,消結熱。可燒作灰,以石投中散解者,是雄也。**

陶隱居云:五月五日鵲腦,入術家用。一名飛駮烏。鳥之雌雄難别,舊云其翼左覆右是雄,右覆左是雌。又燒毛作屑内水中,沈者是雄,浮者是雌。今云投石,恐止是鵲也,餘鳥未必爾。今按,陳藏器本草云:雄鵲子,下石淋,燒作灰淋取汁飲之,石即下。臣禹錫等謹按,日華子云:雄鵲,凉。主消渴疾。巢,多年者,療癲狂鬼魅及蠱毒等,燒之,仍呼祟物名號,亦傅瘻瘡,良。



**圖經曰**:雄鵲,舊不著所出州土,今在處有之。肉,主風,大小腸澁,四肢煩熱,胸膈痰結,婦人不可食。經云"燒作灰,以石投中散解者,是雄也",陶隱居云:"鳥之雌雄難别。舊云其翼左覆右是雄,右覆左是雌。又燒毛作屑内水,沈者是雄,浮者是雌。今云投石,恐止是鵲如此,餘鳥未必爾。”鵲一名飛駮烏。又,烏鴉,今人多用,而本經不著,古方有用其翅羽者。葛洪《肘後方》療從高墮下,瘀血棖心,面青短氣者:以烏翅羽七枚,得右翅最良,燒末酒服之,當吐血便愈。近世方家多用烏鴉之全者以治急風。其法:臘月捕取翅羽、觜、足全者,泥缶固濟,大火燒鍜入藥,烏犀丸中用之。

〔箋釋〕

“鵲”亦稱“乾鵲”,《論衡·龍虚》云:“狌狌知往,乾鵲知來,鸚鵡能言。”其“乾”字多釋爲乾燥的“乾”,《本草綱目》釋名項亦説:“性最惡濕,故謂之乾。”《能改齋漫録》卷三有不同意見:“前輩多以乾鵲爲乾,音干。或以對濕螢者有之。唯王荆公以爲虔字意,見於鵲之彊彊,此甚爲得理。余嘗廣之曰:乾,陽物也。乾有剛健之意。而《易》統卦有云:鵲者陽鳥,先物而動,先事而應。《淮南子》曰:乾鵲知來而不知往,此修短之分也。以是知音干爲無義。”按,本草以雄鵲肉入藥,當即是取“陽鳥”之意,故應以乾坤之“乾”較妥。

《本草綱目》集解項李時珍説:“鵲,烏屬也。大如鴉而長尾,尖觜黑爪,緑背白腹,尾翮黑白駁雜,上下飛鳴,以音感而孕,以視而抱。季冬始巢,開户背太歲,向太乙。知來歲風多,巢必卑下。故曰乾鵲知來,狌狌知往。段成式云:鵲有隱巢木如梁,令鷙鳥不見。人若見之,主富貴也。鵲至秋則毛毨頭秃。《淮南子》云:鵲矢中蝟。蝟即反而受啄,火勝金也。”此即鴉科禽鳥喜鵲 *Pica pica*,毛色黑白駁雜,黑色而有紫色、藍緑色光澤,故稱“飛駮烏”。

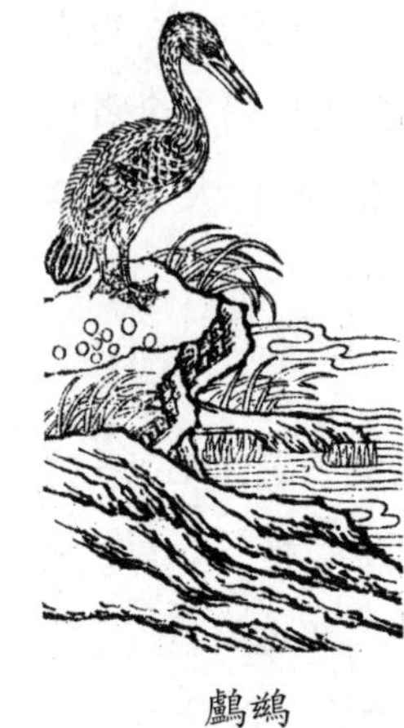
鸕鷀

**鸕鷀屎　一名蜀水花。去面黑䵟黶誌。**

**頭　微寒。主鯁及噎,燒服之。**

陶隱居云:溪谷間甚多見之,當自取其屎,擇用白處,市賣不可信。骨亦主魚鯁。此鳥不卵生,口吐其鶵,獨爲一異。臣禹錫等謹按,陳藏器云:鸕鷀,本功外,主易産,臨時令産婦執之。此鳥胎生,仍從口出,如兔吐兒,二物産同,其療亦一。又其類有二種,頭細身長頂上白者名魚蚊。杜臺卿《淮賦》云:“鸕鷀吐鶵於八九,鵁鶄銜翼而低昂。”藥性論云:蜀水花亦可單用,鸕鷀鳥糞是。有毒,能去面上䵟皰。日華子云:冷,微毒。療面瘢疵及湯火瘡痕。和脂油調傅丁瘡。

**圖經曰:**鸕鷀屎,本經不載所出州土,今水鄉皆有之。此鳥胎生,從口中吐鶵,如兔子類,故杜臺卿《淮賦》云“鸕鷀吐鶵於八九,鵁鶄銜翼而低昂”是也。産婦臨蓐令執之,則易生。其屎多在山石上,紫色如花,就石上刮取用之。南人用治小兒疳蚘:乾碾爲末,炙猪肉點與噉,有奇功。本經名蜀水花,而唐面膏方,有使鸕鷀屎,又使蜀水花者,安得一物而兩用?未知其的。别有一種似鸕鷀,而頭細、背長,項上有白者名白鮫,不堪藥用。

**【聖惠方:**治鼻面酒皶皰:用鸕鷀糞一合研,以臘月猪脂和，每夜傅之。

**外臺秘要**：治魚骨鯁：口稱鸕鷀則下。　**又方**：治斷酒：鸕鷀糞灰，水服方寸匕。

**孫真人**：治噎：欲發時，銜鸕鷀觜，遂下。《外臺秘要》同。

**衍義曰**：鸕鷀，陶隱居云"此鳥不卵生，口吐其鶵"。今人謂之水老鴉，巢於大木，群集，宿處有常，久則木枯，以其糞毒也。懷姙者不敢食，爲其口吐其鶵。陳藏器復云"使易産，臨時令産婦執之"，與陶相戾。嘗官於澧州，公宇後有大木一株，其上有三四十巢。日夕觀之，既能交合，兼有卵殼布地，其色碧。豈得鶵吐口中？是全未考尋，可見當日聽人之誤言也。

〔箋釋〕

《爾雅·釋鳥》"鷀，鷧"，郭璞注："即鸕鷀也，觜頭曲如鉤，食魚。"《本草經集注》説："溪谷間甚多見之。此鳥不卵生，口吐其雛，獨爲一異。"此後諸家皆相信鸕鷀吐雛的傳説，直到《本草衍義》親自考察，對此提出異議："嘗官於澧州，公宇後有大木一株，其上有三四十巢。日夕觀之，既能交合，兼有卵殼布地，其色碧。豈得雛吐口中？是全未考尋，可見當日聽人之誤言也。"

鸕鷀爲鸕鷀科大型水禽普通鸕鷀 *Phalacrocorax carbo*，形態以《本草綱目》集解項描述最完備，李時珍説："鸕鷀，處處水鄉有之。似鶂而小，色黑。亦如鴉，而長喙微曲，善没水取魚。日集洲渚，夜巢林木，久則糞毒多令木枯也。南方漁舟往往縻畜數十，令其捕魚。杜甫詩'家家養烏鬼，頓頓食黄魚'，或謂即此。"

**鸛骨　味甘，無毒。主鬼蠱諸疰毒，五尸心腹疾。**

**陶隱居**云：鸛亦有兩種，似鵠而巢樹者爲白鸛，黑色曲頸者爲烏鸛，今宜用白者。**今按，**陳藏器本草云：鸛脚骨及觜，主喉痺飛尸，蛇虺咬，及小兒閃癖，大腹痞滿，並煑汁服之，亦燒爲黑灰飲服。有小毒。殺樹木，秃人毛髮，沐湯中下少許，髮盡脱，亦更不生。人探巢取鸛子，六十里旱，能群飛激雲，雲散雨歇。其巢中以泥爲池，含水滿池中，養魚及蛇，以哺其子。**臣禹錫等謹按，藥性論**云：鸛骨，大寒。亦可單用，治尸疰，鬼疰，腹痛：炙令黄，末，空心煖酒服方寸匕。

**衍義曰：**鸛，頭無丹，項無烏帶，身如鶴者是。兼不善唳，但以啄相擊而鳴，作池養魚虵以哺子之事，豈可垂示後世？此禽多在樓殿吻上作窠，日夕人觀之，故知其未審耳。礜石條中亦著。

〔箋釋〕

《詩經·東山》“鸛鳴于垤”，陸璣疏云：“鸛，鸛雀也。似鴻而大，長頸赤喙，白身黑尾翅。樹上作巢，大如車輪，卵如三升盃。望見人，按其子令伏，徑舍去。一名負釜，一名黑尻，一名背灶，一名皁裙。又泥其巢一傍爲池，含水滿之，取魚置池中，稍稍以食其鶵。”《本草綱目》集解項云：“鸛似鶴而頂不丹，長頸赤喙，色灰白，翅尾俱黑。多巢于高木。其飛也，奮於層霄，旋繞如陣，仰天號鳴，必主有雨。”據李時珍所説，此即鸛科白鸛 *Ciconia ciconia*，至於《本草經集注》説黑色曲頸之烏鸛，即《本草拾遺》之陽烏，爲同科黑鸛 *Ciconia nigra*。鶴與鸛皆是涉禽，形狀略似，故

《禽經》云："鸛生三子，一爲鶴。"正因爲此，前人詩文經常鸛鶴並舉，如杜甫詩"荒庭步鸛鶴，隱几望波濤"；"北城悲笳發，鸛鶴號且翔"；"鸛鶴追飛静，豺狼得食喧"等。但二者分屬鶴科與鸛科，形態習性差别仍顯而易見。

**白鴿** **味鹹，平，無毒。**

**肉** **主解諸藥毒，及人、馬久患疥。**

**屎** **主馬疥，**一云犬疥。**鳩類也。鴿、鳩類翔集屋間，人患疥，食之立愈。馬患疥入鬃尾者，取屎炒令黄，擣爲末，和草飼之。又云：鵓鴿，暖，無毒。調精益氣，治惡瘡疥并風瘙，解一切藥毒。病者食之雖益人，緣恐食多減藥力。白癜，癧瘍風，炒，酒服。傅驢、馬疥瘡亦可。**新補。

【**聖惠方：**主頭極癢，不痛，生瘡：用白鴿屎五合，以好醋和如稀膏，煑三兩沸，日三二上傅之。　**又方：**治白秃：以糞擣細，羅爲散，先以醋、米泔洗了，傅之，立差。

**外臺秘要：**《救急》治蠱：以白鴿毛、糞燒灰，以飲和服之。

**食醫心鏡：**治消渴，飲水不知足：白花鴿一隻，切作小臠，以土蘇煎，含之嚥汁。

**衍義曰：**白鴿，其毛羽色於禽中品第最多。野鴿糞一兩，炒微焦，麝香别研，吴白术各一分，赤芍藥、青木香各半兩，柴胡三分，延胡索一兩，炒赤色，去薄皮，七物同爲末，温無灰酒空心調一錢服，治帶下排膿，候膿盡即止，後服，仍以他藥補血藏。

〔箋釋〕

《本草綱目》集解項李時珍説:“處處人家畜之,亦有野鴿。名品雖多,大要毛羽不過青、白、皂、緑、鵲斑數色。眼目有大小,黄、赤、緑色而已。亦與鳩爲匹偶。”所謂“與鳩爲匹偶”,徐夤詠白鴿詩“振鷺堪爲侣,鳴鳩好作雙”是也。按,《説文》云:“鴿,鳩屬。”《急就篇》“鳩鴿鶉鴳中網死”,顔師古注:“鴿似鶉鳩而色青白,其鳴聲鴿鴿,因以名云。”此即鳩鴿科動物野鴿 *Columba livia* 及馴養的家鴿。



**百勞　平,有毒。毛,主小兒繼病。繼病,母有娠乳兒,兒有病如瘧痢,他日亦相繼腹大,或差或發。他人相近,亦能相繼。北人未識此病。懷妊者取毛帶之。又取其蹋枝鞭小兒,令速語。鄭《禮》注云:“鶪,博勞也。”**新補。

【**楚詞云:**左見兮鳴鶪。言其鳴惡也。

**白澤圖云:**屋間鬭,不祥。

**月令云:**鶪始鳴。鄭云:博勞也。

〔箋釋〕



“百勞”亦作“伯勞”,是古代著名的“惡鳥”。《本草綱目》釋名項解釋説:“案曹植《惡鳥論》云:鶪聲狊狊,故以名之。感陰氣而動,殘害之鳥也。謂其爲惡聲者,愚人信之,通士略之。世傳尹吉甫信後妻之讒,殺子伯奇,後化爲此鳥。故所鳴之家以爲凶者,好事傅會之言也。伯勞,象其聲也。伯趙，其色皂也，趙乃皂訛。"《詩經·七月》："七月鳴鵙，八月載績。"毛傳："鵙，伯勞也。"《説文》作"鶪"。但其名實一直存在争議，晚近動物學家參考《本草綱目》的意見，將文獻中的伯勞確定爲伯勞科禽鳥紅尾伯勞 *Lanius cristatus*、虎紋伯勞 *Lanius tigrinus* 之類。

**鶉　補五藏，益中續氣，實筋骨，耐寒温，消結熱。小豆和生薑煮食之，止洩痢。酥煎，偏令人下焦肥。與豬肉同食之，令人生小黑子。又不可和菌子食之，令人發痔。四月已前未堪食，是蝦蟆化爲也。**新補。

**【楊文公談苑：**至道二年夏秋間，京師鬻鶉者積於市門，皆以大車載而入，鶉纔直二文。是時雨水絶，無蛙聲，人有得於水次者，半爲鶉，半爲蛙。《列子·天瑞篇》曰"蛙變爲鶉"，張湛注云："事見《墨子》。"斯不謬矣。又，田鼠亦爲鶉，蓋物之變，非一揆也。

**月令云：**田鼠化爲鴽。《素問》云：鴽，鶉也。

**衍義曰：**鶉有雌雄，從卵生，何言化也？其説甚容易。嘗於田野屢得其卵，初生謂之羅鶉，至初秋謂之早秋，中秋已後謂之白唐。然一物四名，當悉書之。小兒患疳及下痢五色，旦旦食之，有效。

〔箋釋〕

《本草綱目》集解項李時珍説："鶉大如雞雛，頭細而無尾，毛有斑點，甚肥。雄者足高，雌者足卑。其性畏寒。

其在田野，夜則群飛，晝則草伏。”此即雉科動物鵪鶉 *Coturnix coturnix*。有意思的是，李時珍認爲鵪與鶉各是一物，鵪即鴳，鴳條集解項李時珍云：“鵪與鶉兩物也，形狀相似，俱黑色，但無斑者爲鵪也，今人總以鵪鶉名之。”鴳亦寫作鴳，《説文》云：“鴳，雇也。”《爾雅·釋鳥》“鳸，鴳”，郭璞注：“今鴳雀。”這大約是雉科山鶉類的禽鳥，如斑翅山鶉 *Perdix dauurica* 之類。此聊備一説，多數文獻仍將 *Coturnix coturnix* 稱作“鵪鶉”。



**啄木鳥　平，無毒。主痔瘻，及牙齒疳䘌蚛牙。燒爲末，内牙齒孔中，不過三數。此鳥有大有小，有褐有斑，褐者是雌，斑者是雄，穿木食蠹。《爾雅》云：鴷，斲木。《荆楚歲時記》云：野人以五月五日得啄木貨之，主齒痛。《古今異傳》云：本雷公採藥吏，化爲此鳥。《淮南子》云：斲木愈齲，信哉。又有青黑者，黑者頭上有紅毛，生山中，土人呼爲山啄木，大如鵲。**新補。

【**姚大夫**：治瘻有頭出膿水不止：以啄木一隻燒灰，酒下二錢匕。



**深師方**：治蛀牙有孔：疼處以啄木鳥舌尖綿裹，於痛處咬之。

〔**箋釋**〕

《爾雅·釋鳥》“鴷，斲木”，郭璞注：“口如錐，長數寸，常斲樹食蟲，因名云。”《本草綱目》集解項李時珍説：“啄木小者如雀,大者如鴉,面如桃花,喙、足皆青色,剛爪利觜。觜如錐,長數寸。舌長於箎,其端有針刺,啄得蠹,以舌鉤出食之。《博物志》云:此鳥能以觜畫字,令蟲自出。魯至剛云:今閩、廣、蜀人,巫家收其符字,以收驚療瘡毒也。其山啄木頭上有赤毛,野人呼爲火老鴉,能食火炭。王元之詩云:淮南啄木大如鴉,頂似仙鶴堆丹砂。即此也。亦入藥用,其功相同。"此即啄木鳥科禽鳥,但種類甚多,不易確指,其中山啄木頭上有赤毛,應該是灰頭緑啄木鳥 *Picus canus*。



**慈鴉　味酸、鹹,平,無毒。補勞治瘦,助氣,止欬嗽。骨蒸羸弱者,和五味淹炙食之,良。慈鴉似烏而小,多群飛,作鴉鴉聲者是。北土極多,不作膻臭也。今謂之寒鴉。**新補。

**【食療:**主瘦病,咳嗽,骨蒸者,可和五味淹炙食之,良。其大鴉不中食,肉澀,只能治病,不宜常食也。以目睛汁注眼中,則夜見神鬼。又,神通目法中亦要用此物。又,《北帝攝鬼録》中,亦用慈鴉卵。



〔箋釋〕

慈鴉被認爲是烏鴉的别種,《説文》"烏,孝鳥也,象形",段玉裁注:"孝鳥也,謂其反哺也。烏字點睛,烏則不,以純黑故不見其睛也。"《本草綱目》釋名項説:"《禽經》鴉鳴啞啞,故謂之鴉。此鳥初生,母哺六十日,長則反哺六十日,可謂慈孝矣。"根據《本草綱目》的意見,慈烏較小,通體純黑,嘴亦小,而烏鴉(雅烏)較大,腹下白,嘴亦大,原動物當是寒鴉 *Corvus monedula* 的黑色型,通體除頭側有白紋外,均爲黑色。

**鶻嘲　味鹹,平,無毒。助氣益脾胃,主頭風目眩,煑炙食之,頓盡一枚,至驗。今江東俚人呼頭風爲瘇頭,先從兩項邊筋起,直上入頭,目眩頭悶者是。大都此疾是下俚所患。其鳥南北總有,似鵲,尾短,黄色。在深林間,飛翔不遠。北人名鸛鵙。《爾雅》云:鳴鳩似鵲,鶻鵃似鵲,尾短多聲。《東京賦》云"鶻嘲春鳴",或呼爲骨鵰。**新補。



**〔箋釋〕**

《説文》云:"鶻,鶻鵃也。"《爾雅·釋鳥》"鶌鳩,鶻鵃",郭璞注:"似山鵲而小,短尾,青黑色,多聲,今江東亦呼爲鶻鵃。"《本草綱目》描述説:"其目似鶻,其形似鷽。鷽,山鵲也,其聲啁嘲,其尾屈促,其羽如繿縷,故有諸名。"集解項又云:"此鳥春來秋去,好食桑椹,易醉而性淫。"此似鳩鴿科禽鳥斑鳩之類,如灰斑鳩 *Streptopelia decaocto*、火斑鳩 *Streptopelia tranquebarica*、紅翅緑鳩 *Treron sieboldii* 等;若言"其羽如繿縷",則更像山斑鳩 *Streptopelia orientalis*。



**鵜鴣觜　味鹹,平,無毒。主赤白久痢成疳者,燒爲**

**黑末,服一方寸匕。鳥大如蒼鵝。頤下有皮袋,容二升物,展縮由袋,中盛水以養魚。一名逃河。身是水沫,惟胸前有兩塊肉,如拳。云昔爲人,竊肉入河,化爲此鳥,今猶有肉,因名逃河。《詩》云"維鵜在梁,不濡其咮",鄭云:"鵜鴮。咮,喙也。"言愛其觜。**新補。

〔箋釋〕

《爾雅·釋鳥》"鵜,鴮鸅",郭璞注:"今之鵜鶘也。好群飛,沈水食魚,故名洿澤。俗呼之爲淘河。"《詩經·候人》"維鵜在梁",陸璣疏云:"鵜,水鳥,形如鶚而極大,喙長尺餘,直而廣,口中正赤,頷下胡大如數升囊。好群飛。若小澤中有魚,便群共抒水,滿其胡而棄之,令水竭盡,魚在陸地,乃共食之,故曰淘河。"《嘉祐本草》作"逃河",並解説云云,當是由"淘河"訛寫附會而來。《本草綱目》集解項李時珍説:"鵜鶘處處有之,水鳥也。似鶚而甚大,灰色如蒼鵝。喙長尺餘,直而且廣,口中正赤,頷下胡大如數升囊。好群飛,沉水食魚,亦能竭小水取魚。"此即鵜鶘科涉禽,如斑嘴鵜鶘 *Pelecanus philippensis* 之類。

**鴛鴦　味鹹,平,小毒。肉,主諸瘻疥癬病,以酒浸,炙令熱,傅瘡上,冷更易。食其肉,令人患大風。**新補。

【**食療:**其肉,主瘻瘡,以清酒炙食之,食之則令人美麗。又,主夫婦不和,作羹臛,私與食之,即立相憐愛也。

**食醫心鏡:**主五痔瘻瘡:鴛鴦一隻,治如食法,煮令極熟,細細切,以五味、醋食之,羹亦妙。

**荆楚記**云:鄧木鳥,主齒痛,鴦是也。

〔箋釋〕

《古今注》云:"鴛鴦水鳥,鳧類,雌雄未常相離,人得其一,則一者相思死,故謂之匹鳥。"鴛鴦爲鴨科涉禽鴛鴦 *Aix galericulata*,古今品種應該没有大的變化。墨蓋子下引《荆楚歲時記》謂"鄧木鳥,主齒痛,鴦是也",《咸淳毗陵志》鴛鴦條引《荆楚記》亦説:"鄧木鳥羽毛五色,雌雄相逐。"然"主齒痛"總爲疑,或是因啄木鳥主齒病竄亂而來。



## 二十六種陳藏器餘

**鷸　蛸注蘇云"如蚌鷸"。按,鷸如鶉,觜長,色蒼,在泥塗間作鷸鷸聲,人取食之,如鶉,無别餘功。蘇恭云"如蚌鷸之相持也",新注云:"取用補虚,甚暖。"村民云:田雞所化,亦鵪鶉同類也。**

〔箋釋〕

此"鷸蚌相争,漁翁得利"之"鷸",《本草綱目》集解項説:"《説文》云:鷸知天將雨則鳴,故知天文者冠鷸。今田野間有小鳥,未雨則啼者是矣。"此爲鷸科的小型涉禽,或釋爲扇尾沙錐 *Gallinago gallinago*,可備一説。



**鷃　蟬注陶云"雀、鷃、蜩、范"。按,鷃是小鳥,如鶉之類,一名鴽。鄭注《禮記》以鷃爲鴽。又云:鴽,鴾**

母也。《莊子》云斥鷃。人食之,無別功用也。

〔箋釋〕

鷃亦寫作鴳,《説文》云:"鴳,雇也。"《爾雅·釋鳥》"鳸,鴳",郭璞注:"今鴳雀。"這大約是雉科山鶉類的禽鳥,如斑翅山鶉 *Perdix dauurica* 之類。

**陽烏** 鸛注陶云"陽烏是鸛"。按,二物殊不似,陽烏身黑,頸長白,殊小,鸛觜。主惡蟲咬作瘡者,燒爲末,酒下。亦名陽鴉。出建州。

〔箋釋〕

傳説太陽中的三足烏即陽烏,左思《蜀都賦》"羲和假道於峻歧,陽烏迴翼乎高標",李善注引《春秋元命苞》曰:"陽成於三,故日中有三足烏。烏者,陽精。"按照陳藏器所描述的陽烏,真實物種似爲鸛科黑鸛 *Ciconia nigra*。

**鳳凰臺** 味辛,平,無毒。主勞損,積血,利血脉,安神。《異志》云:驚邪,癲癇,雞癇,發熱狂走,水磨服之。此鳳凰脚下物,如白石也。鳳雖靈鳥,時或來儀,候其棲止處,掘土二三尺取之。狀如圓石,白似卵。然鳳鳥非梧桐不棲,非竹實不食,不知棲息那復近地,得臺入土,正是物有自然之理,不可識者。今有鳳處未必有竹,有竹處未必有鳳,恐是諸國麟鳳洲有之。如漢時所貢續絃膠，即煎鳳髓所造，有亦曷足怪乎。今雞亦有白臺，如卵硬，中有白無黄，云是牡雞所生，名爲父公臺。本經雞白橐，橐字似臺，後人寫之誤耳。書記云"諸天國食鳳卵"，如此土人食雞卵也。

〔箋釋〕

《酉陽雜俎》卷十六云："鳳，骨黑，雄雌夕旦鳴各異。黄帝使伶倫製十二籥寫之，其雄聲，其雌音。藥有鳳凰臺，此鳳脚下物如白石者。鳳有時來儀，候其所止處，掘深三尺，有圓石如卵，正白，服之安心神。"與《本草拾遺》所言正合。



**鸕瑦鳥** 主溪毒、砂蝨、水弩、射工、蜮、短狐、蝦鬚等病。將鳥來病人邊，則能唼人身，訖，以物承之，當有砂石出也。其砂即是"含沙射人"砂，是此蟲之箭也。亦可燒屎及毛作灰服之；亦可籠以近人，令鳥氣相吸。山中水毒處，即生此鳥，當爲食毒蟲所致。已前數病，大略相似，俱是山水間蟲，含沙射影。亦有無水處患者。防之發，夜卧常以手摩身體，覺辣痛處，熟視，當有赤點如鍼頭，急捻之，以芋葉入肉刮，却視有細沙石，以蒜封瘡頭上，不爾，少即寒熱，瘡漸深也。其蝦鬚瘡，桂嶺獨多，著者十活一二。唯有早覺者，當用芋草及大芋、甘蔗等葉，屈角入肉鉤之，深盡根，蒜封，可差。須臾即根入至骨。其根拔出如蝦鬚，瘡號蝦䗪瘡,有如丁腫,最惡,著[①]人幽隱處。自餘六病,或如瘧及天行初著寒熱,亦有瘡出者,亦有無瘡者,要當出得砂石,遲緩易療,不比蝦䗪。鸀鳿鳥,如鴨而大,眼赤觜斑,好生山溪中。

〔箋釋〕

《史記·司馬相如列傳》"駕鵝鸀鳿",張守節正義云:"鸀鳿,燭玉二音。郭云:似鴨而大,長頸赤目,紫紺色。辟水毒,生子在深谷澗中。若時有雨,鳴。雌者生子,善鬥。江東呼爲燭玉。"循其所説,此種鸀鳿或是鴉科紅嘴山鴉 *Pyrrhocorax pyrrhocorax* 之類。至於《本草綱目》所言的鸀鳿則别是一種,集解項李時珍説:"案《三輔黄圖》及《事類合璧》,並以今人所呼白鶴子者爲鸀鳿,謂其鳥潔白如玉也,與陳氏似鴨紫紺之説不同。白鶴子狀白如鷺,長喙高脚,但頭無絲耳。姿標如鶴,故得鶴名。林棲水食,近水處極多。人捕食之,味不甚佳。"李時珍説的這種鸀鳿,狀如白鷺而頭上無絲,結合金陵本所繪圖例,應該是鷺科與小白鷺 *Egretta garzetta* 同屬的大白鷺 *Egretta alba*。





巧婦鳥　主婦人巧,吞其卵。小於雀,在林藪間爲窠,窠如小囊袋。亦取其窠燒,女人多以熏手令巧。《爾雅》云"桃蟲,鷦",注云:桃雀也,俗呼爲巧婦鳥也。

---

① 著:底本作"者",據文意改。

〔箋釋〕

《爾雅·釋鳥》:“桃蟲,鷦。其雌鴱。”郭璞注:“鷦䴏,桃雀也,俗呼爲巧婦。”《本草綱目》集解項李時珍説:“鷦鷯處處有之。生蒿木之間,居藩籬之上,狀似黄雀而小,灰色有斑,聲如吹嘘,喙如利錐。取茅葦毛而窠,大如雞卵,而繫之以麻髮,至爲精密。懸於樹上,或一房、二房。故曰巢林不過一枝,每食不過數粒。小人畜馴,教其作戲也。又一種鳭鷯,《爾雅》謂之剖葦,似雀而青灰斑色,長尾,好食葦蠹,亦鷦類也。”此即鷦鷯科動物鷦鷯 *Troglodytes troglodytes*,繁殖季節,雄鳥取細枝、草葉、苔蘚、羽毛等物交織成深碗狀或圓屋頂狀巢穴,一側開口,十分精巧,巧婦之名由此而來。



**英雞**　**味甘,温,無毒。主益陽道,補虚損,令人肥健悦澤,能食,不患冷,常有實氣而不發也。出澤州有石英處,常食碎石英,體熱無毛,飛翔不遠。人食之,取其英之功也。如雉,尾短,腹下毛赤,腸中常有碎石瑛。凡鳥食之,石入腸,必致銷爛,終不出。今人以末石瑛飼雞,取其卵而食,則不如英雞。**



〔箋釋〕

英雞以食石英顆粒得名,《爾雅·釋鳥》“密肌,繫英”,郭璞注謂與《釋蟲》“密肌,繼英”重複而未詳,鄭樵注:“英雞也,啄啖石英,故謂名焉。”按,雞形目的禽鳥均有啄食砂礫以幫助消化的習性,嗉囊和肌胃中常有磨碎的砂礫,屬於正常現象。根據"如雉,尾短,腹下毛赤"的特徵,一般認爲其原動物爲雉科石雞 *Alectoris chukar* 或近緣物種。

**魚狗　味鹹,平,無毒。主鯁及魚骨入肉,不可出,痛甚者,燒令黑爲末,頓服之。煑取汁飲亦佳。今之翠鳥也,有大小,小者名魚狗,大者名翠。取其尾爲飾。亦有斑白者,俱能水上取魚,故曰魚狗。《爾雅》云"竭,天狗",注曰:小鳥,青似翠,食魚,江東呼爲魚狗。穴土爲窠。**

〔箋釋〕

《爾雅·釋鳥》"鴗,天狗",郭璞注:"小鳥也。青似翠,食魚,江東呼爲水狗。"《爾雅翼》鴗條云:"今此鳥穴土爲巢。嘗冬月啓其穴,横入一尺許,生雛其中。其咮皆紅,項下白。亦來人家陂池中,竊魚食之。今人謂之翠碧鳥,又謂之魚狗。或曰,小者爲魚狗,大者名翠奴。亦有斑白者,俱能水上取魚,其尾亦可爲飾。其肉治骨鯁,性所宜爾。"《本草綱目》集解項李時珍説:"魚狗,處處水涯有之。大如鷰,喙尖而長,足紅而短,背毛翠色帶碧,翅毛黑色揚青,可飾女人首物,亦翡翠之類。"此即翠鳥科普通翠鳥 *Alcedo atthis*,用其翠緑色的羽毛點綴首飾,稱爲"點翠"。至於《本草拾遺》説"有斑白者",爲同科白胸翡翠 *Halcyon smyrnensis* 之類。

**駝鳥矢　無毒。主人中鐵刀入肉,食之立銷。鳥如駝,生西夷,好食鐵。永徽中,吐火羅獻鳥,高七尺,如駝,鼓翅行,能食鐵也。**

〔箋釋〕

此即鴕鳥科非洲鴕鳥 *Struthio camelus*。《新唐書·西域傳》云:"永徽元年,(吐火羅)獻大鳥,高七尺,色黑,足類橐駝,翅而行,日三百里,能啖鐵,俗謂駝鳥。"與《本草拾遺》所言相合。



**鵁鶄　水鳥,人家養之,厭火災。似鴨,緑衣,馴擾不去。出南方池澤。《爾雅》云:"鳽,**鳽音堅也。**鵁鶄。畜之厭火災。"《博物志》云:"鵁鶄巢於高樹,生子穴中,銜其母翅飛下。"**

〔箋釋〕

《爾雅·釋鳥》"鳽,鵁鶄",郭璞注:"似鳧,脚高,毛冠。江東人家養之以厭火災。"《爾雅翼》卷十五云:"鳽似鳧而脛高,有毛冠。江東人養之以厭火災。又謂之交精,《説文》謂之駮鸕。精,目精也。鸕,猶矑也,言其目精交也。《禽經》曰:旋目其名鷃,方目其名鴋,交目其名鳽。觀其眸子,命名之義備矣。《上林賦》曰交精旋目。説者曰:今荆郢間有水鳥,大於鷺而短尾,其色紅白,深目,目旁毛皆長而旋。此其旋目乎? 鳵巢於喬木,鷂未能飛,皆銜其母翼以飛。”一般認爲,此爲鷺科池鷺 *Ardeola bacchus* 之類。

**蒿雀　味甘,温,無毒。食之益陽道。取其腦塗凍瘡,手足不皸。似雀,青黑,在蒿間,塞外彌多。食之,美於諸雀。塞北突厥雀,如雀,身赤,從北來,當有賊下,邊人候之。食其肉,極熱,益人也。**

**鶡雞　味甘,無毒。食肉,令人勇健。出上黨。魏武帝賦云:鶡雞,猛氣,其鬬終無負,期於必死。今人以歇**曷、渴二音。**爲冠,像此也。**

〔箋釋〕

曹操《鶡雞賦序》云:“鶡雞猛氣,其鬥終無負,期於必死。”《説文》云:“鶡,似雉,出上黨。”以鶡的羽毛飾冠,即是鶡冠,先秦有鶡冠子。劉孝標《辯命論》“至於鶡冠甕牖,必以懸天有期”,李善注:“《七略》:鶡冠子者,蓋楚人也,常居深山,以鶡爲冠,故曰鶡冠。”《本草綱目》集解項説:“鶡狀類雉而大,黄黑色,首有毛角如冠。性愛其黨,有被侵者,直往赴鬥,雖死猶不置,故古者虎賁戴鶡冠。《禽經》云:鶡,毅鳥也,毅不知死。是矣。性復粗暴,每有所攫,應手摧碎。”此即雉科動物褐馬雞 *Crossoptilon mantchuricum*。

**山菌子**　味甘，平，無毒。主野雞病，殺蟲，煑炙食之。生江東山林間，如小雞，無尾。

**百舌鳥**　主蟲咬，炙食之。亦主小兒久不語。又取其窠及糞，塗蟲咬處。今之鶯，一名反舌也。

〔箋釋〕

《本草綱目》釋名項解釋説："按《易通卦驗》云：能反復如百鳥之音，故名鶷鸛，亦象聲，今俗呼爲牛屎哵哥，爲其形似鴝鴿而氣臭也。"《爾雅·釋鳥》"鵙，伯勞也"，郭璞注："似鶷鸛而大。"《廣韻》："鶷，鶷鸛，似伯勞而小。"此可見百舌與伯勞近似。集解項李時珍説："百舌處處有之，居樹孔、窟穴中。狀如鴝鴿而小，身略長，灰黑色，微有斑點，喙亦尖黑，行則頭俯，好食蚯蚓。立春後則鳴囀不已，夏至後則無聲，十月後則藏蟄。人或畜之，冬月則死。《月令》仲夏反舌無聲即此。蔡邕以爲蛤蟆者，非矣。陳氏謂即鶯，服虔《通俗文》以鶷鸛爲白脰烏者，亦非矣。音雖相似，而毛色不同。"一般認爲，百舌鳥爲鶇科鶇屬禽鳥，如烏鶇 *Turdus merula* 之類。





**黄褐侯**　味甘，平，無毒。主蟻瘻惡瘡。五味淹炙食之，極美。如鳩，作緑褐色，聲如小兒吹竽。

〔箋釋〕

《本草綱目》青鵻條集解項李時珍説："鳩有白鳩、緑鳩。今夏月出一種糠鳩,微帶紅色,小而成群,掌禹錫所謂黄褐侯秋化斑隹,恐即此也。好食桑椹及半夏苗。昔有人食之過多,患喉痹,醫用生薑解之,愈。”此或鳩鴿科緑鳩屬的某些品種。

**鶖雉**　主火災。天竺法真《登羅山疏》云:《山海經》曰,鶖雉養之禳火災,如雉五色。

**鳥目**　無毒。生吞之,令人見諸魅。或以目睛研注目中,夜見鬼也。肉及卵食之,令人昏忘。毛把之亦然。未必昏,爲其臭羶。

**鸊**扶曆反。**鷉**天黎反。**膏**　主耳聾,滴耳中。又,主刀劒令不鏽,以膏塗之。水鳥也,如鳩,鴨脚連尾,不能陸行,常在水中,人至即沉,或擊之便起。《爾雅》注云:“膏,主堪瑩劒。”《續英華詩》云“馬銜苜蓿葉,劒瑩鸊鷉膏”是也。

〔箋釋〕

《爾雅·釋鳥》云“鷉,須鸁”,郭璞注:“鷉,鷿鷉。似鳧而小,膏中瑩刀。”所謂“膏中瑩刀”,即《本草拾遺》所説:“主刀劒令不鏽,以膏塗之。”《本草綱目》集解項李時珍説:“鸊鷉,南方湖溪多有之。似野鴨而小,蒼白文,多脂味美。冬月取之,其類甚多,揚雄《方言》所謂‘野鳧,甚小而好没水中者，南楚之外謂之鷿鷉，大者謂之鶻鷉'是也。"此即鸊鷉科禽鳥，體格甚小者爲小鸊鷉 *Podiceps ruficollis*，較大者爲赤頸鷿鷉 *Podiceps grisegena* 或黑頸鷿鷉 *Podiceps nigricollis*。

**布穀脚、腦、骨** 令人夫妻相愛。五月五日收帶之，各一，男左女右。云置水中，自能相隨。又江東呼爲郭公。北人云：撥穀一名穫穀，似鷂，長尾。《爾雅》云"鳲，鳩"，注云：今之布穀也，牝牡飛鳴，以翼相拂。《禮記》云"鳴鳩拂其羽"，鄭注云：飛且翼相擊。

〔箋釋〕

《爾雅·釋鳥》"鳲鳩，鴶鵴"，郭璞注："今之布穀也，江東呼爲穫穀。"《本草綱目》集解項李時珍說："案《毛詩義疏》云：鳴鳩大如鳩而帶黄色，啼鳴相呼而不相集。不能爲巢，多居樹穴及空鵲巢中。哺子，朝自上下，暮自下上也。二月穀雨後始鳴，夏至後乃止。"成語鳩佔鵲巢即出於此。就動物學特性而言，這種不自營巢育雛，而將卵寄孵於他鳥巢中的"鳲鳩"，應該是杜鵑科大杜鵑 *Cuculus canorus*。





**蚊母鳥翅** 主作扇，蚊即去矣。鳥大如雞，黑色，生南方池澤茹蘆中，其聲如人嘔吐，每口中吐出蚊一二升。《爾雅》云"鷏，蚊母"，注云：常說常吐蚊。蚊雖是惡水中蟲羽化所生，然亦有蚊母吐之，猶如塞北有蚊母草，嶺南有蝱母草,江東有蚊母鳥,此三物異類而同功也。

〔箋釋〕

《爾雅·釋鳥》"鷏,蟁母",郭璞注:"似烏鸔而大,黄白雜文,鳴如鴿聲,今江東呼爲蚊母。俗説此鳥常吐蚊,因以名云。"一般以郭璞所注之蚊母鳥爲夜鷹科普通夜鷹 *Caprimulgus indicus*。

杜鵑　初鳴先聞者,主離别。學其聲,令人吐血。於厠溷上聞者不祥。厭之法,當爲狗聲以應之,俗作此説。按,《荆楚歲時記》亦云有此言,乃復古今相會。鳥小似鷂,鳴呼不已。《蜀王本記》①云:杜宇爲望帝,淫其臣鼈靈妻,乃亡去,蜀人謂之望帝。《異苑》云:杜鵑先鳴者,則人不敢學其聲,有人山行,見一群,聊學之,嘔血便殞。《楚詞》云:鶗鴂鳴而草木不芳。人云口出血聲始止,故有嘔血之事也。

〔箋釋〕

杜鵑鳥,傳説是蜀王杜宇的精魂所化,鳴叫聲清脆而短促,可以徹夜不停,因此附會很多傳説,並引申出若干禁忌,多數都與聲音有關,具體内容可參見本條。杜鵑異名甚多,也大都與鳴叫聲有關,《本草綱目》釋名項解釋説:"鵑與子嶲、子規、鶗鴂、催歸諸名,皆因其聲似,各隨方音

① 記:底本如此,似當作"紀"。

呼之而已。其鳴若曰不如歸去。諺云陽雀叫，鵖鴂央，是矣。”集解項李時珍説：“杜鵑出蜀中，今南方亦有之。狀如雀、鷂而色慘黑，赤口，有小冠。春暮即鳴，夜啼達旦，鳴必向北，至夏尤甚，晝夜不止，其聲哀切。田家候之，以興農事。惟食蟲蠹，不能爲巢，居他巢生子。冬月則藏蟄。”杜鵑爲杜鵑科的多種禽鳥，如四聲杜鵑 *Cuculus micropterus*、大杜鵑 *Cuculus canorus*、小杜鵑 *Cuculus poliocephalus* 等。



**鴞目　無毒。吞之，令人夜中見物。又食其肉，主鼠瘻。古人重其炙，固當肥美。《内則》云“鵠鴞胖”，其一名梟，一名鵂，吴人呼爲魖魂，惡聲鳥也。賈誼云“鵩似鴞”，其實一物，入室主人當去。此鳥盛午不見物，夜則飛行，常入人家捕鼠。《周禮》“哲蔟氏掌覆妖鳥之巢”，注云：惡鳴之鳥，若鴞鵂也。**

〔箋釋〕

《史記·賈誼列傳》云：“賈生爲長沙王太傅三年，有鴞飛入賈生舍，止於坐隅。楚人命鴞曰鵩。賈生既以適居長沙，長沙卑濕，自以爲壽不得長，傷悼之，乃爲賦以自廣。”鴞爲不祥之鳥，賈誼因此作《鵩鳥賦》。《本草綱目》集解項李時珍説：“鴞，即今俗所呼幸胡者是也，處處山林時有之。少美好而長醜惡，狀如母雞，有斑文，頭如鴝鵒，目如猫目，其名自呼，好食桑椹。古人多食之，故《禮》云不食鴞胖，謂脅側薄弱也。《莊子》云：見彈而求鴞炙。《前凉録》云：張天錫言，北方美物，桑椹甘香，雞鴞革饗。皆指此物也。按《巴蜀異物志》云：鵩如小雞，體有文色，土俗因名之。不能遠飛，行不出域。盛弘之《荆州記》云：巫縣有鳥如雌雞，其名爲鴞。楚人謂之鵩。陸璣《詩疏》云：鴞大如鳩，緑色，入人家凶，賈誼所賦鵩是也。其肉甚美，可爲羹臛、炙食。劉恂《嶺表録異》云：北方梟鳴，人以爲怪。南中晝夜飛鳴，與烏、鵲無異。桂林人家家羅取，使捕鼠，以爲勝狸也。合諸説觀之，則鴞、鵩、訓狐之爲一物明矣。"《本草綱目》將鴟鵂與鴞視爲兩物固然不差，但二者其實都是鴟鴞科的禽鳥，俗名"猫頭鷹"一類。

又，本條引《禮記·内則》"鵲鴞眸"當作"鵠鴞胖"，鄭玄注："胖，謂脅側薄肉也。"《周禮》硩蔟氏負責清除惡鳥，故陸龜蒙《孤雁》詩有句云："硩蔟書尚存，寧容恣妖幻。"



**鉤鵅**　入城城空，入宅宅空，怪鳥也。常在一處則無，若聞其聲如笑者，宜速去之。鳥似鴟，有角，夜飛晝伏。《爾雅》云"鵅，鵋欺"，注云：江東人呼謂之鉤鵅。音革。北土有訓胡。二物相似，抑亦有其類。訓胡聲呼其名，兩目如猫兒，大於鴝鵅，乃云作笑聲，當有人死。又有鵂鶹，亦是其類，微小而黄，夜能入人家，拾人手爪，知人吉凶。張司空云：鵂鶹夜鳴，人剪爪棄露地，鳥拾之，知吉凶，鳴則有殃。《五行書》云：除手爪，埋之户内，恐此鳥得之也。《爾雅》云"鵅，鵋欺"，人獲之者，於嗉中猶有爪甲。《莊子》云：鵋鶀夜撮，蚤察毫釐，晝則瞑目不見丘山，[①]言殊性也。

〔箋釋〕

鉤鵅即鵂鶹，傳説中的惡鳥，應該也是猫頭鷹之類。

姑獲　能收人魂魄。今人一云乳母鳥，言産婦死，變化作之，能取人之子以爲己子，胸前有兩乳。《玄中記》云：姑獲，一名天帝少女，一名隱飛，一名夜行遊女。好取人小兒養之。有小子之家，則血點其衣以爲誌。今時人小兒衣，不欲夜露者爲此也。時人亦名鬼鳥。《荆楚歲時記》云：姑獲，一名鉤星。衣毛爲鳥，脱毛爲女。《左傳》云"鳥鳴于亳"，杜注云：譆譆音希。是也。《周禮·庭氏》以救日之弓、救月之矢射之，即此鳥也。

鬼車　晦瞑則飛鳴，能入人室，收人魂氣，一名鬼鳥。此鳥昔有十首，一首爲犬所噬，今猶餘九首，其一常下血，滴人家則凶，夜聞其飛鳴，則捩狗耳，猶言其畏狗也。亦名九頭鳥。《荆楚歲時記》云：姑獲夜鳴，聞則捩耳，乃非姑獲也，鬼車鳥耳。二鳥相似，故有此同。《白澤圖》云：蒼鸆，昔孔子與子夏所見，故歌之。其圖九首。

---

① 丘山：底本作"立山"，爲小字注文，據劉甲本改。

〔箋釋〕

鬼車即傳説中的“九頭鳥”,《酉陽雜俎》所記與本條近似,其略云:“鬼車鳥,相傳此鳥昔有十首,能收人魂,一首爲犬所噬。秦中天陰,有時有聲,聲如力車鳴,或言是水雞過也。《白澤圖》謂之蒼鸆,《帝嚳書》謂之逆鶬,夫子、子夏所見。寶曆中,國子四門助教史迴語成式,嘗見裴瑜所注《爾雅》,言‘鶬,麋鴰’是九頭鳥也。”所謂“昔孔子與子夏所見”,《殷芸小説》云:“有鳥九尾,孔子與子夏渡江,見而異之,人莫能名。孔子曰:鶬也。嘗聞河上之歌曰:鶬兮鴰兮,逆毛衰兮,一身九尾長兮。”此言一身九尾,與鬼車一身九頭不同。

**諸鳥有毒　凡鳥自死目不閉者勿食。鴨目白者殺人。鳥三足四距殺人。鳥六指不可食。鳥死足不伸不可食。白鳥玄首、玄鳥白首不可食。卵有八字不可食。婦人姙娠食雀腦,令子雀目。凡鳥飛投人,其口中必有物,拔毛放之,吉也。**

〔箋釋〕

以上關於鳥類食用的禁忌,末句“凡鳥飛投人,其口中必有物,拔毛放之,吉也”,則與食用無關,《千金食治》作“鳥飛投人不肯去者,口中必有物,開看無者,拔一毛放之,大吉”,意思較爲完整。

# 重修政和經史證類備用本草卷第二十

## 蟲魚部上品總五十種

一十種神農本經白字。

六種名醫别録墨字。

一種唐本先附注云"唐附"。

二種今附皆醫家嘗用有效,注云"今附"。

八種食療餘

二十三種陳藏器餘

凡墨蓋子已下並唐慎微續證類

石蜜　蜂子大黄蜂、土蜂(附)。　蜜蠟白蠟(附)。

牡蠣　龜甲　秦龜蠵蠵(續注)。

真珠今附。　瑇瑁鼊鼊(附)。今附。　桑螵蛸

石決明　海蛤　文蛤

魁蛤　蠡音禮。魚　鮧音夷。魚

鯽魚唐附。　鱓音善。魚　鮑魚

鯉魚膽肉、骨、齒(附)。

八種食療餘

| 時魚 | 黄賴魚 | 比目魚 | 鱭魚 | 鯸鮧魚 |
|---|---|---|---|---|
| 鯮魚 | 黄魚 | 魴魚 | | |

二十三種陳藏器餘

| 鱘魚 | 鯲鮧魚 | 文鷂魚 | 牛魚 | 海狆魚 |
|---|---|---|---|---|
| 杜父魚 | 海鷂魚 | 鮠魚 | 鞘魚 | 鱣魚 |
| 石鮅魚 | 魚鮓 | 魚脂 | 鱠 | 昌侯魚 |
| 鯇魚 | 鯢魚 | 魚虎 | 鮏魚 | 鯢魚 |
| 諸魚有毒 | 水黽 | 瘧黽 | | |



上品

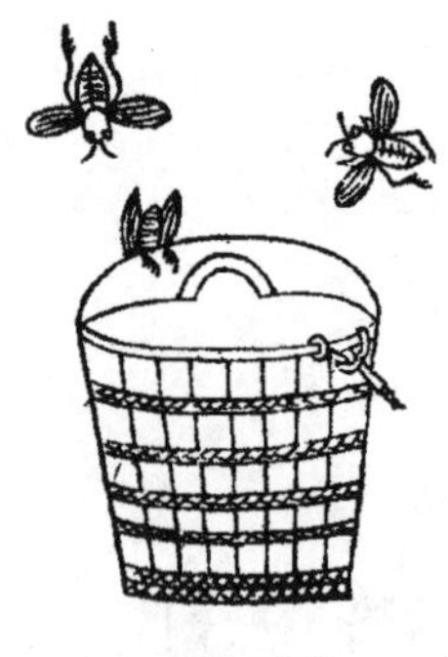
蜀州蜜

石蜜　味甘，平，無毒，微温。主心腹邪氣，諸驚癇痓，安五藏諸不足，益氣補中，止痛解毒，除衆病，和百藥，養脾氣，除心煩，食飲不下，止腸澼，肌中疼痛，口瘡，明耳目。久服强志輕身，不飢不老，延年神仙。一名石飴。生武都山谷、河源山谷及諸山石中。色白如膏者良。



陶隱居云：石蜜即崖蜜也，高山巖石間作之，色青赤，味小醶，食之心煩。其蜂黑色似宝。又木蜜，呼爲食蜜，懸樹枝作之，色青白。樹空及人家養作之者，亦白，而濃厚味美。凡蜂作蜜，皆須人小便以釀諸花，乃得和熟，狀似作飴須蘖也。又有土蜜，於土中作之，色青白，味醶。今出晉安檀崖者多土蜜，云最勝；出東陽臨海諸處多木蜜；出於潛、懷安諸縣多崖蜜。亦有雜木及人家養者，例皆被添，殆無淳者，必須親自看取之，乃無雜爾。且又多被煎煑。其江南向西諸蜜，皆是木蜜，添雜最多，不可爲藥用。道家丸餌，莫不須之；仙方亦單鍊服之，致長生不老也。**唐本注**云：上蜜出氐、羌中並勝。前説者，陶以未見，故以南土爲證爾。今京下白蜜如凝酥，甘美耐久，全不用江南者。説者今自有以水牛乳煎沙糖作者，亦名石蜜。此既蜂作，宜去"石"字；後條蠟蜜，宜單稱爾。**今按，**陳藏器本草云：蜜，主牙齒疳䘌，脣口瘡，目膚赤障，殺蟲。**臣禹錫等謹按，陳藏器**云：按尋常蜜亦有木中作者，亦有土中作者。北方地燥，多在土中；南方地濕，多在木中。各隨土地所有而生，其蜜一也。崖蜜别是一蜂，如陶所説出南方巖嶺間，生懸崖上，蜂大如寅，房著巖窟，以長竿刺令蜜出，承取之，多者至三四石，味醶色緑，入藥用勝於凡蜜。蘇恭是荆襄間人，地無崖險，不知之者，應未博聞。今云石蜜，正是巖蜜也，宜改爲"巖"字。甘蔗石蜜别出本經。張司空云："遠方山郡幽僻處出蜜，所著巉巖石壁，非攀緣所及，惟於山頂籃轝，自懸掛下，遂得採取。蜂去，餘蠟著石，鳥雀群飛來，啄之盡。至春，蜂歸如故，人亦占護其處。"宣州有黄連蜜，色黄，味苦，主目熱，蜂銜黄連花作之。西京有棃花蜜，色白如凝脂，亦棃花作之，各逐所出。**藥性論**云：白蜜，君。治卒心痛及赤白痢：水作蜜漿，頓服一椀，止。又生薑汁、蜜各一合，水和，頓服之。又常服，面如花紅，神仙方中甚貴。治口瘡：浸大青葉含之。

**圖經曰：**蜜本經作石蜜，蘇恭云當去"石"字。生武都山谷、河源山谷及諸山中，今川蜀、江南、嶺南皆有之。蠟，白蠟，生武都山谷，出於蜜房木石間，今處處有之，而宣、歙、唐、鄧、伊洛間尤多。石蜜即崖蜜也。其蜂黑色，似蝱，作房於巖崖高峻處，或石窟中，人不可到，但以長竿刺令蜜出，以物承之，多者至三四石，味醶，色緑，入藥勝於它蜜。張司空云："遠方山郡幽僻處出蜜，所著絶巖石壁，非攀緣所及，惟於山頂籃轝，自垂掛下，遂得採取。蜂去，餘蠟著石，有鳥如雀，群飛來，啄之殆盡。至春，蜂歸如舊，人亦占護其處，謂之蜜塞。其鳥謂之靈雀，其蜜即今之石蜜也。"食蜜有兩種，一種在山林木上作房，一種人家作窠檻收養之，其蜂甚小而微黄，蜜皆濃厚而味美。又近世宣州有黄連蜜，色黄，味小苦。雍、洛間有梨花蜜，如凝脂。亳州太清宫有檜花蜜，色小赤。南京柘城縣有何首烏蜜，色更赤。並以蜂採其花作之，各隨其花色，而性之温凉亦相近也。蠟，蜜脾底也，初時香嫩，重煑治乃成。藥家應用白蠟，更須煎鍊，水中烊十數過即白。古人荒歲多食蠟以度飢。欲噉，當合大棗咀嚼，即易爛也。劉禹錫《傳信方》云：甘少府治脚轉筋，兼暴風，通身水冷如癱緩者：取蠟半斤，以舊帛絁絹，並得約闊五六寸，看所患大小加減闊狹，先銷蠟塗於帛上，看冷熱，但不過燒人，便承熱纏脚，仍須當脚心便著襪裹脚，待冷即便易之，亦治心躁驚悸。如覺是風毒，兼裹兩手心。

【**食療**：微温。主心腹邪氣，諸驚癇，補五藏不足氣，益中止痛，解毒。能除衆病。和百藥，養脾氣，除心煩悶，不能飲食。治心肚痛，血刺腹痛及赤白痢，則生擣地黄汁，和蜜一大匙服，即下。又，長服之，面如花色，仙方中甚貴此物。若覺熱，四肢不和，即服蜜漿一椀，甚良。又能止腸澼，除口瘡，明耳目，久服不飢。又，點目中熱膜。家養白蜜爲上，木蜜次之，崖蜜更次。又，治癩，可取白蜜一斤，生薑二斤搗取汁。先秤銅鐺，令知斤兩，即下蜜於鐺中消之；又秤，知斤兩，下薑汁於蜜中，微火煎，令薑汁盡；秤蜜，斤兩在即休，藥已成矣。患三十年癩者：平旦服棗許大一丸，一日三服，酒飲任下。忌生冷、醋、滑臭物。功用甚多，世人衆委，不能一一具之。

**雷公云：**凡煉蜜一斤，只得十二兩半，或一分是數。若火少、火過，並用不得。

**外臺秘要：**比歲有病天行斑發瘡頭面及身，須臾周匝，狀如火瘡，皆戴白漿，隨決隨生。不即療，數日必死。差後瘡瘢黯，一歲方滅，此惡毒之氣。世人云，建武中，南陽擊虜，仍呼爲虜瘡。諸醫參詳療之方：取好蜜通摩瘡上，以蜜煎升麻，數數拭之。　**又方：**陰頭生瘡：以蜜煎甘草塗之，差。

**肘後方：**丹者，惡毒之瘡，五色無常：蜜和乾薑末傅之。

**葛氏方：**目生珠管：以蜜塗目中，仰卧半日，乃可洗之。生蜜佳。　**又方：**食諸魚骨骾、雜物骾：以好蜜匕抄，稍稍服之，令下。　**又方：**誤吞錢：煉服二升，即出矣。　**又方：**湯火灼已成瘡：白蜜塗之，以竹中白膜貼上，日三度。

**梅師方：**治年少髮白：拔去白髮，以白蜜塗毛孔中，即生黑者。髮不生，取梧桐子搗汁塗上，必生黑者。　**又方：**肛門主肺，肺熱即肛塞腫縮生瘡：白蜜一升、猪膽一枚相和，微火煎令可丸，丸長三寸作挺，塗油内下部，卧令後重，須臾通泄。　**又方：**治中熱油燒外痛：以白蜜塗之。

**孫真人食忌云：**七月勿食生蜜，若食則暴下，發霍亂。　又

**方**：治面皯：取白蜜和茯苓末塗之，七日便差矣。

**食醫心鏡**：主噫不下食：取崖蜜含，微微嚥下。《廣利方》同。

**傷寒類要**：陽明病，自汗者，若小便自利，此爲津液内竭，雖爾，不可攻之，當須自欲大便，宜蜜煎導以通之：取蜜七合，於銅器中微火煎可丸，捻作一挺，如指許大，得令以内穀道中，須臾必通矣。

**産書**：治産後渴：蜜不計多少煉過，熟水温調服，即止。

**衍義曰**：石蜜，《嘉祐本草》石蜜收蟲魚部中，又見果部。新書取蘇恭説，直將"石"字不用。石蜜既自有本條，煎鍊亦自有法，今人謂之乳糖，則蟲部石蜜自是差誤，不當更言"石蜜"也。本經以謂"白如膏者良"，由是知"石蜜"字乃"白蜜"字無疑。去古既遠，亦文字傳寫之誤。故今人尚言白沙蜜，蓋經久則陳白而沙，新收者惟稀而黄。次條蜜蠟故須别立目，蓋是蜜之房，攻治亦别。至如白蠟，又附于蜜蠟之下，此又誤矣。本是續上文叙蜜蠟之用，及注所出州土，不當更分之爲二。何者？白蠟，本條中蓋不言性味，止是言其色白爾。既有黄白二色，今止言白蠟，是取蠟之精英者，在黄蠟直置而不言。黄則蠟陳，白則蠟新，亦是蜜取陳，蠟取新也。唐注云"除蜜字爲佳"，今詳之，"蜜"字不可除，除之即不顯蠟自何處來。山蜜多石中，或古木中，有經三二年，或一得而取之，氣味醇厚。人家窠檻中蓄養者，則一歲春秋二取之。取之既數，則蜜居房中日少，氣味不足，所以不逮陳白者日月足也。雖收之，纔過夏亦酸壞。若龕於井中近水處，則免。湯火傷，塗之痛止。仍擣薤白相和，雖無毒，多食亦生諸風。

〔箋釋〕

《證類本草》中以"石蜜"爲正名者兩條:一見於卷二十蟲魚部上品,出自《本草經》;一見於卷二十三果部中品,出自《新修本草》。前者是蜂蜜,後者已注明"乳糖也"。蜂蜜爲何稱作"石蜜",異説紛紜,從《本草經》説石蜜"一名石飴",産地項提到"生諸山石中"來看,"石"字既非蘇敬説爲衍文,也非寇宗奭説爲"白"字的訛寫,恐怕還是陶弘景説"石蜜即崖蜜也"爲得體。杜甫《發秦州》句"充腸多薯蕷,崖蜜亦易求",應該就是這種蜜。石蜜當是多在崖巖構巢的野蜂如排蜂 *Apis dorsata* 之類的蜂蜜。李賀《南園十三首》中説:"長巒谷口倚稀家,白晝千峰老翠華。自履藤鞋收石蜜,手牽苔絮長蓴花。"此處所言"石蜜",與前詩之"崖蜜"同義。

陶弘景説:"凡蜂作蜜,皆須人小便以釀諸花,乃得和熟,狀似作飴須蘖也。"《天工開物》也有類似的説法:"凡蜂釀蜜,造成蜂脾,其形鬣鬣然;咀嚼花心汁吐積而成,潤以人小遺,則甘芳並至,所謂臭腐神奇也。"昆蟲學家證實,蜜蜂確實有攝食人小便的習性,但與釀蜜無關,乃是爲了補充體内鹽分。

又,關於蘇敬的信息留下不多,陳藏器的時間略晚於蘇敬,本條提到蘇敬"是荆襄間人",醋條也説其爲"荆楚人",此籍貫資料應該可信。

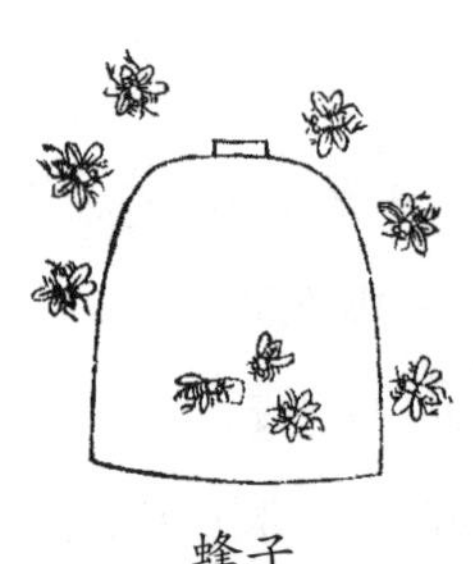
蜂子

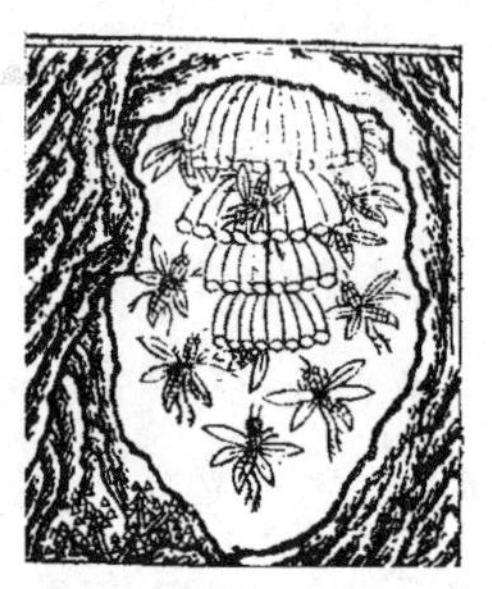
峽州蜂子

**蜂子**　**味甘，平**、**微寒，無毒。主風頭，除蠱毒，補虛羸，傷中，心腹痛，大人、小兒腹中五蟲口吐出者，面目黃。久服令人光澤，好顔色，不老，輕身，益氣。**

**大黄蜂子**　**主心腹脹滿痛，乾嘔，輕身益氣。**

**土蜂子**　**主癰腫，嗌**音益，喉也。**痛。一名蜚零。生武都山谷。**畏黄芩、芍藥、牡蠣。

陶隱居云：前直云蜂子，即應是蜜蜂子也，取其未成頭足時炒食之。又酒漬以傅面，令面悦白。黄蜂則人家屋上者及㕣音侯。瓠蜂也。今按，陳藏器本草云：蜂子，主丹毒，風瘮，腹内留熱，大小便澀，去浮血，婦人帶下，下乳汁，此即蜜房中白如蛹者。其穴居者名土蜂，最大，螫人至死，其子亦大白，功用同蜜蜂子也。臣禹錫等謹按，陳藏器云：按土蜂赤黑色，燒末，油和傅蜘蛛咬瘡。此物能食蜘蛛，亦取其相伏也。日華子云：樹蜂、土蜂、蜜蜂，凉，有毒。利大小便，治婦人帶下病等。又有食之者，須以冬瓜及苦蕒、生薑、紫蘇，以制其毒也。

**圖經曰**：蜂，本經有蜂子、黄蜂、土蜂，而土蜂下云"生武都山谷”，今處處皆有之。蜂子，即蜜蜂子也，在蜜脾中，如蛹而白色。大黄蜂子，即人家屋上作房及大木間㼌音侯。𤬪音婁。蜂子也，嶺南人亦作饌食之。蜂並黄色，比蜜蜂更大。土蜂子，即穴土居者，其蜂最大，螫人或至死。凡用蜂子，並取頭足未成者佳。謹按，《嶺表録異》載宣、歙人取蜂子法：大蜂結房於山林間，大如巨鍾，其中數百層，土人採時，須以草衣蔽體，以捍其毒螫，復以煙火熏散蜂母，乃敢攀緣崖木，斷其蔕。一房蜂子或五六斗至一石，以鹽炒暴乾，寄入京洛，以爲方物。然房中蜂子，三分之一翅足已成，則不堪用。詳此木上作房，蓋㼌𤬪類也。而今宣城蜂子乃掘地取之，似土蜂也。故郭璞注《爾雅》土蠭云：“今江東呼大蠭在地中作房者爲土蠭，啖其子，即馬蠭。荆、巴間呼爲蟺。”音憚。又注木蠭云：“似土蠭而小，在木上作房，江東人亦呼木蠭，人食其子。”然則二蜂子皆可食久矣。大抵蜂類皆同科，其性效不相遠矣。

【**禮記曰**：爵、鷃、蜩、范。注云：蜩，蟬也。范，蜂也。

〔**箋釋**〕

《説文》“蠭，飛蟲之螫人者”。《本草經》所稱“蜂子”，當指蜜蜂的幼蟲體。《本草綱目》蜜蜂條集解項李時珍説：“其蜂有三種：一種在林木或土穴中作房，爲野蜂；一種人家以器收養者，爲家蜂，並小而微黄，蜜皆濃美；一種在山巖高峻處作房，即石蜜也，其蜂黑色似牛虻。三者皆群居有王。王大於衆蜂，而色青蒼。皆一日兩衙，應潮上下。凡蜂之雄者尾鋭，雌者尾歧，相交則黄退。嗅花則以鬚代鼻，採花則以股抱之。按王元之《蜂記》云：蜂王無毒。窠之始營,必造一臺,大如桃李。王居臺上,生子於中。王之子盡復爲王,歲分其族而去。其分也,或鋪如扇,或圓如罌,擁其王而去。王之所在,蜂不敢螫。若失其王,則衆潰而死。其釀蜜如脾,謂之蜜脾。"根據《本草綱目》所説,蜜蜂群居,採花蜜爲生,有分群現象,其中家養者當是蜜蜂科中華蜜蜂 *Apis cerana*、意大利蜂 *Apis mellifera* 之類,野生者當爲排蜂 *Apis dorsata* 之類。

《本草圖經》説:"本經有蜂子、黄蜂、土蜂,而土蜂下云'生武都山谷',今處處皆有之。"其實這是蘇頌對《本草經》體例的錯誤理解。如本書卷十九丹雄雞條,包括了白雄雞、烏雄雞、黑雌雞、黄雌雞等,最末爲"雞白蠹",此後則言"生朝鮮平澤"。根據陶弘景注:"朝鮮乃在玄菟、樂浪,不應總是雞所出。"這是指諸雞"生朝鮮平澤",而非特指雞白蠹的産地。同樣的道理,"一名蜚零"因爲接續在土蜂子之後,《本草綱目》將其作爲土蜂的别名,恐怕也有問題。《本草經考注》認爲"蜚零"急呼爲"蜂",乃是"蜂類之總稱",其説可參。

**蜜蠟　味甘,微温,無毒。主下痢膿血,補中,續絶傷,金瘡,益氣,不飢,耐老。**

**白蠟　療久洩澼後重見白膿,補絶傷,利小兒。久服輕身不飢。生武都山谷。生於蜜房、木石間。**惡芫花、齊蛤。

陶隱居云:此蜜蠟爾,生於蜜中,故謂蜜蠟。蜂皆先以此爲蜜蹠，音隻。煎蜜亦得之。初時極香軟，人更煮煉，或加少醋、酒，便黄赤，以作燭色爲好。今藥家皆應用白蠟，但取削之，於夏月日暴百日許，自然白。卒用之，亦可烊内水中十餘過，亦白。俗方惟以合療下丸，而仙經斷穀最爲要用。今人但嚼食方寸者，亦一日不飢也。**唐本注**云：除"蜜"字爲佳，蜜已見石蜜條中也。**臣禹錫等謹按，藥性論**云：白蠟，使，味甘，平，無毒。主妊孕婦人胎動，漏下血不絶，欲死：以蠟如雞子大，煎消三五沸，美酒半升投之，服之，差。主白髮，鑷去，消蠟點孔中，即生黑者。和松脂、杏人、棗肉、茯苓等分合成，食後服五十丸，便不飢，功用甚多。又云：主下痢膿血。

**圖經**：文具石蜜條下。

【**葛氏方**：治犬咬人重發，療之：火炙蠟，灌入瘡中。　**又方**：治狐尿刺人腫痛：用熱蠟著瘡中，又煙熏之令汁出，即便愈。

**千金翼**：療伐指：以蠟、松膠相和，火炙籠伐指，即差。

**經驗方**：湖南押衙顔思退傳，頭風掣疼：蠟二斤、鹽半斤相和，於鍷羅中熔令相入，捏作一兜鍪，勢可合腦大小，搭頭至額，頭痛立止。

**集驗方**：治雀目如神：黄蠟不以多少，器内熔成汁，取出，入蛤粉，相和，得所成毬。每用，以刀子切下二錢，以猪肝二兩批開，摻藥在内，麻繩扎定，水一椀，同入銚子内煮熟，取出，乘熱熏眼。至温冷，并肝食之。日二，以平安爲度。

**姚和衆**：治小兒脚凍，如有瘡，即濃煎蠟，塗之。

**衍義**：文具石蜜條下。

〔箋釋〕

蜜蠟即蜂蠟，是由工蜂腹部的四對蠟腺分泌出來的一種脂肪性物質，主要用來修築巢脾和蜂房封蓋，收採的蜜蠟略呈黄色，故又稱“黄蠟”。蠟梅科植物蠟梅 *Chimonanthus praecox*，因其花色似蜜蠟而得名，宋代詩人舒岳祥《蠟梅詠》有句説：“蜜蜂數日不出衙，將謂凍蟄無生涯。今朝起看後園樹，總將蜜蠟銜爲花。香作蜜香色蠟色，花瓣分明是蜂翼。不是案頭乾死螢，不是營營蠅止棘。朝陽熠熠泛崇光，黄露溶溶蜜滿房。”

白蠟爲《名醫别録》附載，别是一種。按，據《本草品彙精要》云：“一種蠟樹，即冬青樹也。高及丈，時畜蠟蟲於上，食其津液，日漸成膏，纏積枝幹。于白露前采之，如法煎煉，遂成白蠟。其質堅瑩，非蜜房中取蠟烊製之精華者也。”此即所謂“蟲白蠟”，爲蚧科白蠟蟲 *Ericerus pela* 的雄蟲，棲息在木犀科白蠟樹 *Fraxinus chinensis* 上，所分泌的蠟質，搜集精製而成。

蠟質在胃腸吸收度較差，能够産生飽腹感，道家辟穀多用之，所以陶弘景説“仙經斷穀最爲要用”，《本草經》“不飢”的功效即因此而來。





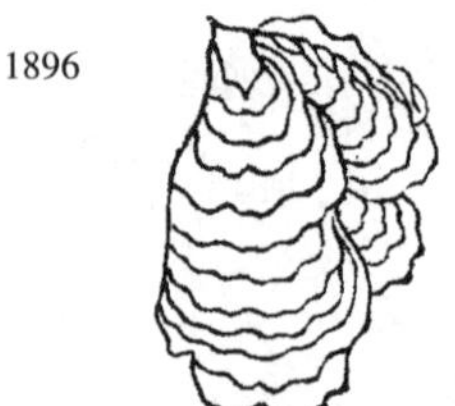

泉州牡蠣

**牡蠣** 味鹹，平、微寒，無毒。主傷寒寒熱，温瘧洒洒，驚恚怒氣，除拘緩鼠瘻，女子帶下赤白，除留熱在關節榮衛，虚熱去來不定，煩滿，止汗，心痛氣結，止渴，除

**老血，澀大小腸，止大小便，療洩精，喉痺欬嗽，心脅下痞熱。久服强骨節，殺邪鬼，延年。一名蠣蛤，一名牡蛤。生東海池澤。採無時。**貝母爲之使，得甘草、牛膝、遠志、蛇牀良，惡麻黄、吴茱萸、辛荑。

陶隱居云：是百歲鵰所化。以十一月採爲好。去肉，二百日成。今出東海，永嘉、晉安皆好。道家方以左顧者是雄，故名牡蠣，右顧則牝蠣爾。生著石，皆以口在上，舉以腹向南視之，口邪向東則是；或云以尖頭爲左顧者，未詳孰是。例以大者爲好。又，出廣州南海亦如此，但多右顧，不用爾。丹方以泥釜，皆除其甲口，止取朏朏如粉處爾。俗用亦如之。彼海人皆以泥煑鹽釜，耐水火而不破漏。今按，陳藏器本草云：牡蠣擣爲粉，粉身，主大人、小兒盜汗；和麻黄根、蛇牀子、乾薑爲粉，去陰汗。肉煑食，主虚損，婦人血氣，調中，解丹毒。肉於薑、醋中生食之，主丹毒，酒後煩熱，止渴。天生萬物皆有牝牡。惟蠣是鹹水結成，塊然不動，陰陽之道，何從而生？經言"牡"者，應是雄者。臣禹錫等謹按，蜀本云：又有蟧音椁。蠣，形短，不入藥用。圖經云：海中蚌屬，以牡者良。今萊州昌陽縣海中多有，二月、三月採之。藥性論云：牡蠣，君。主治女子崩中，止盜汗，除風熱，止痛，治温瘧。又和杜仲服，止盜汗。末蜜丸，服三十丸，令人面光白，永不值時氣。主鬼交精出，病人虚而多熱，加用之，并地黄、小草。孟詵云：牡蠣，火上炙令沸，去殼食之甚美，令人細肌膚，美顔色。又，藥家比來取左顧者，若食之，即不揀左右也，可長服之。海族之中惟此物最貴，北人不識，不能表其味爾。段成式酉陽雜俎云：牡蠣言牡，非謂雄也。

**圖經曰**：牡蠣生東海池澤，今海傍皆有之，而南海、閩中及通、泰間尤多。此物附石而生，磈礧相連如房，故名蠣房，讀如阿房之房。一名蠔山，晉安人呼爲蠔莆。初生海邊才如拳石，四面漸長，有一二丈者，嶃巖如山。每一房内有蠔肉一塊，肉之大小隨房所生，大房如馬蹄，小者如人指面。每潮來，則諸房皆開，有小蟲入，則合之以充腹。海人取之，皆鑿房，以烈火逼開之，挑取其肉，而其殼左顧者雄，右顧者則牝蠣耳。或曰以尖頭爲左顧。大抵以大者爲貴。十一月採左顧者入藥。南人以其肉當食品，其味尤美好，更有益，兼令人細肌膚，美顏色，海族之最可貴者也。



【**海藥云**：按，《廣州記》云：出南海水中。主男子遺精，虚勞乏損，補腎正氣，止盜汗，去煩熱，治傷熱疾，能補養安神，治孩子驚癇。久服身輕。用之，炙令微黄色，熟後研令極細，入丸散中用。

**雷公云**：有石牡蠣、石魚蠣、真海牡蠣。石牡蠣者，頭邊背大，小甲沙石，真似牡蠣，只是圓如龜殼。海牡蠣使得，只是丈夫不得服，令人無髭。真牡蠣，火煆白炮，并用璺試之，隨手走起可認真是。萬年珀號曰璺，用之妙。凡修事，先用二十箇，東流水、鹽一兩，煑一伏時，後入火中燒令通赤，然後入鉢中研如粉用也。

**肘後方**：大病差後小勞便鼻衄：牡蠣十分，石膏五分，擣末，酒服方寸匕，日三四，亦可蜜丸如梧子大，服之。



**經驗方**：治一切渴：大牡蠣不計多少，於臘日、端午日黄泥裹煆通赤，放冷取出，爲末，用活鯽魚煎湯調下一錢匕，小兒服半錢匕，只兩服，差。　**又方**：治一切丈夫、婦人瘰癧經効：牡蠣，用炭一秤煆通赤取出，於濕地上用紙襯，出火毒一宿，取四兩，玄參三兩，都搗羅爲末，以麵糊丸如梧桐子，早晚食後、臨卧各三十丸，酒服。藥將服盡，癧子亦除根本。　**又方**：除盜汗及陰汗：牡蠣爲末，有汗處粉之。

**勝金方**：治甲疽，努肉裹甲，膿血疼痛不差：牡蠣頭厚處，生研爲末，每服二錢，研澱，花酒調下。如癰盛已潰者，以末傅之，仍更服藥，並一日三服。

**初虞世**：治瘰癧發頸項，破、未破，甚効如神：牡蠣四兩，甘草二兩，爲末，每服一大錢，食後臈茶同點，日二。　**又方**：治水癩偏大，上下不定疼痛：牡蠣不限多少，鹽泥固濟，炭三斤，煅令火盡，冷取二兩、乾薑一兩炮，又爲細末，用冷水調稀稠得所，塗病處，小便大利即愈。

**集驗方**：治癰，一切腫未成膿，拔毒：牡蠣白者爲細末，水調，塗，乾更塗。

**傷寒類要**：療髓疸，日睚深，嗜卧：牡蠣、澤瀉主之。

**衍義曰**：牡蠣須燒爲粉用，兼以麻黄根等分同搗，研爲極細末，粉盜汗及陰汗。本方使生者，則自從本方。左顧，經中本不言，止從陶隱居説。其《酉陽雜俎》已言"牡蠣言牡，非爲雄也"，且如牡丹，豈可更有牝丹也？今則合於地，人面向午位，以牡蠣頂向子，視之口，口在左者爲左顧。此物本無目，如此，焉得更有顧眄也？

〔箋釋〕

郭璞《江賦》"玄蠣魂螺而碨硜"，李善注："《臨海水土物志》曰：蠣，長七尺。《南越志》曰：蠣，形如馬蹄。"魂磦、硍硿,不平之貌。唐代《嶺表録異》記牡蠣形態最詳:“蠔即牡蠣也。其初生海島邊如拳石,四面漸長,有高一二丈者,巉岩如山。每一房内,蠔肉一片,隨其所生,前後大小不等。每潮來,諸蠔皆開房,伺蟲蟻入即合之。”

關於牡蠣,令古人最爲糾結的是此物的雄雌。《廣雅·釋獸》云:“牡,雄也。”因此《本草拾遺》提出疑問:“天生萬物皆有牝牡,惟蠣是鹹水結成,塊然不動,陰陽之道,何從而生?經言牡者,應是雄者。”换言之,既有牡蠣,則應該有與之匹配的“牝蠣”。《本草經集注》於是説:“道家方以左顧者是雄,故名牡蠣,右顧則牝蠣爾。生著石,皆以口在上,舉以腹向南視之,口邪向東則是;或云以尖頭爲左顧者,未詳孰是。例以大者爲好。又,出廣州南海亦如此,但多右顧,不用爾。”道經中也經常出現“東海左顧牡蠣”,如《黄帝九鼎神丹經訣》製作六一泥,多處用到“東海左顧牡蠣”。東海表示産地,與《本草經》説牡蠣生東海池澤相一致,左顧即如《本草經集注》所言。此亦與《本草經集注》説“丹方以(牡蠣)泥釜”相吻合。

但如何判斷牡蠣的左顧與右顧,諸家意見也不一致。陶弘景所説“舉以腹向南視之,口邪向東則是(左顧)”,意思不明。《本草衍義》則説:“今則合於地,人面向午位,以牡蠣頂向子,視之口,口在左者爲左顧。此物本無目,如此,焉得更有顧眄也?”仍不太清楚。有文章説:“牡蠣的貝殼確有左顧和右顧之别(如褶牡蠣、大連灣牡蠣、近江牡蠣等),這是由於牡蠣種類不同的緣故,是由於生長過程中隨附着石的具體情況而産生的，完全與雌雄無關。”（邢湘臣：《牡蠣古今談》，《化石雜志》，1993年3期）但該文也没有介紹如何判斷“左顧”。

按，本草所稱的牡蠣，其實是牡蠣科多種生物的貝殻。牡蠣的貝殻不甚規則，兩殻不等。下殻一般較大而厚，深凹，用以固着在外物上，表面放射肋清楚；右殻又稱上殻，較小而平，表面放射肋不明顯。牡蠣兩殻大小不匀，習慣將下殻稱爲“左殻”，這或許是後人對“左顧”概念的理解。至於《本草圖經》泉州牡蠣圖例，所描繪應該是牡蠣“魂礧相連”的狀態，而非單一個體，其頂上方有一開口，大約以此來表示“左顧”。



**龜甲**　味鹹、甘，平，有毒。主漏下赤白，破癥瘕痎音皆。瘧，五痔陰蝕，濕痺四肢重弱，小兒顖音信。不合，**頭瘡難燥，女子陰瘡，及驚恚氣，心腹痛，不可久立，骨中寒熱，傷寒勞復，或肌體寒熱欲死，以作湯，良。**久服輕身不飢，**益氣資智，亦使人能食。**一名神屋。**生南海池澤及湖水中。採無時。勿令中濕，中濕即有毒。**惡沙參、蜚蠊。

陶隱居云：此用水中神龜，長一尺二寸者爲善。厭可以供卜，殻可以充藥，亦入仙方。用之當炙。生龜溺甚療久嗽，亦斷瘧。肉作羹臛，大補而多神靈，不可輕殺。書家載之甚多，此不具説也。唐本注云：龜，取以釀酒。主大風緩急，四肢拘攣，或久癱緩不收攝，皆差。臣禹錫等謹按，蜀本注《圖經》云：江、河、湖水龜也。湖州、江州、交州者,皆骨白而厚,色分明,並堪卜,其入藥者得便堪用。今所在皆有,肉亦堪釀酒也。蕭炳云:殼主風脚弱,炙之,末,酒服。藥性論云:龜甲,畏狗膽,無毒。燒灰治小兒頭瘡不燥。骨帶入山,令人不迷。血治脱肛,灰亦治脱肛。日華子云:卜龜小者,腹下可卜。鑽遍者,名敗龜,治血麻痺,入藥酥炙用,又名敗將。

**圖經**:文具秦龜條下。

【**食療云**:温,味酸。主除温瘴氣,風痺,身腫,踒折。又,骨帶入山林中,令人不迷路。其食之法,一如鼈法也。其中黑色者,常噉蛇,不中食之。其殼亦不堪用。其甲能主女人漏下赤白,崩中,小兒顖不合,破癥瘕,瘤瘧,療五痔,陰蝕,濕痺,女子陰隱瘡,及骨節中寒熱,煑汁浴漬之,良。又,已前都用水中龜,不用噉蛇龜。五月五日取頭乾末服之,亦令人長遠入山不迷。又方:卜師處鑽了者,塗酥炙,細羅,酒下二錢,療風疾。

**肘後方**:治卒得咳嗽:生龜三枚,治如食法,去腸,以水五升煑取三升以漬麴,釀米四升如常法,熟飲二升,令盡,此則永斷。

**經驗方**:治産後産前痢:敗龜一枚,用米醋炙,擣爲末,米飲調下。



**孫真人云**:治小兒龜背:以龜尿摩胸背上,差。

**孫真人食忌**:十二月勿食龜肉,損命,不可輙食,殺人。

**子母秘録**:令子易産:燒龜甲末,酒服方寸匕。

**抱朴子**云:千歲靈龜,五色具焉,其雄額上兩骨起似角,以羊血浴之,乃剔取其甲,炙擣,服方寸匕,日三,盡一具。

**衍義**：文具秦龜條下。

〔箋釋〕

《爾雅·釋魚》將龜别爲十類，所謂："一曰神龜，二曰靈龜，三曰攝龜，四曰寶龜，五曰文龜，六曰筮龜，七曰山龜，八曰澤龜，九曰水龜，十曰火龜。"《易經》"十朋之龜，弗克違"，虞翻云："十謂神、靈、攝、寶、文、筮、山、澤、水、火之龜也。"陶弘景在秦龜條説："龜類雖多，入藥正有兩種爾。"按，占卜用龜甲，《淮南子·説山訓》云："牛蹄彘顱亦骨也，而世弗灼，必問吉凶於龜者，以其歷歲久矣。"此即陶説之"水中神龜"，大致是龜科的烏龜 *Chinemys reevesii*。另一種入藥的龜是秦龜，主要是陸龜科的某些種類，如緬甸陸龜 *Indotestudo elongata*、凹甲陸龜 *Manouria impressa* 等。龜既有靈，《名醫别録》謂"益氣資智"，陶弘景説"帶秦龜前臑骨，令人入山不迷"，皆因爲此。《本草衍義》也説："以其靈於物，方家故用以補心，然甚有驗。"

陶弘景注釋説："厭可以供卜，殼可以充藥。"所言"厭"，疑當通"靨"，《廣韻》"靨，蟹腹下靨"，此應指龜的腹甲。從出土實物來看，商周甲骨主要使用龜的腹甲，與陶説相合。根據陶説，"殼"則入藥用，但"殼"究竟是專門指背甲還是全甲，比較含混。《抱朴子内篇·仙藥》云："千歲靈龜，五色具焉，其雄額上兩骨起似角，以羊血浴之，乃剔取其甲，火炙擣，服方寸匕，日三，盡一具，壽千歲。"所説稱龜甲爲"一具"，應該是包括背甲與腹甲。據鄭金生老師考證，朱丹溪《本草衍義補遺》以"敗龜板"取代"龜甲"立條目，尤其强調腹甲補陰之功，此後遂以腹甲爲用，對背甲棄而不用矣。

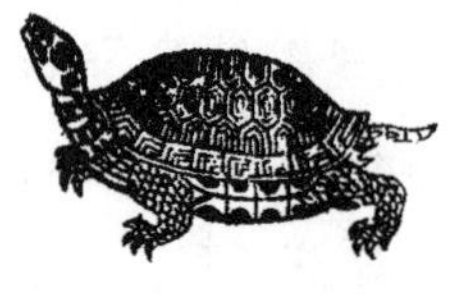

江陵府秦龜

**秦龜** **味苦，無毒。主除濕痺氣，身重，四肢關節不可動揺。生山之陰土中。二月、八月取。**

**陶隱居**云：此即山中龜不入水者。形大小無定，方藥不甚用。龜類雖多，入藥正有兩種爾。又有鳶[①]龜，小狹長尾，乃言療蛇毒，以其食蛇故也。用以卜，則吉凶正反。帶秦龜前臑乃到切。骨，令人入山不迷。廣州有蠵子夷切。蠵，以規切。其血甚療俚人毒箭傷。**唐本注：**蠚龜腹折，見蛇則呷而食之。荆楚之間謂之呷蛇龜也。秦龜即蠵蠵是，更無别也。**今按，**陳藏器本草云：龜溺，主耳聾，滴耳中，差。**臣禹錫等謹按，蜀本**圖經云：今江南、嶺南並有。冬月藏土中，春夏秋即遊溪谷。今據《爾雅》，攝龜"即小龜也，腹下曲折，能自開閉，好食蛇，江東呼爲陵龜"，即夾蛇龜也。又靈龜出涪陵郡，大甲可以卜，似瑇瑁，即蠵蠵龜也。一名靈蠵，能鳴，今蘇言"秦龜即蠵蠵"，非爲通論。且陶注"蠵蠵但療箭毒"，則與本經主治不同。又陶注秦龜"即山中龜不入水者"，而云秦龜，應以地名爲别故也。**陳藏器**云：蘇云秦龜即是蠵蠵，按蠵蠵生海水中，生山陰者非蠵蠵矣。今秦龜是山中大龜，如碑下者。食草根、竹笋，深山谷有之，卜人取以占山澤。《漢書》十朋有山龜，即是此也。揭取甲，亦

① 鳶：底本如此，據下文，當作"蠚"。

如蟕蠵，堪飾器物。陳士良云：鼅鼊腹下横折，秦人呼蟕蠵，山龜是也。肉寒，有毒。主筋脉。凡撲損，便取血作酒食，肉生研厚塗，立效。日華子：蟕蠵，平，微毒。治中刀箭悶絶，刺血飲便差。皮甲名鼊皮，治血疾，若無生血，煎汁代之，亦可寶裝飾物。又云：夾蛇龜，小黑，中心折者無用，不可食。肉可生擣罯傅蛇毒。

**圖經曰**：秦龜，山中龜，不入水者是也，生山之陰土中。或云秦以地稱，云生山之陰者是，秦地，山陰也。今處處有之。龜甲，水中神龜也，生南海池澤及湖水中，今江湖間並皆有之。山中龜，其形大小無定，大者有如碑趺，食草根、竹萌，冬月藏土中，至春而出，遊山谷中。今市肆間人或畜養爲玩，至冬而埋土穴中。然藥中稀用，卜人亦取以占山澤，揭取其甲，亦堪飾器物。《爾雅》所謂山龜者，豈是此歟？水中龜，其骨白而厚，色至分明，所以供卜人及入藥用，以長一尺二寸爲善。《爾雅》亦有水龜。又一種鼅鼊，小狹長尾，腹下有横折，見蛇則呷而食之，江東人謂之陵龜，即《爾雅》所謂小龜也，亦入藥用，能療蛇毒。又一種蟕子夷切。蠵，以規切。大甲，可以卜，即《爾雅》所謂靈龜也。陶、蘇以此爲秦龜。按《嶺表録異》云："蟕蠵，俗謂之兹夷，蓋山龜之大者，人立背上，可負而行。潮、循間甚多，鄉人取殼，以生得全者爲貴。初用木楔出其肉，龜被楚毒，鳴吼如牛，聲動山谷。工人以其甲通明黄色者煑拍，陷瑇瑁爲器，今所謂龜筒者是也。"據此乃别是一種山龜，未必是此秦龜也。其入藥亦以生脱者爲上。凡龜之類甚多，而時人罕復遍識，蓋近世貨幣所不用，而知卜術者亦稀，惟醫方時用龜甲，故爾弗貴矣。方書中又多用敗龜，取鑽灼之多者，一名漏天機。一説入藥須用神龜，神龜底殼當心前有一處四方透明如琥珀色者是矣。其頭方、殼圓、脚短者爲陽龜,形長、頭尖、脚長者爲陰龜。陰人用陽,陽人用陰。今醫家亦不復如此分别也。又藥中用龜尿,最難得。孫光憲《北夢瑣言》載其説云:"道士陳釗言,龜之性妬,而與蛇交,或雌蛇至,有相趁鬬噬,力小者或至斃。採時取雄龜,於瓷盌中,或小盤中置之,於後以鑑照,龜既見鑑中影,往往淫發而失尿,急以物收取。又以紙炷火上焫熱,以點其尻,亦致失尿,然不及鑑照之駃也。"

【陳藏器:蠵蠵,秦龜注陶云"廣州有蠵蠵,其血主俚人毒箭"。按,蠵蠵,人被毒箭傷,煩悶欲死者,剖取血傅傷處,此是焦銅及鳌汁毒。南人多養用之,似龜,生海邊。有甲文,堪爲物飾。

**海藥云:**謹按,正經云"生在廣州山谷"。其殼,味帶苦,治婦人赤白漏下,破積癥,頑風冷痺,關節氣壅,或經卜者更妙。凡用炙令黄,然後入藥中。

**抱朴子:**蠳龜啗蛇,南人皆帶蠳龜之尾以辟蛇。蛇中人,刮此物以傅之,其瘡亦使愈。

**衍義曰:**秦龜即生於秦者。秦地山中多老龜,極大而壽。龜甲即非止秦地有,四方皆有之,但取秦地所出,大者爲勝。今河北獨流鈞臺甚多。取龜筒治療,亦入衆藥。止此二種,各逐本條,以其靈於物,方家故用以補心,然甚有驗。

〔箋釋〕

按照陶弘景的意見,秦龜主要指陸龜,詳前條箋釋。《新修本草》又提到"蠵蠵",考《説文》云:"蠵,大龜也,以胃鳴者。”《爾雅·釋魚》十種龜之靈龜，郭璞注：“涪陵郡出大龜，甲可以卜，緣中文似瑇瑁，俗呼爲靈龜，即今觜蠵龜，一名靈蠵，能鳴。”

觜蠵爲大龜没有問題，但這種觜蠵究竟是山龜還是水龜或是海龜，却有不同意見。《山海經·東山經》云：“有水焉，廣員四十里皆湧，其名曰深澤，其中多蠵龜。”郭璞注：“蠵，觜蠵，大龜也。甲有文采，似瑇瑁而薄。”這種蠵龜當爲水龜。《新修本草》説：“秦龜即觜蠵是，更無别也。”則以觜蠵爲陸龜。《嶺表録異》卷下亦云：“觜蠵者，俗謂之兹夷，乃山龜之巨者。人立其背上，可負而行。産潮循山中，鄉人採之，取殼以貨。”《本草拾遺》不以此説爲然，有云：“蘇云秦龜即是觜蠵，按觜蠵生海水中，生山陰者非觜蠵矣。”又説：“按觜蠵，似龜，生海邊。有甲文，堪爲物飾。”如此則似指海龜。雖然衆説紛紜，動物學家取《山海經》《本草拾遺》《本草綱目》的意見，根據蠵龜水生形似玳瑁的特徵，將其推定爲海龜科的蠵龜 *Caretta caretta*。

除了觜蠵，還有夾蛇龜，也在《爾雅》十種龜之列，稱爲“攝龜”，郭璞注：“小龜也，腹甲曲折，解能自張閉，好食蛇，江東呼爲陵龜。”《新修本草》將其稱爲“蠚龜”，也説：“蠚龜腹折，見蛇則呷而食之。”此即龜科閉殼龜屬如黄緣閉殼龜 *Cuora flavomarginata* 及三綫閉殼龜 *Cuora trifasciata* 之類，其背腹甲之間、胸腹盾之間有韌帶組織相連，腹甲前後兩半可以活動，當頭尾四肢縮入殼内以後，腹甲可以完全閉合於背甲。在有關閉殼龜屬生物學特性描述中，並没有提到這類龜以蛇類爲食物，而且如黄緣閉殼龜、三綫閉殼龜皆屬小型龜，似乎也不太可能食蛇，這可能是古人見其閉殼以及腹甲的夾閉動作引起的錯誤聯想。

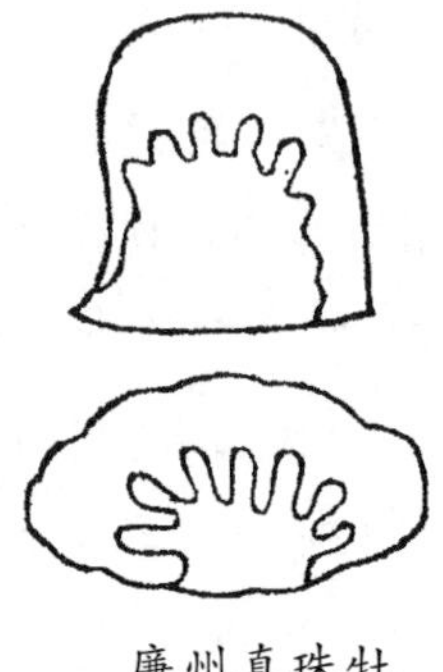
廉州真珠牡

**真珠**　**寒，無毒。主手足皮膚逆臚，鎮心。綿裹塞耳，主聾。傅面，令人潤澤好顔色。粉點目中，主膚瞖障膜。**今附。

臣禹錫等謹按，藥性論云：真珠，君。治眼中瞖障白膜，七寶散用磨瞖障，亦能墜痰。日華子云：真珠子，安心，明目，駐顔色也。

**圖經曰：**真珠，本經不載所出州土，今出廉州，北海亦有之。生於珠牡。俗謂之珠母。珠牡，蚌類也。按《嶺表録異》："廉州邊海中有洲島，島上有大池，謂之珠池。每歲，刺史親監珠户入池採老蚌，割取珠以充貢。池雖在海上，而人疑其底與海通，池水乃淡，此不可測也。土人採小蚌肉作脯食之，往往得細珠如米者。乃知此池之蚌，隨大小皆有珠矣。"而今取珠牡，云得之海傍，不必是珠池中也。其北海珠蚌，種類小别。人取其肉，或有得珠者，但不常有，其珠亦不甚光瑩，藥中不堪用。又蚌屬中有一種似江珧者，其腹亦有珠，皆不及南海者奇而且多。入藥須用新完未經鑽綴者爲佳。

【**海藥云：**謹按，正經云"生南海，石決明産出也"。主明目，除面皯，止洩。合知母，療煩熱，消渴。以左纏根，治兒子麸豆瘡入眼。蜀中西路女瓜亦出真珠，是蚌蛤産，光白甚好，不及舶上彩耀。欲穿,須得金剛鑽也。爲藥須久研如粉麪,方堪服餌,研之不細,傷人藏府。

**雷公云**:須取新净者,以絹袋盛之,然後用地榆、五花皮、五方草三味各四兩,細剉了,又以牡蠣約重四五斤已來,先置於平底鐺中,以物四向搘令穩,然後著真珠於上子①,方下剉了三件藥,籠之,以漿水煑三日夜,勿令火歇,日滿出之,用甘草湯淘之,令净後,於臼中搗令細,以絹羅重重篩過,却更研二萬下了用。凡使,要不傷破及鑽透者,方可用也。

**外臺秘要**:療子死腹中方:真珠二兩,爲末,酒調服盡,立出。

**千金方**:治兒胞衣不出:苦酒服真珠末一兩。　**又方**:難産:取真珠末一兩,和酒服之,立出。

**肘後方**:卒忤停尸不能言:真珠末,以雞冠血和丸小豆大,以三四粒内口中。　**又方**:主鎮安魂魄,珠蜜方:煉真珠如大豆,以蜜一蜆殻和,一服與一豆許,日三,大宜小兒矣。

**抱朴子**:真珠徑寸已上可服,服之可以長久。酪漿漬之,皆化如水銀。亦可以浮石、水蜂窠、蠶化,包彤蛇黄合之,可以引長三四尺,丸服之,絶穀得長生。

**衍義曰**:真珠,小兒驚熱藥中多用。河北塘濼中,亦有圍及寸者,色多微紅,珠母與廉州珠母不相類,但清水急流處,其色光白,水濁及不流處,其色暗。餘如經。

〔箋釋〕

"真珠"即"珍珠",是佛教七寶之一,唐及唐以前翻譯

① 子:底本如此,疑作"了"。

的佛經幾乎都使用“真珠”,宋代禪僧語録則寫作“珍珠”,可見“珍珠”一詞之流行,大致開始於宋。

真珠有海水、淡水兩種,《海藥本草》引正經“生南海,石決明産出也”,此爲海水珠;又説“蜀中西路女瓜亦出真珠,是蚌蛤産,光白甚好,不及舶上彩耀”,則是淡水珠。海水珍珠主要出自珍珠貝科的馬氏珍珠貝 *Pteria martensii*、長耳珠母貝 *Pinctada chemnitzi*,鮑科多種鮑魚等;淡水珍珠主要出自蚌科的三角帆蚌 *Hyriopsis cumingii*、褶紋冠蚌 *Cristaria plicata*、背角無齒蚌 *Anodonta woodiana* 等。



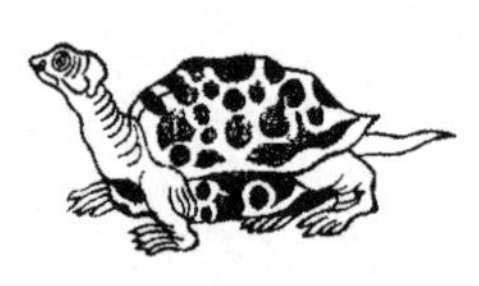
瑇瑁

**瑇瑁　寒,無毒。主解嶺南百藥毒。俚人刺其血,飲以解諸藥毒。大如帽,似龜,甲中有文。生嶺南海畔山水間。**今附。

臣禹錫等謹按,陳士良云:瑇瑁,身似龜,首觜如鸚鵡。肉,平。主諸風毒,行氣血,去胸膈中風痰,鎮心脾,逐邪熱,利大小腸,通婦人經脉。甲殼亦似肉,同療心風邪,解煩熱。日華子云:破癥結,消癰毒,止驚癇等疾。

**圖經曰**:瑇瑁生嶺南山水間,今亦出廣南。蓋龜類也,惟腹、背甲皆有紅點斑文,其大者有如盤。入藥須生者乃靈,帶之亦可以辟蠱毒,凡遇飲食有毒,則必自摇動,死者則不能,神矣。昔唐嗣薛王之鎮南海,海人有獻生瑇瑁者,王令揭取上甲二小片,繫於左臂,欲以辟毒。瑇瑁甚被楚毒,復養於使宅後池,伺其揭處復生,還遣送舊處,並無傷矣。今人多用雜龜筒作器皿,皆殺取之,又經煑拍,生者殊不易得。頃有自嶺表罷官,得生瑇瑁,畜養且久,攜以北歸,北人多有識者。又有一種鼊鼊,亦瑇瑁之類也,其形如笠,四足縵胡無指,其甲有黑珠,文采亦好,但薄而色淺,不任作器,惟堪貼飾耳。今人謂之鼊皮,不入藥用。

【**陳藏器云**:大如扇,似龜,甲有文,餘並同。

**楊氏産乳**:療中蠱毒:生玳瑁以水磨如濃飲,服一盞即解。

**衍義曰**:瑇瑁治心經風熱,生者入藥,蓋性味全也。既入湯火中,即不堪用,爲器物者是矣,與生熟犀其義同。

〔箋釋〕

瑇瑁即海龜科動物瑇瑁 *Eretmochelys imbricata*,《本草綱目》集解項說:"按范成大《虞衡志》云:瑇瑁生海洋深處,狀如龜黿,而殼稍長,背有甲十二片,黑白斑文,相錯而成。其裙邊缺如鋸齒。無足而有四鬣,前長後短,皆有鱗,斑文如甲。海人養以鹽水,飼以小魚。又顧玠《海槎録》云:大者難得,小者時時有之。但老者甲厚而色明,小者甲薄而色暗。世言鞭血成斑,謬矣。取時必倒懸其身,用滚醋潑之,則甲逐片應手落下。《南方異物志》云:大者如籧篨。背上有鱗大如扇,取下乃見其文。煮柔作器,治以鮫魚皮,瑩以枯木葉,即光輝矣。陸佃云:瑇瑁不再交,望卵影抱,謂之護卵。"

**桑螵蛸** **味鹹**、甘,**平**,無毒。**主傷中,疝瘕,陰痿,益精生子,女子血閉腰痛,通五淋,利小便水道。**又療男

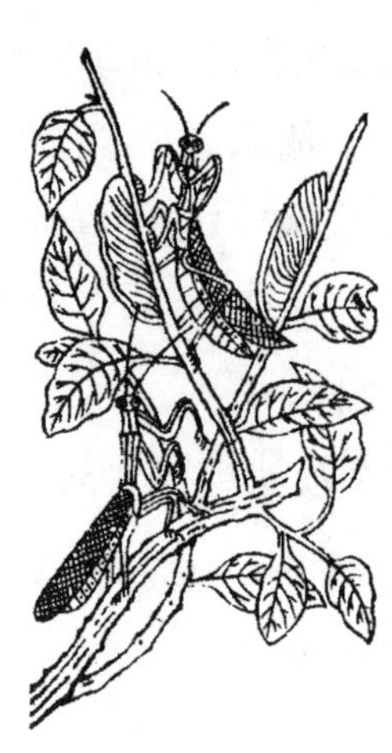
蜀州桑螵蛸

**子虚損，五藏氣微，夢寐失精，遺溺。久服益氣養神。一名蝕肬。**音尤。**生桑枝上，螳蜋子也。二月、三月採蒸之，當火炙，不爾令人洩。**得龍骨，療洩精。畏旋覆花。

陶隱居云：俗呼螳蜋爲蚚音石。蜋，逢樹便産，以桑上者爲好，是兼得桑皮之津氣。市人恐非真，皆令合枝斷取之爾，僞者亦以膠著桑枝之上也。臣禹錫等謹按，蜀本圖經云：此物多在小桑樹上，叢荆棘間，並螳蜋卵也，三月、四月中，一枝出小螳蜋數百枚。以熱漿水浸之一伏時，焙乾，於柳木灰中炮令黄色用之。藥性論云：桑螵蛸，臣，畏戴椹。主男子腎衰，漏精，精自出，患虚冷者能止之。止小便利：火炮令熱，空心食之。虚而小便利，加而用之。

**圖經云：**桑螵蛸，螗蜋子也。本經不載所出州土，今在處有之。螗蜋逢木便産，一枚出子百數，多在小木荆棘間。桑上者兼得桑皮之津氣，故以爲佳，而市之貨者，多非真，須連枝折之爲驗，然僞者亦能以膠著桑枝上，入藥不宜也。三月、四月採，蒸過收之，亦火炙，不爾則令人洩。一法：採得便以熱漿水浸一伏時，焙乾，更於柳木灰中炮令黄用之。《爾雅》云“莫貈，户各切。螗蜋，蛑”，郭璞云：“螗蜋，有斧蟲，江東呼爲石蜋。”又云：“不過，蟷丁郎切。蠰。”息詳切。蟷蠰，螗蜋别名也。其子蜱音裨。蛸，音蕭。一名蟳普莫切。蟭，音焦。蟷蠰卵也。古今方漏精及主風藥中多用之。

【雷公云：凡使，勿用諸雜樹上生者，螺螺不入藥中用。凡採覓，須桑樹東畔枝上者，採得去核子，用沸漿水浸淘七遍，令水遍沸，於甆鍋中熬令乾用。勿亂别修事，却無効也。

**經驗方**：治底耳方：用桑螵蛸一箇，慢火炙及八分熟，存性細研，入麝香一字爲末，摻在耳内，每用半字，如神效。如有膿，先用綿包子撚去，次後摻藥末入在耳内。

**產書**：治姙娠小便數不禁：桑螵蛸十二枚，擣爲散，分作兩服，米飲下。《楊氏產乳》同。　**又方**：療小便不通及胞轉：桑螵蛸擣末，米飲服方寸匕，日三。

**衍義曰**：桑螵蛸，自採者真，市中所售者，恐不得盡皆桑上者。蜀本圖經浸炮之法，不若略蒸過爲佳。鄰家有一男子，小便日數十次，如稠米泔色，亦白，心神恍惚，瘦瘁食減，以女勞得之。今服此桑螵蛸散，未終一劑而愈。安神魂，定心志，治健忘，小便數，補心氣：桑螵蛸、遠志、菖蒲、龍骨、人參、茯神、當歸、龜甲醋炙，已上各一兩，爲末，夜卧，人參湯調下二錢。如無桑上者，即用餘者，仍須以炙桑白皮佐之，量多少可也。蓋桑白皮行水，意以接螵蛸就腎經，用桑螵蛸之意如此。然治男女虚損，益精，陰痿，夢失精，遺溺，疝瘕，小便白濁，腎衰，不可闕也。

〔箋釋〕

《爾雅·釋蟲》"莫貈，蟷蠰，蛑"，郭璞注："螗蠰，有斧蟲，江東呼爲石蠰。"郝懿行義疏云："蟷蠰，《説文》作堂蠰。云堂蠰一名蚚父。按，蚚父即拒斧也。高誘注《吕覽·仲夏紀》云:螳蜋一曰天馬,一曰齕疣。兖州謂之拒斧。《淮南》注作巨斧。義俱通耳。此蟲有臂如斧,故《莊子·人間世》篇云:螳蜋怒其臂以擋車軼,不知不勝任也。《韓詩外傳》云:此爲天下勇蟲矣。螳螂,今呼爲刀螂,聲之轉也。"《爾雅·釋蟲》又云:"不過,蟷蠰。其子蜱蛸。"郭注:"蟷蠰,螗蜋别名也。一名鱄蟭,蟷蠰卵也。"《月令》云:"小暑至,螳螂生。"鄭玄注:"螵蛸母也。"至於"莫貈"與"蟷蠰"是一是二,注釋家莫衷一是。《藝文類聚》卷九十七引王瓚問曰:"《爾雅》云莫貉,螳蜋同類物也。今沛魯以南謂之蟷蠰,三河之域謂之螳蜋,燕趙之際謂之食肬,齊濟以東謂之馬敫。然名其子則同云螵蛸,是以注云螳螂,螵蛸母也。"按,桑螵蛸爲螳螂目多種昆蟲所産卵鞘,一般以螳螂科中華緑螳螂 *Paratenodera sinensis*、南方刀螂 *Tenodera aridifolia* 爲主流。

舒岳祥有《續十蟲吟》,詠螳螂而及桑螵蛸,云:"蟲有摇櫓郎,楚楚緑衣裳。怒目只自躁,奮臂倚枝長。附桑寄螵蛸,亦入秘術方。折之插屋壁,經時子穰穰。竹籬疏復密,牽牛花低昂。迎風新意氣,顧盼何昂藏。如逢大車轍,毅然亦敢當。不如捕鳴蟬,脆美不爾傷。"





**石決明　味鹹,平,無毒。主目障瞖痛,青盲。久服益精輕身。生南海。**

**陶隱居**云:俗云是紫貝,定小異,亦難得。又云是鰒步角切。魚甲,附石生,大者如手,明耀五色,内亦含珠。人今皆水漬紫貝以熨眼，頗能明。此一種，本亦附見在決明條，甲既是異類，今爲副品也。**唐本注**云：此物是鰒魚甲也，附石生，狀如蛤，惟一片無對、七孔者良。今俗用者，紫貝全别，非此類也。**今注**：石決明生廣州海畔。殻大者如手，小者如三兩指。其肉，南人皆噉之。亦取其殻，以水漬洗眼，七孔、九孔者良，十孔已上者不佳，謂是紫貝及鰒魚甲，並誤矣。**臣禹錫等謹按，蜀本**云：石決明，寒。又注云：鰒魚，主欬嗽，噉之明目。又圖經云：今出萊州即墨縣南海内。三月、四月採之。**日華子**云：石決明，涼①，明目。殻磨障瞖。亦名九孔螺也。

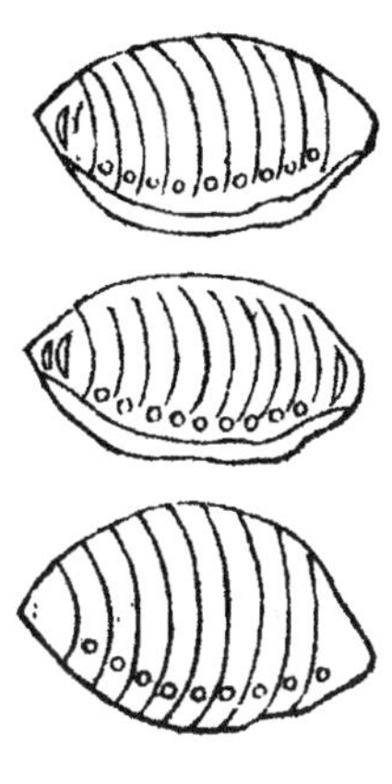

雷州石決明

**圖經曰**：石決明生南海，今嶺南州郡及萊州皆有之。舊説或以爲紫貝，或以鰒魚甲。按，紫貝即今人砑螺，古人用以爲貨幣者殊非此類。鰒魚，王莽所食者，一邊著石，光明可愛，自是一種，與決明相近耳。決明殻大如手，小者三兩指，海人亦噉其肉，亦取其殻，漬水洗眼，七孔、九孔者良，十孔者不佳。採無時。

【**海藥云**：主青盲，内障，肝肺風熱，骨蒸勞極，並良。凡用，先以麵裹熟煨，然後磨去其外黑處并麁皮了，爛擣之，細羅，於乳鉢中再研如麵，方堪用也。

**雷公云**：凡使，即是真珠母也。先去上麁皮，用鹽并東流水於大瓷器中煑一伏時了，漉出拭乾，擣爲末，研如粉，却入鍋子

① 涼：底本作"京"，據文意改。

中，再用五花皮、地榆、阿膠三件，更用東流水，於甆器中，如此淘之三度，待乾，再研一萬匝，方入藥中用。凡修事五兩，以鹽半分，取則第二度煮，用地榆、五花皮、阿膠各十兩。服之十兩，永不得食山桃，令人喪目也。

**勝金方**：治小腸五淋：石決明去麁皮甲，擣研細。右件藥，如有軟硬物淋，即添朽木細末，熟水調下二錢匕服。

**衍義曰**：石決明，經云"味鹹"，即是肉也。人採肉以供饌，及乾致都下，北人遂爲珍味。肉與殼兩可用，方家宜審用之。然皆治目。殼研，水飛，點磨外障瞖，登、萊州甚多。



〔箋釋〕

陶弘景説："俗云是紫貝，定小異，亦難得。又云是鰒魚甲，附石生，大者如手，明耀五色，内亦含珠。"所謂"鰒魚"，《説文》"鰒，海魚名"，段玉裁注："郭注《三倉》曰：鰒似蛤，一偏著石。《廣志》曰：鰒無鱗，有殼，一面附石。細孔雜雜，或七或九。本草曰：石决明一名鰒魚。"《本草綱目》集解項説："石决明形長如小蚌而扁，外皮甚麁，細孔雜雜，内則光耀，背側一行有孔如穿成者，生於石崖之上，海人泅水，乘其不意，即易得之，否則緊黏難脱也。陶氏以爲紫貝，雷氏以爲真珠母，楊倞注《荀子》以爲龜脚，皆非矣。惟鰒魚是一種二類，故功用相同。吴越人以糟决明、酒蛤蜊爲美品者，即此。"今言鮑魚即是鰒魚，故李時珍説"鰒魚是一種二類"。石决明是鮑魚科多種鮑魚的殼，所謂"孔"，指殼上通透的呼水孔口，能符合七孔、九孔者，主要有皺紋盤鮑 *Haliotis discus*、雜色鮑 *Haliotis diversicolor*。

**海蛤**　**味苦**、鹹，**平**，無毒。**主欬逆上氣，喘息煩滿，胸痛寒熱**，療陰痿。**一名魁蛤**。生東海。蜀漆爲之使，畏狗膽、甘遂、芫花。

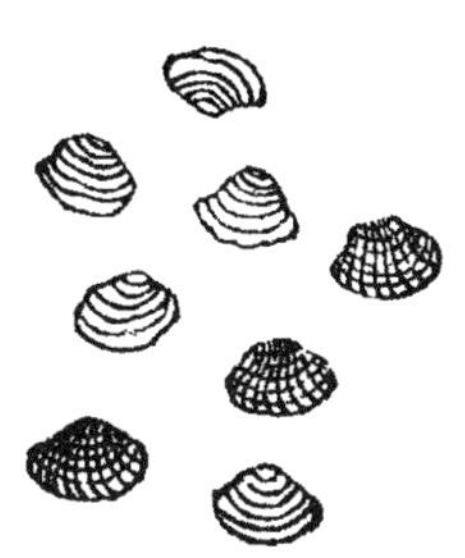

滄州海蛤

**唐本注**云：此物以細如巨勝、潤澤光净者好，有麤如半杏人者，不入藥用。亦謂爲㹠耳蛤，麤惡不堪也。**今按**，别本注云：鴈腹中出者極光潤，主十二水滿急痛，利膀胱、大小腸。麤者如半片郁李仁，不任用，亦名㹠耳。**臣禹錫等謹按，蜀本**圖經云：今萊州即墨縣南海沙湍中，四月、五月採，淘沙取之。當以半天河煑五十刻，然以枸杞子汁和，筀竹筒盛，蒸一伏時。勿用游波蟲骨，似海蛤而面上無光，悮食之令人狂眩，用醋蜜解之即愈。**吴氏**云：海蛤，神農：苦；岐伯：甘；扁鵲：鹹。大節頭有文，文如磨齒。採無時。**蕭炳**云：止消渴，潤五藏，治服丹石人有瘡。**藥性論**云：海蚧亦曰海蛤，臣。亦名紫薇。味鹹，有小毒。能治水氣浮腫，下小便，治嗽逆上氣。主治項下瘤瘻。**日華子**云：治嘔逆，陰痿，胸脅脹急，腰痛，五痔，婦人崩中帶下病。此即鮮蛤子，鴈食後糞中出，有文彩者爲文蛤，無文彩者爲海蛤。鄉人又多將海岸邊爛蛤殻被風濤打磨瑩滑者僞作之。

**圖經曰**：海蛤、文蛤並生東海，今登、萊、滄州皆有之。陶隱居以細如巨勝、潤澤光净者爲海蛤，云"經鴈食之，從糞中出過數多，故有光澤也"；以大而有紫斑文者爲文蛤。陳藏器以爲海蛤是海中爛殻，久爲風波濤洗，自然圓净，此有大小，而久遠者爲佳，不必鴈腹中出也；文蛤是未爛時殻，猶有文理者，此乃新舊不同，正一物而二名也。然海蛤難得真爛久者，海人多以它蛤殼經風濤摩盪瑩滑者僞作之，殊無力。又有一種游波骨，極類海蛤，但少瑩澤，誤食之令人狂眩，用醋、蜜解之則愈。本經海蛤一名魁蛤。又别有魁蛤條，云“形正圓，兩頭空，表有文”，乃别是一種也。按《説文》曰“千歲鷰化爲海蛤，魁蛤即是伏翼所化，故一名伏老”。並採無時。張仲景《傷寒論》曰：病在陽，應以汗解，反以冷水潠之，若水灌之，其熱被却，不得去，彌更益煩，皮上粟起，意欲水，反不渴者，文蛤散主之：文蛤五兩，一味擣篩，以沸湯和一方寸匕服，湯用五合。此方醫家多用，殊效。



【**雷公云**：凡使，勿用遊波蕈骨，其蟲骨真似海蛤，只是無面上光。其蟲骨誤餌之，令人狂走，擬投水。時人爲之犯鬼心狂，並不是緣曾誤餌。此蟲骨若服着，只以醋解之，立差。凡修事一兩，於漿水中煑一伏時後，却以地骨皮、栢葉二味，又煮一伏時後出，於東流水中淘三遍，拭乾，細擣研如粉，然後用。凡一兩，用地骨皮二兩，並細剉，以東流水淘取用之。

**衍義曰**：海蛤、文蛤，陳藏器所説是。今海中無鴈，豈有食蛤糞出者？若蛤殼中有肉時，尚可食，肉既無，焉得更有糞中過數多者？必爲其皆無廉稜，乃有是説。殊不知風浪日夕淘汰，故如是。治傷寒汗不溜，搐却手脚：海蛤、川烏頭各一兩，川山甲二兩，爲末，酒糊和丸，大一寸許，担褊置所患足心下。擘葱白蓋藥，以帛纏定，於暖室中，取熱水浸脚至膝上，久則水温，又添熱水，候遍身汗出爲度。凡一二日一次浸脚，以知爲度。



〔箋釋〕

諸家對海蛤的來歷争論不休，《説文》謂蛤類有三，其中海蛤"百歲鳶所化也",這可能是陶弘景説海蛤"從鴈屎中得之"的張本。此説顯然不妥,海蛤乃是海灘上各種貝類的碎殼,大小形狀不一,並不特指某一品種。因爲長期受海浪沖刷,邊角鈍圓,遂傳説是從海鳥的糞便中淘洗而得。《本草綱目》集解項李時珍的意見可爲定論:"按沈存中《筆談》云:海蛤即海邊沙泥中得之。大者如棋子,小者如油麻粒,黄白色,或黄赤相雜。蓋非一類,乃諸蛤之殼,爲海水礲礪,日久光瑩,都無舊質。蛤類至多,不能分别其爲何蛤,故通謂之海蛤也。"

《本草圖經》引《傷寒論》文蛤散云云,後世亦用治消渴。韓元吉《食田螺》詩有句:"中年消渴病,快若塵赴帚。含漿與文蛤,未易較先後。"含漿是蚌的别名,《嘉祐本草》謂其"止消渴,除煩,解熱毒",故詩與文蛤並列。



**文蛤　味鹹,平,無毒。主惡瘡,蝕五痔,欬逆胸痺,腰痛脅急,鼠瘻大孔出血,崩中漏下。生東海。表有文。取無時。**

陶隱居云:海蛤至滑澤,云從鴈屎中得之,二三十過方爲良。今人多取相擁,令磨蕩似之爾。文蛤小大而有紫斑。此既異類而同條,若别之,則數多,今以爲附見,而在副品限也。凡有四物如此。唐本注云:文蛤,大者圓三寸,小者圓五六分。若今婦人以置燕脂者,殊非海蛤之類也。夫天地間物,無非天地間用,豈限其數爲正副耶?今按,陳藏器本草云:海蛤,主水癊。取二兩,先研三日,漢防己、棗肉、杏人二兩,葶藶子六兩,熬研成脂爲丸,一服十丸，利下水。臣禹錫等謹按，蜀本圖經云：背上有斑文者，今出萊州掖縣南海中，三月中旬採。蕭炳云：出密州。陳藏器云：按，海蛤是海中爛殼，久在泥沙，風波淘漉，自然圓净，有大有小，以小者久遠爲佳，亦非一一從鴈腹中出也。文蛤是未爛時殼，猶有文者。此乃新舊爲名，二物元同一類。假如鴈食蛤殼，豈擇文與不文？蘇恭此言殊爲未達，至如爛蜆蚌殼，亦有所主，與生不同。陶云副品，正其宜矣。《説文》曰“千歲鷰化爲海蛤，一名伏老，伏翼化爲”，今亦生子滋長也。



**圖經**：文具海蛤條下。

【**千金翼**：治急疳蝕口鼻，數日盡，欲死：燒文蛤灰，臘月脂和，塗之。

**衍義**：文具海蛤條下。

〔箋釋〕

海蛤是海灘上各種貝類的碎殼，文蛤則特指一種貝類。《本草綱目》集解項説：“按沈存中《筆談》云：文蛤即今吴人所食花蛤也。其形一頭小，一頭大，殼有花斑的便是。”此即簾蛤科文蛤 *Meretrix meretrix*，或同科小眼花簾蛤 *Ruditapes variegatus*，後者貝殼表面有明顯的花紋。



至於陶弘景言“此既異類而同條，若别之，則數多，今以爲附見，而在副品限也”。蓋《本草經》收載藥物三百六十五種，以應三百六十五日，爲了滿足此要求，有少數藥物被合併計數。如此拘泥於數字，故《新修本草》嘲笑説：“夫天地間物，無非天地間用，豈限其數爲正副耶？”

**魁蛤** 味甘，平，無毒。主痿痺，洩痢便膿血。一名魁陸，一名活東。生東海。正圓兩頭空，表有文。取無時。

**陶隱居**云：形似紡軖，音狂。小狹長，外有縱横文理，云是老蝙蝠化爲，用之至少。而本經"海蛤一名魁蛤"，與此爲異也。**臣禹錫等謹按，蜀本**圖經云：形圓長，似大腹檳榔，兩頭有孔。今出萊州。

**圖經**：文具海蛤條下。

【**食療**：寒。潤五藏，治消渴，開關節。服丹石人食之，使人免有瘡腫及熱毒所生也。

〔箋釋〕

《爾雅·釋魚》"魁陸"，郭璞注："本草云：魁狀如海蛤，圓而厚，外有理縱横。即今之蚶也。"《嶺表録異》云："瓦屋子，蓋蚌蛤之類也。南中舊呼爲蚶子頭。因盧鈞尚書作鎮，遂改爲瓦屋子，以其殼上有棱如瓦壟，故名焉。殼中有肉，紫色而滿腹，廣人尤重之。多燒以薦酒，俗呼爲天臠炙，吃多即壅氣，背膊煩疼，未測其本性也。"陶弘景說："形似紡軖，小狹長，外有縱横文理，云是老蝙蝠化爲，用之至少。"所謂"紡軖"，本意是紡車，《説文》云："軖，紡車也。"《農書》卷二十云："軖必以牀，以承軖軸。"軖軸即繅輪上的轉軸，故"紡軖"疑當爲一種橄欖球形的物件，《蜀本草》說"形圓長，似大腹檳榔，兩頭有孔"，大約也是如此。此當是魁蛤科的多種貝類。

本條《名醫别録》記魁蛤一名魁陸，一名活東。按，魁陸之名與《爾雅》相合；活東，《爾雅·釋魚》"科斗，活東"，郭注："蛤蟆子。"今本《爾雅》"科斗，活東"與"魁陸"兩條相連，疑《名醫别録》作者誤看《爾雅》，遂以活東與魁陸連讀。《本草綱目》釋名項亦説："《名醫别録》云一名活東，誤矣。活東，蝌斗也。見《爾雅》。"

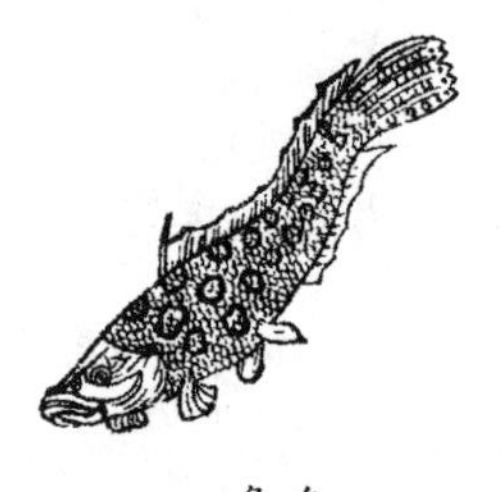
蠡魚

**蠡**音禮。**魚** **味甘，寒，無毒。主濕痺，面目浮腫，下大水，療五痔。有瘡者不可食，令人瘢**音盤。**白。一名鮦**音銅。**魚。生九江池澤。取無時。**

陶隱居云：今皆作鱧字，舊言是公蠣蛇所變，然亦有相生者。至難死，猶有蛇性。合小豆白煑以療腫滿，甚效。唐本注云：《别録》云：腸及肝，主久敗瘡中蟲。諸魚灰，並主哽噎也。臣禹錫等謹按，孟詵云：鱧魚，下大小便，擁塞氣。又，作鱠，與脚氣、風氣人食之，效。又，以大者洗去泥，開肚：以胡椒末半兩，切大蒜三兩顆，内魚腹中縫合，并和小豆一升煑之。臨熟下蘿蔔三五顆如指大，切葱一握，煑熟。空腹服之，并豆等强飽，盡食之。至夜即洩氣無限。三五日更一頓，下一切惡氣。又，十二月作醬，良也。日華子云：鱧魚腸，以五味炙貼痔瘻及蚛䐂，良久蟲出，即去之。諸魚中惟此膽甘可食。

**圖經曰**：蠡通作鱧字。魚生九江池澤，今處處有之。陶隱居以爲公蠣蛇所變，至難死，猶有蛇性。謹按，《爾雅》"鱧，鯇"，郭璞注云："鱧，鮦音同。也。"釋者曰："鱧，鯇也。"《詩·小雅》云

"魚麗于罶,魴鱧",《毛傳》云:"鱧,鯇也。"《正義》云:"諸本或作鱧鱧音重。也。"陸機謂鯇即鱧魚也,似鱧,狹而厚,今京東人猶呼鱧魚,其實一類也。據上所說,則似今俗間所謂黑鱧魚者,亦至難死,形近蛇類,浙中人多食之。然本經著鱧魚主濕痺下水,而黑鱧魚主婦人姙娠。《千金方》有安胎單用黑鱧魚湯方,而本經不言有此功用,恐是漏落耳。肝腸亦入藥,諸魚膽苦,惟此膽味甘可食爲異也。又下鮑魚條,據陶、蘇之說,乃似今漢、沔間所作淡乾魚,味辛而臭者。蘇又引《李當之本草》,亦言胸中濕者良。其以暴魚不以鹽,外雖乾而魚肥,故中濕也,中濕則彌臭矣。一說鮑魚自是一種,形似小鱅魚,生海中,氣最臭,秦始皇取置車中者是也。此說雖辨,亦無的據。《素問》治血枯雀卵丸,飲鮑魚汁,以利腸中。

【**外臺秘要**:療患腸痔,每大便常有血:鱧魚鱠,薑虀食之,佳。任性多少,差。忌冷毒物。　**又方**:療痔:鱧魚腸三具,炙令香,以綿裹,内穀道中,一食頃蟲當出,魚腸數易之,盡三枚,差。

**食醫心鏡**:治十種水氣病不差垂死:鱧魚一頭,重一斤已上,右熟取汁,和冬苽、葱白作羹食之。　**又方**:治野雞病,下血不止,腸疼痛:鱧魚一頭,如食法作鱠,蒜虀食之。

**靈苑方**:治急喉閉,逡巡不救者:蠡魚膽,臘月收,陰乾爲末,每服少許,點患處,藥至即差,病深則水調灌之。

**衍義曰**:蠡魚,今人謂之黑鯉魚。道家以謂頭有星爲厭,世有知之者,往往不敢食。又發故疾,亦須忌爾。今用之療病,亦止取其一端耳。

〔箋釋〕

《爾雅·釋魚》"鱧",郭璞注:"鮦也。"《廣雅·釋魚》云:"鱺、鰑,鮦也。"王念孫疏證:"今人謂之烏魚,首有班文,鱗細而黑,故名鱺魚。鱺之言驪也。"《本草綱目》集解項説:"形長體圓,頭尾相等,細鱗玄色,有斑點花文,頗類蝮蛇,有舌有齒有肚,背腹有鬣連尾,尾無歧。形狀可憎,氣息腥惡,食品所卑。南人有珍之者,北人尤絶之。"此即鱧科烏鱧 *Ophiocephalus argus*,俗名黑魚、烏棒,爲常見淡水魚種。烏鱧皮有斑狀花紋,故傳説與蛇有淵源,一名蛇皮魚。按,《爾雅·釋魚》鱧、鯇相連而各是一條,蘇頌斷句爲"鱧,鯇",意即鱧魚即是鯇魚。《本草綱目》釋名項批評説:"蘇頌《圖經》引《毛詩》諸注,謂鱧即鯇魚者,誤矣。今直削去,不煩辯正。"

《本草衍義》説"道家以謂頭有星爲厭,世有知之者,往往不敢食",此與卷十九雁肪條説"世或謂之天厭,亦道家之一説爾"一致。道教依據見《上清靈寶大法》,該書卷九禁忌條説:"雁、犬、黑蠡魚,此名三厭。"並特別注釋説:"鯉字非也。"恰好針對寇宗奭"今人謂之黑鯉魚"立言。





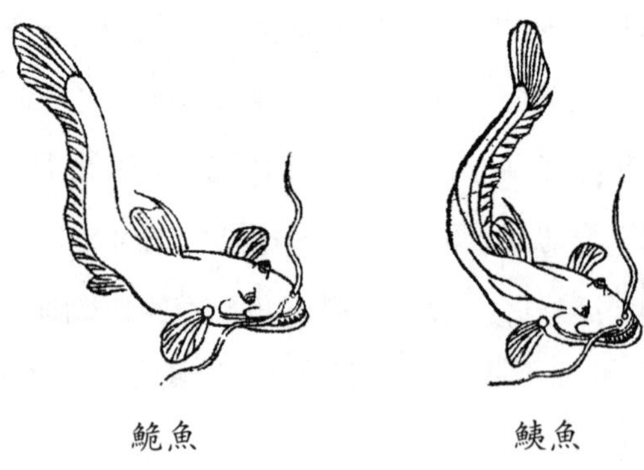

鮠魚　鮧魚

**鮧**音夷，又音題。**魚　味甘，無毒。主百病。**

**陶隱居**云：此是鯷音題。也，今人皆呼慈音，即是鮎乃兼切。魚，作臛食之，云補。又有鱯魚，相似而大；又有鮠五回切。魚，亦相似，黄而美，益人。其合鹿肉，及赤目、赤鬚、無鰓者，食之並殺人。又有人魚，似鯷而有四足，聲如小兒，食之療瘕疾，其膏燃之不消耗，始皇驪山塚中用之，謂之人膏也。荆州、臨沮、青谿至多此魚。**唐本注**云：鮧魚，一名鮎魚，一名鯷魚。主水浮腫，利小便也。**臣禹錫等謹按，蜀本**圖經云：有三種，口腹俱大者名鱯，音護。背青而口小者名鮎，口小背黄腹白者名鮠，一名河豘。三魚並堪爲臛，美而且補。**陳士良**云：鮧魚，暖。

**圖經曰**：鮧音夷，又音題。魚，舊不著所出州土，今江浙多有之。大首方口，背青黑，無鱗，多涎。其類有三：陶隱居云即鯷音題。魚也，鯷即鮎乃兼切。魚也；又有鱯音護。魚，相似而大；鮠五回切。魚，亦相似，色黄而美。三種形性皆相類，而小不同也。鮎亦名鰋，《詩·小雅》云"魚麗于罶，鰋鱧"，《傳》云："鰋，鮎也。"《爾雅·釋魚》"鰋，鮎"，郭璞注云："今鰋，額白魚。鮎别名鯷，江東通呼鮎爲鮧是也。"今江浙多食之，不可與牛肝合食，令人患風多噎。涎，主三消。取生魚涎，溲黄連末作丸，飯後烏梅煎飲下五七丸，渴便頓減。鱯，四季不可食，又不可與野猪肉合食，令人吐瀉。鮠，秦人呼爲鱗魚，能動痼疾，不可與野雞、野猪肉合食，令人患癩。此三魚大抵寒而有毒，非食品之佳味也。

【**食療**：鮎魚、鱯，大約相似。主諸補益。無鱗，有毒，勿多食。赤目、赤鬚者，並殺人也。

**千金翼**：治刺傷中毒：水燒魚目灰塗之。

**衍義曰**：鮧魚形少類獺，有四足，腹重墜如囊，身微紫色。嘗剖之，中有三小蠏，又有四五小石䂔，如指面許小魚五七枚，然無鱗，與鮎、鮠相類，今未見用者。

〔箋釋〕

《説文》"鮷，大鮎也"，段玉裁注："此字《詩》《爾雅》《釋文》《廣韻》作鮧，從夷。《文選·蜀都賦》及《玉篇》作鯷。未知孰是。以夷、弟篆體易訛也。《山海經》傳曰：今亦呼鮎爲鮷。《字林》曰：青州人呼鮎鯷。郭注《爾雅》曰：鮎别名鯷，江東通呼鮎爲鮧。"《爾雅翼·釋魚》鮧魚條云："鮧魚，偃額，兩目上陳，頭大尾小，身滑無鱗，謂之鮎魚，言其黏滑也。一名鯷魚。此魚及鰌鱓之類，皆謂之無鱗魚，食之蓋不益人。《孟子》稱緣木求魚不得魚。今鮧魚善登竹，以口銜葉而躍於竹上。大抵能登高，其有水堰處，輒自下騰上，愈高遠而未止。諺曰鮎魚上竹，謂是故也。"《本草綱目》乃以鯷魚、鰋魚、鮎魚爲鮧魚的别名，解釋説："魚額平夷低偃，其涎粘滑。鮧，夷也。鰋，偃也。鮎，粘也。古曰鰋，今曰鮎；北人曰鰋，南人曰鮎。"集解項又云："鮎乃無鱗之魚，大首偃額，大口大腹，鮠身鱧尾，有齒有胃有鬚。生流水者，色青白；生止水者，色青黄。大者亦至三四十斤。俱是大口大腹，並無口小者。"據其所説，即鮎科鮎魚 *Silurus asotus*。

**鯽魚**　主諸瘡，燒以醬汁和塗之，或取猪脂煎用，又主腸癰。

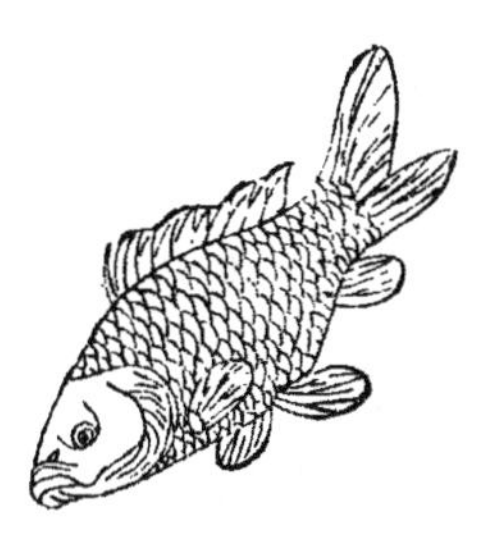
鯽魚

**頭灰** 臣禹錫等謹按,藥對云:頭,温。**主小兒頭瘡,口瘡,重舌,目瞖。一名鮒**音父。**魚。合蓴作羹,主胃弱不下食;作鱠,主久赤白痢。**唐本先附。

臣禹錫等謹按,蜀本云:鯽魚,味甘,温。止下痢,多食亦不宜人。又注云:形亦似鯉,色黑而體促,肚大而脊隆,所在池澤皆有之。孟詵云:鯽魚,平胃氣,調中,益五藏,和蓴作羹食,良。又鯽魚與鰤,其狀頗同,味則有殊。鰤是節化,鯽是稷米化之,其魚腹上尚有米色。寬大者是鯽,背高腹狹小者是鰤,其功不及鯽。魚子調中,益肝氣爾。日華子云:鯽魚,平,無毒。温中下氣,補不足。作鱠,療腸澼,水穀不調及赤白痢。燒灰以傅惡瘡,良。又,釀白礬燒灰,治腸風血痢。頭燒灰療嗽。又云:子不宜與猪肉同食。

**圖經曰:**鯽魚,本經不載所出州土,今所在池澤皆有之。似鯉魚,色黑而體促,肚大而脊隆,亦有大者至重二三斤。性温,無毒,諸魚中最可食。或云稷米所化,故其腹尚有米色。又有一種背高腹狹小者,名鰤魚,功用亦與鯽同,但力差劣耳。又黔州有一種重脣石鯽魚,亦其類也。

【**陳藏器云:**頭主欬嗽,燒爲末服之。肉主虛羸,五味熟煑食之。鱠亦主赤白痢及五野雞病。

**食療:**食之平胃氣,調中,益五藏,和蓴作羹,良。作鱠食之,斷暴下痢。和蒜食之,有少熱;和薑、醬食之,有少冷。又,夏月熱痢可食之,多益。冬月中則不治也。骨燒爲灰,傅䘌瘡上,三五度，差。謹按，其子調中，益肝氣。凡魚生子，皆粘在草上及土中。寒冬月水過後，亦不腐壞。每到五月三伏時，雨中便化爲魚。食鯽魚不得食沙糖，令人成疳蟲。丹石熱毒發者，取蓤首和鯽魚作羹，食一兩頓即差。

**聖惠方**：治小兒腦疳鼻癢，毛髮作穗，面黄羸瘦，益腦：用鯽魚膽滴於鼻中，連三五日，甚效。

**外臺秘要**：治患腸痔，大便常有血：食鯽魚羹及隨意任作飽食。孫真人同。

**千金方**：小兒頭無髮：燒鯽魚末，醬汁和傅之。

**梅師方**：鯽魚不可合猪肝食。

**孫真人**：治牙齒疼：取鯽魚内鹽花於肚中，燒作灰末，傅之即差。　**又方**：主惡核腫不散：取鮮鯽魚杵傅之。　**又方**：主脚氣及上氣：取鯽魚一尺長者作鱠，食一兩頓，差。

**食醫心鏡**：治脾胃氣冷，不能下食，虚弱無力，鶻突羹：鯽魚半斤細切，起作鱠，沸豉汁熱投之，著胡椒、乾薑、蒔蘿、橘皮等末，空心食之。

**集驗方**：熱病差後百日食五辛者，必目暗：鯽魚作臛熏之。

**子母秘録**：治小兒面上忽生瘡，黄水出：鯽魚頭燒末，和醬清汁傅，日易之。　**又方**：小兒丹：鯽魚肉細切五合，小豆擣屑二合，和，更杵如泥，和水傅之。

**楊氏産乳**：療妊娠時行傷寒：鯽魚一頭燒作灰，酒服方寸匕，汗出，差。《傷寒類要》同。　**又方**：中風寒熱，腹中絞痛：以乾鯽魚一頭燒作末，三指撮，以苦酒服之，温覆取汗，良。

**衍義曰**:鯽魚開其腹,内藥燒之,治齒。

〔**箋釋**〕

按照《説文》,"鯽魚"正寫當作"鰿魚"。一名鮒魚,《埤雅·釋魚》云:"鮒,小魚也,即今之鯽魚。"即《莊子·外物》車轍中鮒魚乞斗升之水而活者,杜甫詩"真成窮轍鮒,或似喪家狗"。《本草綱目》集解項説:"鯽喜偎泥,不食雜物,故能補胃。冬月肉厚子多,其味尤美。酈道元《水經注》云:蘄州廣齊青林湖鯽魚,大二尺,食之肥美,辟寒暑。東方朔《神異經》云:南方湖中多鯽魚,長數尺,食之宜暑而辟風寒。《吕氏春秋》云:魚之美者,有洞庭之鮒。觀此,則鯽爲佳品,自古尚矣。"此即鯉科鯽魚 *Carassius auratus*。

《食療本草》又提到鰤魚,《本草綱目》云:"鰤魚,即《爾雅》所謂鱖歸,郭璞所謂妾魚、婢魚,崔豹所謂青衣魚,世俗所謂鰟魮鯽也。似鯽而小,且薄黑而揚赤。其行以三爲率,一前二後,若婢妾然,故名。"這種鰤魚即鯉科鰟鮍 *Rhodeus sinensis*,體型較鯽魚爲小。

**鱓**音善。**魚　味甘,大温,無毒。主補中,益血,療瀋**音審。**脣。五月五日取頭骨燒之,止痢。**

**陶隱居**云:鱓是荇芩根化作之,又云是人髮所化,今其腹中自有子,不必盡是變化也。性熱,作臛食之亦補,而時行病起,食之多復,又喜令人霍亂。凡此水族魚鰕之類甚多,其有名者,已注在前條,雖皆可食,而甚損人,故不入藥用。又有食之反能致病者，今條注如後説：凡魚頭有白色如連珠至脊上者，腹中無膽者，頭中無鰓者，並殺人。魚汁不可合鸕鷀肉食之。鯽魚不可合猴、雉肉食之。鰌音秋。鱓不可合白犬血食之。鯉魚子不可合猪肝食之，鯽魚亦爾。青魚鮓不可合生胡荽及生葵并麥醬食之。鰕無鬚及腹下通黑及煑之反白，皆不可食。生鰕鱠不可合雞肉食之，亦損人。又有鯆音脯。魮，音粃。亦益人，尾有毒，療齒痛。又有鮧烏郎切。魟乙八切。魚，至能醒酒。鯸音侯。鮧魚有毒，不可食。**唐本注**云：《别録》云：乾鱓頭，主消渴，食不消，去冷氣，除痞疢。其穿魚繩，主竹木屑入目不出。穿鮑魚繩，亦主眯目，去刺，煑汁洗之，大良也。**今按，**陳藏器本草云：鱓魚主濕痺氣，補虚損，婦人産後淋瀝，血氣不調，羸瘦，止血，除腹中冷氣腸鳴也。**臣禹錫等謹按，蜀本**圖經云：似鰻鱺魚而細長，亦似蛇而無鱗，有青黄二色，生水岸泥窟中，所在皆有之。**孟詵**云：鱓魚，補五藏，逐十二風邪。患惡氣人，常作臛，空腹飽食，便以衣蓋卧少頃，當汗出如白膠，汗從腰脚中出，候汗盡，煖五木湯浴，須慎風一日，更三五日一服。并治濕風。

【**陳藏器云**：血主癬及瘻，斷取血塗之。夏月於淺水中作窟如蛇，冬蟄夏出，宜臛食之。《證俗音》鱓魚，音善字，或作鱓，諸書皆以鱣爲鱓，本經以鱣爲鼉，仍足魚字，殊爲誤也。《風土記》云："鱓魚夏出冬蟄，亦以氣養和實時節也。"《顔氏家訓》云："《後漢書》鸛雀銜三鱓魚，音善，多假借作鱣。《魏武四時食制》鱓，鱣魚，大如五斗，軀長一丈。即鱣魚也。若如此長大，鸛雀不能勝一，況三頭乎？"是鱓魚明矣，今宜作鱓字。作臛當重煑之，不可以桑薪煑之，亦蛇類也。

**聖惠方**：治婦人乳結硬疼：用鱓魚皮燒灰末，空心煖酒調二錢匕。

**衍義曰**：鱓魚腹下黄，世謂之黄鱓。此尤動風氣，多食令人霍亂，屢見之。向在京師，鄰舍一郎官，因食黄鱓，遂致霍亂吐利，幾至委頓。又有白鱓，稍麄大，色白。二者皆亡鱗，大者長尺餘，其形類蛇，但不能陸行，然皆動風。江陵府西有湖曰西湖，每歲夏秋沮河水漲，即湖水滿溢，冬即復涸。土人於乾土下撅得之，每及二三尺，則有往來鱓行之路，中有泥水，水涸又下，水至復出。

〔箋釋〕

《説文》"鱓，魚也"，段玉裁注："今人所食之黄鱔也。黄質黑文，似蛇。《異苑》云：死人髮化。其字亦作䱇，俗作鱔。"《本草綱目》集解項説："黄質黑章，體多涎沫，大者長二三尺，夏出冬蟄。一種蛇變者名蛇鱔，有毒害人。南人鬻鱔肆中，以缸貯水，畜數百頭。夜以燈照之，其蛇化者，必項下有白點，通身浮水上，即棄之。或以蒜瓣投於缸中，則群鱔跳擲不已，亦物性相制也。"此即合鰓魚科鱔魚*Monopterus albus*，因爲形狀似蛇，所以有諸般傳説。

黄庭堅《戲答史應之》云："先生早擅屠龍學，袖有新硎不試刀。歲晚亦無雞可割，庖蛙煎鱔薦松醪。"如蛙、鱔之類，在宋代皆非常態食材，故黄庭堅以此調之。魯迅《彷徨・幸福的家庭》説："龍虎鬬又是什麽呢？有人説是蛇和猫，是廣東的貴重菜，非大宴會不吃的。但我在江蘇飯館的菜單上就見過這名目，江蘇人似乎不吃蛇和猫，恐怕就如誰所説,是蛙和鱔魚了。”如此看來,美蛙燴鱔魚,也是名菜“龍虎鬬”的另一個版本。

**鮑魚　味辛、臭,温,無毒。主墜墮,骽**吐猥切。**蹷,**音厥。**踠折,瘀血,血痺在四肢不散者,女子崩中血不止。勿令中鹹。**

陶隱居云:所謂“鮑魚之肆”,言其臭也,俗人呼爲鯑音裛。魚,字似鮑,又言鹽鯑之以成故也。作藥當用少鹽臭者,不知正何種魚爾。乃言穿貫者亦入藥,方家自少用之。今此鮑魚乃是鱅音慵。魚,長尺許,合完淡乾之,而都無臭氣,要自療漏血,不知何者是真。唐本注云:此説云味辛,又言“勿令中鹹”,此是鱇居慷切。魚,非鮑魚也。魚去腸肚,繩穿,淡暴使乾,故辛而不鹹。《李當之本草》亦言“胸中濕者良,鮑魚肥者,胸中便濕”。又云“穿貫繩者”,彌更不惑。鮑魚破開,鹽裛不暴,味鹹不辛,又完淹令濕,非獨胸中。且鱇魚亦臭,臭與鮑别。鮑、鱇二魚,雜魚並用。鮑似屍臭,以無鹽也;鱇臭差微,有鹽故也。鱇魚,沔州、復州作之,餘處皆不識爾。今注:今考其實,止血須淡乾,勿令中鹹;入别方藥用,則以鹽裛之爾。臣禹錫等謹按,蜀本圖經注云:十月後,取魚去腸,繩穿,淡乾之。凡魚皆堪食,不的取一色也。據陶注“作藥當用少鹽,不知正何種魚爾”,又據本經云“勿令中鹹”,是知入藥當少以鹽鯑成之。有鹽則中鹹而不臭,鹽少則味辛而臭矣。古人云“與不善人居,如入鮑魚之肆”,謂惡人之行如鮑魚之臭也。考其實,則今荆楚淡魚,頗臭而微辛,方家亦少用。舊云沔州、復州作之,餘皆不出。審陶注及《圖經》與本經,即所在皆可作之也。又據鮧魚有口小背黄腹白者爲鮑魚,而療治與鮧魚同。補益,主百病。今《圖經》既不的取一色,可淡乾,此之爲是也。

**圖經**:文具蠡魚條下。

【**子母秘録**:妊娠中風寒熱,腹中絞痛,不可針灸:乾魚一枚燒末,酒服方寸匕,取汗。

〔箋釋〕

《説文》"鮑,饐魚也",段玉裁注:"饐,飯傷濕也,故鹽魚濕者爲饐魚。《周禮·籩人》有鮑,注云:鮑者,於煏室中煏乾之。出於江淮。師古注《漢書》曰:鮑,今之鮑魚也。鄭以爲於煏室乾之,非也。秦始皇載鮑亂臭,則是鮑魚耳。而煏室乾者,本不臭也。鮑,於業反。按《玉篇》作裛魚,皆當作浥耳。浥,濕也。《釋名》曰:鮑,腐也。埋藏淹使腐臭也。"按,《玉篇》云:"鮑,鹽漬魚也。"故陶弘景説"俗人呼爲鮑魚,字似鮑,又言鹽鮑之以成故也"。

鮑魚乃是一種魚製品,處理過程中是否用鹽醃製,諸家意見不一。秦始皇死於沙丘,趙高用鮑魚掩蓋屍臭,《説苑》"入鮑魚之肆,久而不聞其臭",皆是形容鮑魚的特殊氣味。

至於今言鮑魚,乃指單殼軟體動物鮑科多種鮑類,古稱"鰒魚",其殼即石決明,故蘇東坡《鰒魚行》説:"分送羹材作眼明,卻取細書防老讀。"直到《本草綱目》都看不到將"鰒魚"稱作"鮑魚"的痕跡,應該是較爲晚近的稱呼,來歷待考。

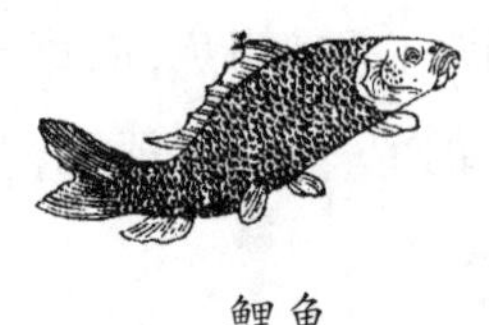

鯉魚

鯉魚膽　味苦，寒，無毒。主目熱赤痛，青盲，明目。久服强悍，益志氣。

**肉　味甘，主欬逆上氣，黄疸，止渴。生者，主水腫脚滿，下氣。**臣禹錫等謹按，大腹水腫通用藥云：鯉魚，寒。藥對云：平。陳士良云：無毒。

**骨　主女子帶下赤白。**

**齒　主石淋。生九江池澤。取無時。**

陶隱居云：鯉魚，最爲魚之主，形既可愛，又能神變，乃至飛越山湖，所以琴高乘之。山上水中有鯉不可食。又鯉鮓不可合小豆藿食之。其子合猪肝食之，亦能害人爾。唐本注云：鯉魚骨，主陰蝕，哽不出。血，主小兒丹腫及瘡。皮，主癮瘮。腦，主諸癇。腸，主小兒肌瘡。今按，陳藏器本草云：鯉魚肉，主安胎，胎動。懷妊身腫，煑爲湯食之。破冷氣痃癖，氣塊横關伏梁，作鱠，以濃蒜虀食之。膽，主耳聾，滴耳中。目爲灰，研傅刺瘡，中風水疼腫，汁出即愈。諸魚目並得。臣禹錫等謹按，藥性論云：鯉魚膽亦可單用，味大苦。點眼，治赤腫瞖痛。小兒熱腫塗之，蜀漆爲使。魚燒灰末，治欬嗽。糯米煑粥。孟詵云：鯉魚白煑食之，療水腫脚滿，下氣。腹有宿瘕，不可食。又修理，可去脊上兩筋及黑血，毒故也。又，天行病後不可食，再發即死。其在沙石中者，毒多在腦中，不得食頭。日華子云：鯉魚，凉，有毒。肉治欬嗽，療脚氣，破冷氣，痃癖。懷妊人胎不安，用絹裹鱗，和魚煑羹，熟後去鱗食之，驗。脂治小兒癇疾驚忤。膽治障瞖等。腦髓治暴聾，煑粥服，良。諸溪澗中者，頭内有毒。不計大小，並三十六鱗也。

**圖經曰**：鯉魚生九江池澤，今處處有之，即赤鯉魚也。其脊中鱗一道，每鱗上皆有小黑點，從頭數至尾，無大小，皆三十六鱗。古語云"五尺之鯉與一寸之鯉，大小雖殊，而鱗之數等"是也。又，崔豹《古今注》釋鯉魚有三種。兗州人謂赤鯉爲玄駒，謂白鯉爲白驥，黄鯉爲黄騅。蓋諸魚中，此爲最佳，又能神變，故多貴之。今人食品中以爲上味。其膽、肉、骨、齒皆入藥，古今方書並用之。胡洽治中風脚弱，短氣腹滿，有鯉魚湯方最勝。脂、血、目睛、腦髓亦單使治疾，惟子不可與肝同食。又，齒主石淋，《古今録驗》著其方云：鯉魚齒一升篩末，以三歲苦酒和，分三服。宿不食，旦服一分，日中服一分，暮服一分，差。赤鯉魚鱗亦入藥，唐方多用治産婦腹痛，燒灰酒調服之，兼治血氣，雜諸藥用之。

【**陳藏器云**：鯉魚，從脊當中數至尾，無大小，皆有三十六鱗，亦其成數也。

**食療**：膽，主[①]除目中赤及熱毒痛，點之，良。肉，白煑食之，療水腫脚滿，下氣。腹中有宿瘕，不可食，害人。久服天門冬人，亦不可食。刺在肉中，中風水腫痛者，燒鯉魚眼睛作灰，内瘡中，汁出即可。謹按，魚血，主小兒丹毒，塗之即差。魚鱗，燒，煙絶，研，酒下方寸，破産婦滯血。脂，主諸癇，食之，良。腸，主小兒腹中瘡。鯉魚鮓，不得和豆藿葉食之，成瘦。其魚子，不得合猪肝食之。凡修理，可去脊上兩筋及黑血，毒故也。炙鯉魚切忌

① 主：底本作"生"，據文意改。

煙，不得令燻着眼，損人眼光，三兩日内必見驗也。又，天行病後不可食，再發即死。其在砂石中者，有毒，多在腦中，不得食頭。

**聖惠方**：治水氣，利小便，除浮腫：用鯉魚一頭重一斤者，治如食法，修事，食之。

**外臺秘要**：《古今録》療魚骾骨横喉中，六七日不出：取鯉魚鱗、皮合燒作屑，以水服之，則出，未出更服。　**又方**：療水病腫：鯉魚一頭極大者，去頭尾及骨，唯取肉，以水二斗，赤小豆一大升，和魚肉煑，可取二升已上汁，生布絞，去滓，頓服盡，如不能盡，分爲二服，後服温令暖，服訖當下利，利盡即差。　**又方**：療瘻：鯉魚腸切作五段，火上炙之，洗瘡拭乾，以腸封之，冷則易，自暮至旦，乾止。覺癢，開看蟲出，差。　**又方**：凡腫已潰、未潰者：燒鯉魚作灰，酢和塗之一切腫上，以差爲度。　**又方**：療卒淋：鯉魚齒燒灰，酒服方寸匕。

**千金方**：治暴痢：小鯉魚一枚，燒爲末，米飲服之。大人、小兒俱服得。　**又方**：小兒咽腫喉痺：以鯉魚膽二七枚，和竈底土，以塗咽喉，立差。

**肘後方**：療雀目：鯉魚膽及腦傅之，燥痛即明。

**食醫心鏡**：主上氣欬嗽，胸隔妨滿，氣喘：鯉魚一頭切作鱠，以薑、醋食之，蒜虀亦得。　**又方**：主肺欬嗽，氣喘促：鯉魚一頭重四兩，去鱗，紙裹火炮，去刺研，煑粥，空腹喫之。

**子母秘録**：療姙娠傷寒：鯉魚一頭燒末，酒服方寸匕，令汗出。兼治乳無汁。

**産書**：下乳汁：燒鯉魚一頭研爲末，酒調下一錢匕。

**禮記**：食魚去乙。魚目旁有骨名乙，如象乙字，食之令人鯁。

**衍義曰**：鯉魚至陰之物也，其鱗故三十六。陰極則陽復，所以《素問》曰"魚熱中"，王叔和曰"熱即生風，食之所以多發風熱"，諸家所解並不言。日華子云"鯉魚凉"，今不取，直取《素問》爲正。萬一風家更使食魚，則是貽禍無窮矣。

〔箋釋〕

《説文》云："鯉，鱣也。"《爾雅·釋魚》"鯉"，郭璞注："今赤鯉魚。"鯉魚頗有神奇性，《太平御覽》卷九百三十六引《河圖》云："黄帝游於洛，見鯉魚，長三尺，青身無鱗，赤文成字。"故陶弘景説："鯉魚，最爲魚之主，形既可愛，又能神變，乃至飛越山湖，所以琴高乘之。"琴高乘赤鯉，見《列仙傳》。鯉魚跳龍門的傳説膾炙人口，《太平廣記》卷四百六十六引《三秦記》云："龍門山在河東界，禹鑿山斷門，闊一里餘，黄河自中流下，兩岸不通車馬。每歲暮春之際，有黄鯉魚逆流而上，得者便化爲龍。"故李白詩云："黄河二尺鯉，本在孟津居。點額不成龍，歸來伴凡魚。"

鯉魚即鯉科淡水魚類鯉 *Cyprinus carpio*，體呈紡錘形，略側扁，背蒼黑，腹淡黄，尾鰭橙紅色，口邊有鬚兩對。《本草圖經》提到"脊中鱗一道，每鱗上皆有小黑點，從頭數至尾，無大小，皆三十六鱗"，此描述鯉魚側線鱗的情況，鯉魚的鱗式爲 34 5/8 38。

需注意者，《本草經》以"鯉魚膽"立條，旨在强調其膽"久服强悍，益志氣"的神奇功效。但淡水魚膽汁中含有毒性成分,可能引起免疫性肝腎損傷,甚至可以危及生命。臨床以生吞鯉魚膽出現中毒最常見,除了鯉魚是常用食材的緣故,也與《本草經》以來的鼓吹鯉魚膽“明目”有關。

至於《食療本草》説:“又修理,可去脊上兩筋及黑血,毒故也。”至今處理鯉魚食材也習慣把背脊上的魚筋剔除,魚筋又叫做“腥線”,據説去除以後可以避免土腥氣。事實上,這是魚的側線,屬於感覺器官,用來感受振動波和水流速度。



## 八種食療餘

### 時魚　平。補虚勞,稍發疳痼。

〔箋釋〕

時魚,今正寫爲鰣魚。“鰣”字後起,《廣韻》云:“鰣,魚名,似魴,肥美,江東四月有之。”《本草綱目》集解項李時珍説:“鰣,形秀而扁,微似魴而長,白色如銀,肉中多細刺如毛,其子甚細膩,故何景明稱其銀鱗細骨,彭淵材恨其美而多刺也。大者不過三尺,腹下有三角硬鱗如甲,其肪亦在鱗甲中,自甚惜之。其性浮游,漁人以絲網沉水數寸取之,一絲掛鱗,即不復動。才出水即死,最易餒敗。故袁達《禽蟲述》云:鰣魚掛網而不動,護其鱗也。不宜烹煮,惟以筍、莧、芹、荻之屬,連鱗蒸食乃佳,亦可糟藏之。其鱗與他魚不同,石灰水浸過,曬乾層層起之,以作女人花鈿甚良。”此即鯡科鰣魚 *Macrura reevesii*。

## 黄賴魚　一名鉠軋。醒酒。亦無鱗，不益人也。

〔箋釋〕

《詩經·魚麗》云："魚麗于罶，鱨鯊。"陸璣疏云："今江東呼黄鱨魚，尾微黄，大者長尺七八寸許。"《食療本草》寫作"黄賴魚"，疑爲"黄顙魚"之訛，《本草綱目》徑以黄顙魚爲正名，集解項描述説："黄顙，無鱗魚也。身尾俱似小鯰，腹下黄，背上青黄，腮下有二横骨，兩鬚，有胃。群游作聲如軋軋。性最難死。陸璣云：魚身鷰頭，骨正黄，魚之有力能飛躍者。陸佃云：其膽春夏近上，秋冬近下，亦一異也。"此即鱨科黄顙魚 *Pelteobagrus fulvidraco*。黄顙一名鉠軋，《閩中海錯疏》卷上云："鉠軋，似鯰而小，邊有刺，能螫人，其聲鉠軋。"《本草綱目》釋名項説："今人析而呼爲黄鉠、黄軋。"

## 比目魚　平。補虚，益氣力，多食稍動氣。

〔箋釋〕

《爾雅·釋地》云："東方有比目魚焉，不比不行，其名謂之鰈。"郭璞注："狀似牛脾，鱗細，紫黑色。一眼，兩片相合乃得行。今水中所在有之。江東又呼爲王餘魚。"文獻關於比目魚的記載甚多，但無甚新意，《本草綱目》釋名項李時珍説："比，並也。魚各一目，相並而行也。《爾雅》所謂'東方有比目魚，不比不行，其名曰鰈'是也。段氏《北户録》謂之鰜，音兼。《吴都賦》謂之魪，音介。《上林賦》謂之鮭。音墟。鰈,猶屧也;鰜,兼也;魪,相介也;鮭,相胠也。俗名鞋底魚,《臨海志》名婢屣魚,《臨海風土記》名奴屩魚,《南越志》名版魚,《南方異物志》名箬葉魚,皆因形也。”

比目魚乃是古代對鰈形目魚類的泛稱,鰈形目的魚體型側扁,成魚身體左右不對稱,兩眼位於頭的一側,或左或右。所謂“比目”,乃是兩眼相並的意思,可見最初的命名者了解物種的真實情況。但文獻往往誤會此魚只有一隻眼睛,需要兩條魚駢聯才能游走。如左思《吴都賦》“罩兩魪”,李善注引劉逵云:“魪,左右魪。一目,所謂比目魚也,云須兩魚並合乃能游。若單行,落魄著物,爲人所得,故曰兩魪。”



**鱭魚　發疥,不可多食。**

**鯸鮧魚　有毒,不可食之。其肝毒煞人,緣腹中無膽,頭中無顋,故知害人。若中此毒及鱸魚毒者,便剉蘆根煑汁飲,解之。又此魚行水之次,或自觸着物,即自怒氣脹,浮於水上,爲鵶鷂所食。**



【**孫真人食忌**:鯸鮧魚,勿食肝,殺人。

〔箋釋〕

《證類本草》三條涉及河豚,出自《食療本草》的鯸鮧魚,出自《本草拾遺》的鯢魚肝及子,以及《開寶本草》新增的河豚條。詳河豚條箋釋。

鯮魚　平。補五藏,益筋骨,和脾胃,多食宜人。作鮓尤佳,曝乾甚香美。不毒,亦不發病。

黄魚　平,有毒。發諸氣病,不可多食。亦發瘡疥,動風。不宜和蕎麥同食,令人失音也。

魴魚　調胃氣,利五藏。和芥子醬食之,助肺氣,去胃家風。消穀不化者,作鱠食,助脾氣,令人能食。患疳痢者,不得食。作羹臛食,宜人。其功與鯽魚同。

## 二十三種陳藏器餘

鱘魚　味甘,平,無毒。主益氣補虚,令人肥健。生江中。背如龍,長一二丈,鼻上肉作脯名鹿頭,一名鹿肉,補虚下氣。子如小豆,食之肥美,殺腹内小蟲。

【**食療**:有毒。主血淋,可煮汁飲之。其味雖美,而發諸藥毒。鮓,世人雖重,尤不益人,服丹石人不可食,令人少氣,發一切瘡疥,動風氣。不與乾笋同食,發癱緩風。小兒不與食,結癥瘕及嗽。大人久食,令人卒心痛,并使人卒患腰痛。

〔箋釋〕

“鱘”,依《説文》,正寫作“鱏”。《説文》云:“魚名。从魚覃聲。傳曰:伯牙鼓琴,鱏魚出聽。”鱣與鱏經常並稱,《史記·屈原賈生列傳》載賈誼《吊屈原賦》“横江湖之鱣鱏兮,固將制於螻蟻”,裴駰集解:“鱏魚無鱗,口近腹下。”

《爾雅音義》云:“鱏,《字林》云:長鼻魚也,重千斤。”故《本草綱目》集解項李時珍説:“出江、淮、黄河、遼海深水處,亦鱣屬也。岫居,長者丈餘。至春始出而浮陽,見日則目眩。其狀如鱣,而背上無甲。其色青碧,腹下色白。其鼻長與身等。口在頷下,食而不飲。頰下有青斑紋,如梅花狀。尾歧如丙。肉色純白,味亞於鱣,鬐骨不脆。羅願云:鱘狀如鬵鼎,上大下小,大頭哆口,似鐵兜鍪。其鰾亦可作膠,如鱁鮧也。亦能化龍。”根據“背上無甲”而“鼻長與身等。口在頷下”等特徵,可以確定,此即匙吻鱘科白鱘 *Psephurus gladius*。



**鱁鯷**上逐下題。**魚白　主竹木入肉,經久不出者,取白傅瘡上,四邊肉爛即出刺。一名鰾。**毗眇切。

【**海藥云**:謹按,《廣州記》云:生南海,無毒。主月蝕瘡,陰瘡,瘻瘡,並燒灰用。

**經驗方**:治嘔血:鰾膠長八寸,闊二寸,炙令黄,刮二錢已來,用甘蔗節三十五箇,取自然汁調下。



**文鰩**餘招反①。**魚　無毒。婦人臨月帶之,令易産。亦可臨時燒爲黑末,酒下一錢匕。出南海。大者長尺許,有翅與尾齊。一名飛魚,群飛水上,海人候之,當有大風。《吴都賦》云“文鰩夜飛而觸網”是也。**

---

① 此三字原在“魚”下,據文意移。

〔箋釋〕

文鰩魚是飛魚科的魚類，胸鰭特別發達，向後伸達尾基，狀如鳥翅，薄如蟬翼，可以作滑翔之用。《吕氏春秋·本味》説"藿水之魚名曰鰩，其狀若鯉而有翼，常從西海夜飛游於東海"者。

**牛魚**　**無毒。主六畜疾疫，作乾脯，擣爲末，以水灌之，即鼻中黄涕出。亦可置病牛處，令其氣相熏。生東海。頭如牛也。**

〔箋釋〕

《太平御覽》卷九百三十九引《臨海異物志》云："牛魚，形如犢子，毛色青黄。好眠卧，人臨其上，及覺，聲如大牛，聞一里。"許多文獻提到牛魚有毛，如《太平廣記》卷四百六十五引《譚賓録》云："海上取牛魚皮懸之，海潮至，即毛竪。"此當是全身有密細短毛的海豹科斑海豹 *Phoca largha* 一類，而非通常所言的海牛，即儒艮科儒艮 *Dugong dugon*。

**海豘魚**　**味鹹，無毒。肉主飛尸、蠱毒、瘴瘧，作脯食之，一如水牛肉，味小腥耳。皮中肪，摩惡瘡，疥癬，痔瘻，犬馬瘑疥，殺蟲。生大海中，候風潮出，形如豘，鼻中聲，腦上有孔，噴水直上，百數爲群。人先取得其子，繫著水中，母自來，就而取之。其子如蠡魚子，數萬爲群，常隨母而行。亦有江豘，狀如豘，鼻中爲聲，出没水上，**

海中舟人候之，知大風雨。又中有曲脂，堪摩病，及樗博即明照，讀書及作即闇，俗言嬾婦化爲此也。

〔箋釋〕

郭璞《江賦》云："魚則江豘、海狶。"李善注："《南越志》曰：江豘似猪。《臨海水土記》曰：海狶，豕頭，身長九尺。郭璞《山海經注》曰：今海中有海狶，體如魚，頭似猪。"《本草拾遺》乃名"海豘魚"，《本草綱目》集解項説："其狀大如數百斤猪，形色青黑如鮎魚，有兩乳，有雌雄，類人。數枚同行，一浮一没，謂之拜風。其骨硬，其肉肥，不中食。其膏最多，和石灰艌船，良。"此當爲海豚科體型較小的短吻真海豚 *Delphinus delphis* 之類。海豚是哺乳動物，用肺呼吸，其呼吸孔位於頭頂，當露出水面換氣時，如鯨魚一樣，呼吸孔中的水會隨着呼氣動作噴射出來。此即《本草拾遺》所説"腦上有孔，噴水直上"。

海豚傳説是懶婦所化，故又稱爲"懶婦魚"，《太平廣記》卷四百六十五引《述異記》云："淮南有懶婦魚，俗云，昔楊氏家婦，爲姑所怒，溺水死爲魚。其脂膏可燃燈燭，以之照鼓琴瑟博奕，則爛然有光，若照紡績，則不復明。"本條言"及樗博即明照，讀書及作即闇"，即本於此。樗博亦作樗蒲，古代一種棋類遊戲。

杜父魚　主小兒差頹。差頹核大小也，取魚擘開，口咬之七下。生溪澗下。背有刺，大頭闊口，長二三寸，

**色黑，班如吹砂而短也。**

〔箋釋〕

《本草綱目》釋名項説："杜父當作渡父。溪澗小魚，渡父所食也。見人則以喙插入泥中，如船碇也。"集解項李時珍没有直接發表意見，但將《拾遺》的話修改後，引爲："杜父魚生溪澗中，長二三寸，狀如吹沙而短，其尾歧，大頭闊口，其色黄黑有斑。脊背上有鬐刺，螫人。"亦即杜父魚之不同於鯊魚（吹沙魚）之處在於尾鰭分叉。《中華本草》將其考定爲杜父魚科的松江鱸魚 *Trachidermus fasciatus*，應該不是，《歷代本草藥用動物名實圖考》釋爲塘鱧科黄鰤魚 *Hypseleotris swinhonis*，比較接近。

**海鷂魚齒　無毒。主瘴瘧，燒令黑，末服二錢匕。魚似鷂，有肉翅，能飛上石頭。一名石蠣，一名邵陽魚。齒如石版。生東海。**

**鮠魚　一作鮍。**並音五禾反，鯰屬。又，五回反。**味甘，平，無毒，不腥。主膀胱水下，開胃。作鱠白如雪。隋朝吴都進鮠魚乾鱠，取快日曝乾缾盛，臨食以布裹，水浸良久，漉去水，如初鱠無異。魚生海中。大如石首。** 1945

**圖經：**文具鮧魚條下。

〔箋釋〕

《爾雅·釋魚》"鮂，大鱯，小者鮡"，郭璞注："鱯似鮎而大,白色。"《本草綱目》釋名項李時珍説:"北人呼鱯,南人呼鮠,並與鮰音相近。邇來通稱鮰魚,而鱯、鮠之名不彰矣。"鮧魚條陶弘景提到:"又有鮠魚亦相似,黄而美,益人。"《本草綱目》集解項李時珍説:"鮠生江淮間,無鱗魚,亦鱘屬也。頭尾身鬐俱似鱘狀,惟鼻短爾。口亦在頷下,骨不柔脆,腹似鯰魚,背有肉鬐。郭璞云鱯魚似鯰而大,白色者,是矣。"此即鮠科長吻鮠 *Leiocassis longirostris*,亦名鮰魚,俗稱江團。蘇軾《戲作鮰魚一絶》云:"粉紅石首仍無骨,雪白河豚不藥人。寄語天公與河伯,何妨乞與水精鱗。"即形容江團之美味。



**鮹魚**　**味甘,平,無毒。主五野雞痔下血,瘀血在腹。似馬鞭,尾有兩歧,如鞭鞘,故名之。出江湖。**

**鱣魚肝**　**無毒。主惡瘡疥癬。勿以鹽炙食。郭注《爾雅》云"鱣魚長二三丈",《顔氏家訓》曰:"鱣魚純灰色,無文。古書云:有多用鱣魚字爲鱓,既長二三丈,則非鱓魚明矣。"本經又以鱓爲鼉,此誤深矣。今明鱑魚體有三行甲,上龍門化爲龍也。**



〔箋釋〕

《爾雅·釋魚》"鱣",郭璞注:"鱣,大魚,似鱏而短鼻,口在頷下,體有邪行甲,無鱗,肉黄。大者長二三丈,今江東呼爲黄魚。"《詩經·潛》云:"有鱣有鮪,鰷鱨鰋鯉。"陸璣疏:"鱣,出江海,三月中從河下頭來上。身形似龍,鋭頭,口在頷下,背上腹下皆有甲,縱廣四五尺。今於盟津東石磧上釣取之,大者千餘斤。"《本草綱目》集解項説:"鱣出江、淮、黄河、遼海深水處,無鱗大魚也。其狀似鱘,其色灰白,其背有骨甲三行,其鼻長有鬚,其口近頷下,其尾歧。其出也,以三月逆水而上。其居也,在磯石湍流之間。其食也,張口接物,聽其自入,食而不飲,蟹魚多誤入之。昔人所謂鱣鮪岫居,世俗所謂鱘鱑魚吃自來食是矣。其行也,在水底,去地數寸。漁人以小鉤近千沉而取之,一鉤著身,動而護痛,諸鉤皆著。船游數日,待其困憊,方敢掣取。其小者近百斤。其大者長二三丈,至一二千斤。其氣甚腥。其脂與肉層層相間,肉色白,脂色黄如蠟。其脊骨及鼻,並鬐與鰓,皆脆軟可食。其肚及子鹽藏亦佳。其鰾亦可作膠。其肉骨煮炙及作鮓皆美。《翰墨大全》云:江淮人以鱘鱑魚作鮓名片醬,亦名玉版鮓也。"此似指鱘科之鰉魚 *Huso dauricus*。

**石鮅**音必。**魚　味甘,平,有小毒。主瘡疥癬。出南海方山澗中。長一寸,背裏腹下赤。南人取之作鮓。**

**魚鮓　味甘,平,無毒。主癬,和柳葉搗碎,熱炙傅之。又主馬瘑瘡,取酸臭者,和糝及屋上塵傅之。瘑似疥而大。凡鮓皆發瘡疥,可合殺蟲瘡藥用之。**

魚脂　主牛疥、狗瘑瘡，塗之立愈。脂是和灰泥船者，腥臭爲佳。又主癥，取銅器盛二升，作大火炷，脂上燃之，令煖徹，於癥上熨之，以紙籍腹上，晝夜勿息火，良。

鱠　味甘，温。蒜齏食之，温補，去冷氣濕痺，除膀胱水，喉中氣結，心下酸水，腹内伏梁，冷痃，結癖，疝氣，補腰脚，起陽道。鯽魚鱠，主腸澼，水穀不調，下利，小兒、大人丹毒，風眩。鯉魚鱠，主冷氣，氣塊結在心腹，並宜蒜齏進之。魚鱠以菰菜爲羹，吴人謂之金羹玉鱠，開胃口，利大小腸。食鱠不欲近夜，食不銷，兼飲冷水，腹内爲蟲。時行病起食鱠，令人胃弱。又不可同乳酪食之，令人霍亂。凡羹，以蔓菁煮之，蔓菁去魚腥。又，萬物腦能銷毒，所以淪鱠，食魚頭羹也。

〔箋釋〕

"鱠"特指用魚肉細切製作的肴饌。《太平御覽》卷八百六十二引《春秋佐助期》云："八月雨後，衆菜生於洿下地中，作羹臛甚美。吴中以鱸魚作鱠，衆菜爲羹，魚白如玉，菜黄若金，稱爲金羹玉鱸，一時珍食。"依《本草拾遺》，似當以"金羹玉鱠"爲正。

昌侯魚　味甘，平，無毒。腹中子有毒，令人痢下。食其肉，肥健益氣力。生南海。如鯽魚，身正圓，無硬骨，作炙食之至美，一名昌鼠也。

〔箋釋〕

昌侯魚即鯧魚,《本草綱目》集解項李時珍説:"閩、浙、廣南海中,四五月出之。《嶺表録異》云:鯧魚形似鯿魚,腦上突起連背,身圓肉厚,白如鱖肉,只有一脊骨。治之以葱、薑,缶之以粳米,其骨亦軟而可食。"此即鯧科銀鯧*Pampus argenteus*。

**鯇魚　無毒。主喉閉,飛尸。取膽和暖水攪服之。鯇**音患。**似鯉,生江湖間,内喉中飛尸上。此膽至苦。**

**鯢魚肝及子　有大毒。入口爛舌,入腹爛腸。肉小毒,人亦食之,煑之不可近鐺,當以物懸之。一名鶘夷魚。以物觸之即嗔,腹如氣毬,亦名嗔魚。腹白,背有赤道如印魚,目得合,與諸魚不同。江海中並有之,海中者大毒,江中者次之。人欲收其肝、子毒人,則當反被其噬,爲此人皆不録。唯有橄欖木及魚茗木解之,次用蘆根、烏蓲草根汁解之。此物毒疾,非藥所及。橄欖、魚茗已出木部。**

〔箋釋〕

此即河豚魚,詳卷二十一箋釋。

**魚虎　有毒。背上刺著人如蛇咬,皮如猬有刺,頭如虎也。生南海。亦有變爲虎者。**

〔箋釋〕

《太平御覽》卷九百四十引《臨海水土記》云："土奴魚，頭上如虎，有刺螫。"《本草綱目》集解項李時珍説："按《倦遊録》云：海中泡魚大如斗，身有刺如蝟，能化爲豪豬。此即魚虎也。《述異記》云：老則變爲鮫魚。"從《本草綱目》描述魚虎的特徵來看，"身有刺如蝟，能化爲豪豬"，頗似河豚目刺魨科的六斑刺魨 *Diodon holocanthus*，當遇到危險或受到驚嚇時，會鼓起身體，全身刺豎立。《海錯百一録》謂之"氣魚"，有云："氣魚，産臺灣。如龜如蝟，駝背魚也。大者尺許，小者寸許。游泳如常魚，有觸則鼓氣磔刺。又名刺龜。土人空其腹爲燈。按，氣魚，河魨之類。"但《本草綱目》金陵本所繪，魚頭似虎，身體多棘刺，故《中華本草》將其指認爲毒鮋科鬼鮋 *Inimicus japonicus*。就圖像判斷，這種意見確有一定道理，且鬼鮋鰭棘端部具膨大囊狀毒腺組織，毒性强，被刺後疼痛劇烈，較符合《本草拾遺》所説"背上刺著人如蛇咬"。



**鮭**音拱[①]。**魚、鯤魚**[②]、**鰍**鰌同音[③]。**魚、鼠尾魚、地青魚、鯆魮魚**、鯆，普胡反；魮[④]音毗。**邵陽魚　尾刺人者，有大毒。三刺中之者死，二刺者困，一刺者可以救。候人**



① 此二字原在"魚"下，據文意移。

② 鯤魚：底本作小字"鯤子"兩字。從文意來看，本條乃是指鮭魚、鯤魚、鰍魚等的尾刺人有毒，故據劉甲本改。

③ 此三字原在"魚"下，據文意移。

④ "魮"字原在"鯆"下，據文意移。

溺處釘之,令人陰腫痛,拔去即愈。海人被其刺毒,煮魚簄竹及海獺皮解之。已上魚並生南海。總有肉翅,尾長二尺,刺在尾中,逢物以尾撥之。食其肉而去其刺。其鯆魮魚,已在本經䱇[①]魚注中。

鯢魚　鰻鱺注陶云"鰻鱺能上樹",蘇云"鯢魚能上樹,非鰻鱺也"。按,鯢魚一名王鮪,在山溪中,似鮎,有四脚,長尾,能上樹。天旱則含水上山,葉覆身,鳥來飲水,因而取之。伊、洛間亦有。聲如小兒啼,故曰鯢魚。一名鰒魚,一名人魚。膏燃燭不滅,秦始皇塚中用之。陶注鮎魚條云人魚,即鯢魚也。

〔箋釋〕

鯢魚即隱鰓鯢科之大鯢 *Andrias davidianus*。

諸魚有毒者　魚目有睫殺人;目得開合殺人;逆鰓殺人;腦中白連珠殺人;無鰓殺人;二目不同殺人;連鱗者殺人;白鬐殺人;腹下丹字殺人;魚師大者有毒,食之殺人。

水龜　無毒。主難産,産婦戴之,亦可臨時燒末酒下。出南海。如龜,長二三尺,兩目在側傍。

① 䱇:"鱔"的異體字。

瘧龜　無毒。主老瘧發無時者，亦名瘖瘧，下俚人呼爲妖瘧。燒作灰，飲服一二錢匕，當微利，取頭燒服彌佳。亦候發時煮爲沸湯，坐中浸身；亦懸安病人卧處。生高山石下，身偏頭大，觜如鶚鳥，亦呼爲鶚龜。

# 重修政和經史證類備用本草卷第二十一

## 蟲魚中品總五十六種

一十六種神農本經白字。

三種名醫別録墨字。

二種唐本先附注云"唐附"。

七種今附皆醫家嘗用有效,注云"今附"。

二種新補

一種新定

二種唐慎微續添墨蓋子下是。

二種海藥餘

二十一種陳藏器餘

凡墨蓋子已下並唐慎微續證類

蝟皮

露蜂房土蜂房(續注)。

鼈甲肉(附)。

蟹截、蝤蛑、蟛蜎①、爪等(附)。

蚱音笮,又音側。

蟬蟬蜕(續注)。

【蟬花續添。

蠐螬

① 截蝤蛑蟛蜎:劉《大觀》無。

**烏賊魚骨**肉(附)。　　**原蠶蛾**屎(附)。蠶布紙(續注)。

**蠶退**新定。　　【**緣桑螺**續添。

**白殭蠶**蠶蛹子(續注)。

**鰻**音謾。**鱺**音黎。**魚**鰌魚、海鰻(續注)。

**鮀**音駝。**魚甲**肉(附)。黿(續注)。

**樗**丑如切。**雞**　　**蛞蝓**上闊下俞。

**蝸牛**　　**石龍子**①

**木寅**　　**蜚寅**

**蜚蠊**音廉。　　**䗪**音柘。**蟲**

**鮫魚皮**唐附。　　**白魚**今附。

**鱖**居衛切。**魚**今附。　　**青魚**眼、頭、膽(附)。今附。

**河豘**今附②。　　**石首魚**今附。

**嘉魚**今附。　　**鯔魚**今附。

**紫貝**唐附。　　**鱸魚**新補。

**鼊**新補。

二種海藥餘

郎君子　　海蠶

二十一種陳藏器餘

| | | | | |
|---|---|---|---|---|
| 黿 | 海馬 | 齊蛤 | 柘蟲屎 | 蚱蜢 |
| 寄居蟲 | 蛐蟮 | 負蠜 | 蠼螋 | 蠱蟲 |

① 原蠶蛾……石龍子:以上十藥目録,劉《大觀》與本書排列次序不同,文繁從略。

② 河豘今附:此條,劉《大觀》列在"青魚"條前。

**土蟲　　　鱅魚　　予脂　　砂挼子　　蚘蟲**

**蟲螽　　　灰藥　　吉丁蟲　　腆顆蟲　　鼷鼠**

**諸蟲有毒**

## 中品

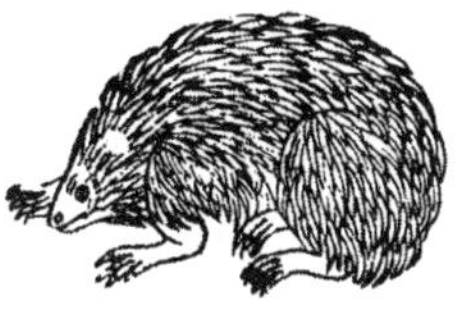

蝟皮

蝟皮　味苦，平，**無毒。**主五痔，陰蝕，下血赤白五色，血汁不止，陰腫痛引腰背。酒煑殺之。**又療腹痛疝積，亦燒爲灰，酒服之。生楚山川谷田野。取無時，勿使中濕。**得酒良，畏桔梗、麥門冬。

陶隱居云：田野中時有此獸，人犯近，便藏頭足，毛刺人，不可得捉。能跳入虎耳中，而見鵲便自仰腹受啄，物有相制，不可思議爾。其脂烊鐵注中，内少水銀，則柔如鈆錫矣。唐本注云：蝟極獰鈍，大者如小𤝰，小者猶瓜大。或惡鵲聲，故反腹令啄，欲掩取之，猶蚌鷸音聿。爾。虎耳不受雞卵，且去地三尺，蝟何能跳之而入？野俗鄙説，遂爲雅記，深可怪也。今按，陳藏器本草云：蝟脂主耳聾，可注耳中。皮及肉主反胃，炙黄食之。骨食之，令人瘦，諸節漸縮小。肉食之，主瘻。臣禹錫等謹按，蜀本注云：勿用山枳鼠皮，正相似，但山枳毛端有兩岐爲别。又有虎鼠皮亦相類，但以味酸爲别。又有山𤞑皮類兔皮，頗相似，其色褐，其味甚苦，亦不堪用。圖經云：狀如猯、𤝰，脚短刺，尾長寸餘，蒼白色，取去肉火乾，良也。藥性論云：蝟皮，臣，味甘，有小毒。主腸風瀉血，痔病有頭，多年不差者：炙末，白飲下方寸匕。燒末吹，主鼻衄。甚解一切藥力。孟詵云：蝟，食之肥下焦，理胃氣。其脂可煑五金八石，皮燒灰，酒服，治胃逆。又，煑汁服，止反胃。又，可五味淹，炙食之。不得食骨，令人瘦小。日華子云：開胃氣，止血、汗，肚脹痛，疝氣。脂治腸風瀉血。作猪蹄者妙，鼠脚者次。

**圖經曰**：蝟皮生楚山川谷田野，今在處山林中皆有之。狀類猯、㹠，脚短多刺，尾長寸餘，人觸近便藏頭足，外皆刺，不可嚮爾。惟見鵲則反腹受啄，或云惡鵲聲，故欲掩取之，猶蚌鷸音聿。也。此類亦多，惟蒼白色，脚似猪蹄者佳，鼠脚者次。其毛端有兩歧者名山枳鼠，肉味酸者名虎鼠，味苦而皮褐色類兔皮者名山貔，凡此皆不堪用，尤宜細識耳。採無時，勿使中濕。肉與脂皆中用，惟骨不可食，誤食之，則令人瘦劣。

【**食療**云：蝟肉可食，以五味汁淹，炙食之，良。不得食其骨也。其骨能瘦人，使人縮小也。謹按，主下焦弱，理胃氣，令人能食。其皮可燒灰，和酒服。及炙令黄，煑汁飲之，主胃逆。細剉，炒令黑，入丸中，治腸風，鼠妳痔，效。主腸風，痔瘻。可煑五金八石。與桔梗、麥門冬反惡。又有一種，村人謂之豪猪，取其肚燒乾，和肚屎用之，擣末細羅，每朝空心温酒調二錢匕。有患水病鼓脹者，服此豪猪肚一箇便消，差。此猪多食苦參，不理冷脹，只理熱風水脹。形狀樣似蝟鼠。

**聖惠方**：治鼻衄塞鼻散：用蝟皮一大枚，燒末，研，用半錢，綿裹塞鼻。

**外臺秘要**：治五痔：蝟皮方三指大，切。熏黄，如棗大。熟艾，右三味，穿地作坑，調和取便熏之，取口中熏黄煙氣出爲佳。火氣稍盡即停。三日將息，更熏之，三度永差。勿犯風冷。羹臛將補，慎忌雞、猪、魚、生冷，二十日後補之。

**千金翼**：治蠱毒下血：蝟皮燒末，水服方寸匕，當吐蠱毒。

**肘後方**：治腸痔大便血：燒蝟皮傅之。

**簡要濟衆**：治腸痔，下部如蟲齧：蝟皮燒末，生油和傅之，佳。

**子母秘録**：小兒卒驚啼，狀如物刺：燒蝟皮三寸爲末，乳頭飲兒，飲服亦得。

**丹房鏡源**云：蝟皮脂伏雄黄。

**衍義曰**：蝟皮取乾皮兼刺用。刺作刷，治紕帛絶佳。此物兼治胃逆，開胃氣有功，從"虫"、從"胃"有理焉。膽治鷹食病。世有養者，去而復來，久亦不去。當縮身藏足之時，人溺之，即開。合穿山甲等分，燒存性，治痔。入肉豆蔻一半，末之，空肚熱米飲調二錢服。隱居所説跳入虎耳及仰腹受啄之事，唐本注見擯，亦當然。

〔箋釋〕

《爾雅·釋獸》"彙，毛刺"，郭璞注："今蝟，狀似鼠。"按，"蝟"，今通寫作"猬"，即猬科動物普通刺猬 *Erinaceus europaeus*、短刺猬 *Hemichianus dauricus* 之類。陶説蝟"能跳入虎耳中，而見鵲便自仰腹受啄，物有相制，不可思議爾"，此固然如《新修本草》所言屬於"野俗鄙説"，但也非陶弘景發明。《論衡·物勢篇》云："鵲食蝟皮，博勞食蛇。"《史記·龜策列傳》"蝟辱於鵲"，集解云："郭璞曰：蝟能制虎，見鵲仰地。《淮南萬畢》曰：鵲令蝟反腹者，蝟憎其意而心惡之也。”按,《易林》云:“李耳彙鵲,更相恐怯,偃而以腹,不能距格。”李耳即是虎,彙即刺蝟,《廣雅疏義》解釋説:“彙與虎、鵲三物相遇,如蛇與吴公、蛤蟆之互相制然,故更相恐怯也。”從此三物“更相恐怯”來看,此可能是“雞蟲棒虎”遊戲的早期版本。三物依次克制,至於産生畏懼的理由,自然各説不一。如《易林》説:“虎饑欲食,見蝟而伏。”《廣雅·釋獸》云:“虎王,蝟也。”只是提到虎見刺蝟則恐畏,没有涉及原因,或許因“李耳”遂聯想到刺蝟能“跳入虎耳中”。同樣的,關於蝟畏鵲,《淮南子·説山訓》提供另一種解釋云:“鵲矢中蝟。”乃是説鵲的糞便令刺蝟動彈不得。



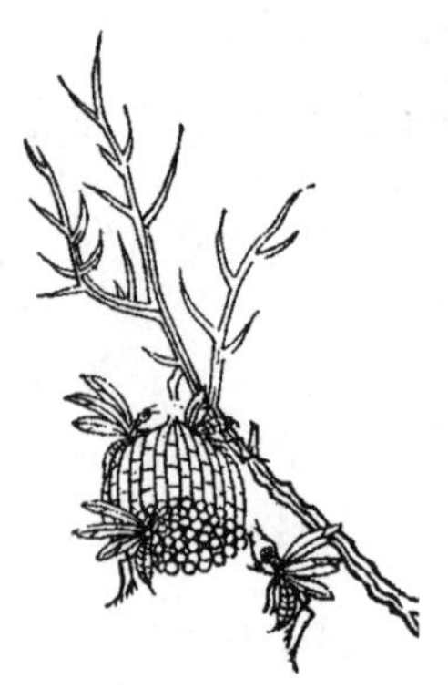
蜀州露蜂房

**露蜂房** 味苦、**鹹**,平,**有毒**。主驚癇瘈瘲,寒熱邪氣,癲疾,鬼精蠱毒,腸痔,火熬之,良。**又療蜂毒,毒腫。**一名蜂腸,**一名百穿,一名蜂勦。**音窠。**生牂牁山谷。七月七日採,陰乾。**惡乾薑、丹參、黄芩、芍藥、牡蠣。



陶隱居云:此蜂房多在樹腹中及地中,今此曰露蜂,當用人家屋間及樹枝間苞裹者。乃遠舉牂牁,未解所以。唐本注云:此蜂房,用樹上懸得風露者。其蜂黄黑色,長寸許,螫馬、牛、人,乃至欲死者,用此皆有效,非人家屋下小小蜂房也。《别録》云:亂髮、蛇皮三味,合燒灰,酒服方寸匕,日二,主諸惡疽,附骨癰,根在藏腑,歷節腫出丁腫,惡脉諸毒皆差。又水煑露蜂房,一服五合汁,下乳石,熱毒壅悶服之,小便中即下石末,大效。灰之,酒服,主陰痿。水煑洗狐尿刺瘡。服之,療上氣,赤白痢,遺尿失禁也。**臣禹錫等謹按,蜀本**圖經云:樹上大黄蜂窠也。大者如甕,小者如桶。今所在有,十一月、十二月採。**藥性論**云:土蜂房亦可單用,不入服食,能治臃腫不消,用醋水調塗,乾即便易。**日華子**云:露蜂房,微毒。治牙齒疼,痢疾,乳癰,蜂叮,惡瘡,即煎洗入藥並炙用。

**圖經曰**:露蜂房生牂牱山谷,今處處山林中皆有之。此木上大黄蜂窠也,大者如甕,小者如桶。其蜂黑色,長寸許,螫牛、馬及人乃至欲死者,用此尤效。人家屋間亦往往有之,但小而力慢,不堪用,不若山林中得風露氣者佳。古今方書治牙齒湯多用之。七月七日採,又云十一月、十二月採者佳。亦解蠱毒,又主乳石發動,頭痛,煩熱口乾,便旋赤少者:取十二分炙,以水二升,煑取八合,分温再服,當利小便,諸惡毒隨便出。又療熱病後毒氣衝目:用半大兩,水二升,同煎一升,重濾,洗目三四過。又,瘰癧成瘻作孔者:取二枚炙末,臘月猪脂和,塗孔上,差。

**【雷公云**:凡使,其窠有四件:一名革蜂窠,二名石蜂窠,三名獨蜂窠,四名草蜂窠是也。大者一丈二丈圍,在大樹膊者,内窠小膈六百二十箇,圍大者有一千二百四十箇蜂。其窠粘木蔕,是七姑木汁,蓋是牛糞沫,隔是葉蘂。石蜂窠,只在人家屋上,大小如拳,色蒼黑,内有青色蜂二十一箇,不然只有十四箇。其蓋是石垢,粘處是七姑木汁,隔是竹蚛。次有獨蜂窠,大小只如鵝卵大,皮厚,蒼黄色,是小蜂肉并蜂翅,盛向裹只有一箇蜂,大如小石鷰子許，人、馬若遭螫着，立亡。凡使革蜂窠，先須以鵶豆枕等同拌蒸，從巳至未，出，去鵶豆枕了，曒乾用之。

**千金方**：蜂螫人：用蜂房末，猪膏和傅之。《楊氏産乳》：蜂房煎湯洗亦得。　**又方**：崩中，漏下青黄赤白，使人無子：蜂房末三指撮，酒服之，大神效。　**又方**：卒癇：蜂房大者一枚，水三升，煮令濃赤，以浴小兒，日三四，佳。

**外臺秘要**：治眼翳：煑蜂房、細辛各等分，含之即差。

**肘後方**：治苦鼻中外查瘤，膿水血出：蜂房，火炙燋末，酒服方寸匕，日三。　**又方**：治風瘻：蜂房一枚，炙令黄赤色爲末，每用一錢，臘月猪脂匀調，傅瘡上。

**經驗方**：解藥毒上攻，如聖散：蜂房、甘草等分，用麩炒令黄色，去麩爲末，水二椀，煎至八分，一椀令温，臨卧頓服，明日[①]取下惡物。

**梅師方**：治風瘾瘮方：以水煑蜂房，取二升入芒消傅上，日五度，即差。

**食醫心鏡**：小兒喉痺腫痛：蜂房燒灰，以乳汁和一錢匕服。

**簡要濟衆**：治婦人乳癰汁不出，内結成膿腫，名妬乳方：蜂房燒灰，研，每服二錢，水一中盞，煎至六分，去滓，温服。　**又方**：小兒重舌：蜂房燒灰，細研，酒和爲膏，傅兒舌下，日三四次用之。

**勝金方**：治小兒欬嗽：蜂房二兩净洗，去蜂糞及泥土，以快

---

① 日：底本作“目”，據文意改。

火燒爲灰，每服一字，飯飲下。

**廣利方**：治頭痛，煩熱口乾，小便赤少：蜂房十二分炙，水二升，煎取八合，分爲二服。當利小便，諸惡石毒隨小便出。　**又方**：治熱病後毒氣衝目痛：蜂房半兩，水二升，煑取一升，重濾洗目，日三四度。治赤白翳。

**集驗方**：治風氣客於皮膚，瘙癢不已：蜂房炙過，蟬蜕等分，爲末，酒調一錢匕，日三二服。

**子母秘録**：小兒赤白痢：蜂房燒末，飲服。　**又方**：小兒大小便不通：蜂房燒末，酒服三錢，日再服。　**又方**：小兒臍風濕腫久不差：燒末傅之。

**衍義曰**：露蜂房有兩種，一種小而其色淡黄，窠長六七寸至一尺者，闊二三寸，如蜜脾下垂，一邊是房，多在叢木鬱翳之中，世謂之牛舌蜂。又一種或在高木上，或屋之下，外作固，如三四㪷許，小者亦一二㪷，中有窠，如瓠之狀，由此得名。蜂色赤黄，其形大於諸蜂，世謂之元本音犯聖祖諱，今改爲元。瓠蜂。蜀本圖經言十一月、十二月採者，應避生息之時也。今人用露蜂房，兼用此兩種。

〔箋釋〕

蜂房即是蜂巢，但何以名"露蜂房"，陶弘景亦覺得費解，推測"當用人家屋間及樹枝間苞裹者"；蜂房各處皆有，《本草經》却記載産地爲牂牁山谷，亦表示"未解所以"。《新修本草》認爲"露"是風霜雨露之意，所以主張"用樹上懸得風露者"，而"非人家屋下小小蜂房也"；並説這種蜂

“黄黑色，長寸許，蠆馬、牛、人，乃至欲死者”。據此，《蜀本草》明確説：“樹上大黄蜂窠也，大者如甕，小者如桶。”此即通常説的“馬蜂窩”，應該是馬蜂科黄星長脚黄蜂 *Polistes mandarinus* 以及胡蜂科大胡蜂 *Vespa crabro*、黑尾胡蜂 *Vespa ducalis* 之類的蜂房。

按，“露”至少有三意可能與《本草經》藥名露蜂房有關。一是露水，即《新修本草》所言“風露”。一是露天及由此引申出的野生之意，其被明確指爲大黄蜂之類，原因或在於此。一是敗壞之意，《方言》“露，敗也”，露蜂房亦可能是“敗蜂房”之意，如本草之敗蒲席、敗鼓皮之類，指已經廢棄的蜂巢。

《名醫别録》謂露蜂房一名“蜂剿”，字書無此字，疑是“勦”字之省，《字彙補》云：“勦，與巢同。”引《張公神碑》“䴕鵠勦兮乳徘徊”爲書證。

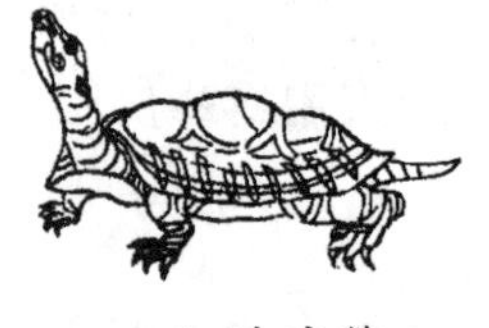

江陵府鼈

**鱉甲** **味鹹，平，**無毒。**主心腹癥瘕，堅積，寒熱，去痞，息肉，陰蝕，痔，惡肉，**療温瘧，血瘕，腰痛，小兒脅下堅。

**肉** 味甘，主傷中，益氣，補不足。生丹陽池澤。取無時。惡礬石。

**陶隱居**云：生取甲，剔去肉爲好，不用煮脱者。今看有連厭及乾巖便好，若上有甲，兩邊骨出，已被煮也。用之當炙。夏月剉鼈，以赤莧包置濕地，則變化生鼈。人有裹鼈甲屑，經五月，皆能變成鼈子。此其肉亦不足食,多作癥瘕。其目陷者,及合雞子食之,殺人。不可合莧菜食之。其厭下有如王字形者,亦不可食。**唐本注**云:鼈頭燒爲灰,主小兒諸疾,又主産後陰脱下墜,尸疰,心腹痛。**今按,**陳藏器本草云:鼈,主熱氣濕痺,腹中激熱。細擘,五味煮食之,當微洩。膏,脱人毛髪,拔去塗孔中即不生。若欲重生者,以白犬乳汁塗拔處,當出黑毛也。頷下有軟骨如龜形,食之令人患水病。**臣禹錫等謹按,蜀本**云:以緑色仍重七兩已上者,置醋五升於中,緩火逼之令盡,然後去裙擣入。**藥性論**云:鼈甲,使,惡理石。能主宿食,癥塊痃癖氣,冷瘕,勞瘦,下氣,除骨熱,骨節間勞熱,結實擁塞。治婦人漏下五色羸瘦者,但燒甲令黄色,末,清酒服之方寸匕,日二服。又方:訶梨勒皮、乾薑末等分爲丸,空心下三十丸,再服。治癥癖病,又治痃癖氣,可醋炙黄,末,牛乳一合,散一匙調,可朝朝服之。又和琥珀、大黄作散,酒服二錢匕,少時惡血即下。若婦人小腸中血下盡,即休服。又曰[①]:頭血塗脱肛。**孟詵**云:鼈,主婦人漏下,羸瘦。中春食之,美,夏月有少腥氣。其甲,岳州昌江者爲上。赤足不可食,殺人。**日華子**云:鼈,益氣調中,婦人帶下,治血瘕腰痛。鼈甲,去血氣,破癥結惡血,墮胎,消瘡腫,并撲損瘀血,瘧疾,腸癰。頭,燒灰療脱肛。

**圖經曰:**鼈生丹陽池澤,今處處有之,以岳州、沅江其甲有九肋者爲勝。取無時。仍生取甲,剔去肉爲好,不用煮脱者。但看有連厭及乾巖便真,若上兩邊骨出,是已被煮也。古今治瘕癖

① 曰:底本作"白",據劉甲本改。

虚勞方中用之最多。婦人漏下五色羸瘦者，燒甲令黄色，篩末，酒服方寸匕，日二。又合訶梨勒皮、乾薑，三物等分爲丸，空腹三十丸，治癖最良。又醋炙令黄，擣末，以牛乳一合，調一匙，朝日服之，主痃氣。其肉食之，亦益人，補虚，去血熱，但不可久食，則損人，以其性冷耳。當胸前有軟骨謂之醜，食當去之。不可與莧菜同食，令生鼈瘕，久則難治。又其頭、足不能縮及獨目者，並大毒，不可食，食之殺人。其頭燒灰，主脱肛。南人養魚池中多畜鼈，云令魚不隨霧起。鼈之類，三足者爲能，奴來切。大寒而有毒，主折傷，止痛，化血，生擣其肉及血傅之。道家云可辟諸厭穢死氣，畫像亦能止之。無裙而頭足不縮者名鰍，食之令人昏塞，誤中其毒，以黄耆、吴藍煎湯服之，立解。其殻亦主傳尸勞及女子經閉。其最大者爲黿，江中或有闊一二丈者，南人亦捕而食之。云其肉有五色而白多，卵大如雞鴨子，一産一二百枚，人亦掘取，以鹽淹可食。其甲亦主五藏邪氣，婦人血熱。又，下有鮀音駝。甲條云“生南海池澤”，今江湖極多，即鼉也。形似守宫、陵鯉輩，而長一二丈，背、尾俱有鱗甲，善攻碕岸，夜則鳴吼，舟人甚畏之。南人食其肉，云色白如雞，但發冷氣痼疾。其皮亦中冒鼓。皮及骨燒灰，研末，米飲服，主腸風痔疾。甚者入紅雞冠花末，白礬灰末，和之，空腹服，便差。今醫方鮮有用黿、鮀甲者。

**【雷公曰：**凡使，要綠色、九肋、多裙、重七兩者爲上。治氣、破塊消癥、定心藥中用之。每箇鼈甲，以六一泥固濟瓶子底了，乾，於大火以物搘於中，與頭醋下火煎之，盡三升醋爲度，仍去裙并肋骨了，方炙乾，然入藥中用。又治勞去熱藥中用，依前泥，用童子小便煑晝夜，盡小便一斗二升爲度，後去裙留骨，於石上搥,石臼中擣成粉了,以雞肶皮裹之,取東流水三兩斗,盆盛,閣於盆上一宿,至明任用,力有萬倍也。

**聖惠方**:治久患勞瘧瘴等方:用鼈甲三兩,塗酥炙令黄,去裙爲末,臨發時温酒調下二錢匕。 **又方**:治小兒尸疰勞瘦,或時寒熱方:用鼈頭一枚,燒灰杵末,新汲水下半錢匕。

**千金方**:姙娠勿食鼈肉,令子項短。 **又方**:治脱肛歷年不愈:死鼈頭一枚,燒令煙絶,杵末,以傅肛上,手按挼之。

**千金翼**:治丈夫陰頭癰,師所不能醫:鼈甲一枚,燒令末之,以雞子白和傅之,良。

**肘後方**:治篤病新起,早勞食飲多,致復欲死:燒鼈甲,服方寸匕。 **又方**:治老瘧:炙鼈甲杵末,服方寸匕,至時令三服盡,用火炙,無不斷。 **又方**:卒腰痛不得俛仰:鼈甲一枚擣末,服方寸匕。 **又方**:治人心孔昏塞,多忘喜誤:丙午日取鼈甲,着衣帶上。 **又方**:石淋者:取鼈甲杵末,以酒服方寸匕,日二三,下石子,差。

**梅師方**:鼈目凹陷者煞人,不可食。 **又方**:難産:取鼈甲燒末,服方寸匕,立出。

**孫真人**:鼈腹下成五字,食之作瘕。鼈肉合芥子作惡疾。

**傷寒類要**:治瀋脣緊方:鼈甲及頭燒灰作末,以傅之。

**子母秘録**:治小兒癇:鼈甲炙令黄,擣爲末,取一錢乳服。亦可蜜丸如小豆大,服。

**楊氏産乳**:療上氣急滿,坐卧不得方:鼈甲一大兩炙令黄,細擣爲散,取燈心一握,水二升,煎取五合,食前服一錢匕,食後蜜水服一錢匕。

**姚和衆**:小兒因痢脱肛:鼈頭、甲燒灰末,取粉撲之。

**左傳云**:三足謂之能,不可食也。

**衍義曰**:鱉甲九肋者佳,煮熟者不如生得者,仍以釅醋炙黄色用。經中不言治勞,惟蜀本《藥性論》云"治勞瘦,除骨熱",後人遂用之。然甚有據,亦不可過劑。頭血塗脱肛,又燒頭灰,亦治。



〔箋釋〕

《本草綱目》集解項李時珍説:"鱉,甲蟲也。水居陸生,穹脊連脅,與龜同類。四緣有肉裙,故曰'龜甲裏肉,鱉肉裏甲'。無耳,以目爲聽。純雌無雄,以蛇及黿爲匹,故《萬畢術》云燒黿脂可以致鱉也。夏月孚乳,其抱以影。《埤雅》云:卵生思抱。其狀隨日影而轉。在水中,上必有浮沫,名鱉津,人以此取之。今有呼鱉者,作聲撫掌,望津而取,百十不失。《管子》云涸水之精名曰蝸,以名呼之,可取魚鱉。正此類也。《類從》云鼉一鳴而鱉伏,性相制也。又畏蚊,生鱉遇蚊叮則死,死鱉得蚊煮則爛,而熏蚊者復用鱉甲。物相報復如此,異哉。《淮南子》曰膏之殺鱉,類之不可推也。"此即鱉科中華鱉 *Trionyx sinensis*,其背甲腹甲無角質盾片,外覆柔軟皮膚,故云"肉裏甲"。



《本草圖經》提到"無裙而頭足不縮者名鰍"。按,《説文》鰍,"魚,似鱉,無甲,有尾,無足,口在腹下"。段玉裁云:"按此篆《玉篇》作鰍,《廣韻》作魶。《史記·上林賦》有魶字,云魶一作鰨。"《本草圖經》對鰍的描述與《説文》

稍有不同,所謂“裙邊”,是鱉甲邊沿的結締組織。鱉科動物都有裙邊,且頭頸都能縮回甲内,《歷代本草藥用動物名實圖考》據此認爲納鱉或是鼋 *Pelochelys cantorii* 的幼體,因爲鼋的幼體頭和四肢不能縮回甲内。此可以備一説者。

《本草圖經》又説“當胸前有軟骨謂之醜,食當去之”,此即《禮記·内則》所説“魚去乙,鱉去丑”,鄭注:“皆爲不利人也。”本書引陳藏器解釋説:“頷下有軟骨如龜形,食之令人患水病。”按,“醜”當作“丑”,乃是形容軟骨的形狀如“丑”字,非醜惡之“醜”,陶弘景説“其厭下有如王字形者”,大約也是指此軟骨而言。



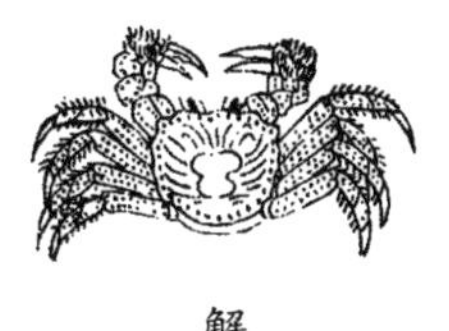
蟹

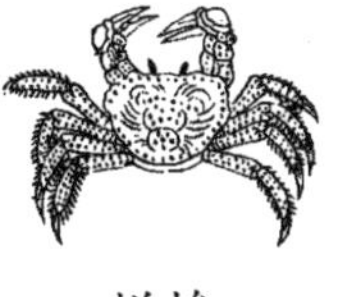
蝤蛑

擁劍

**蟹　味鹹,寒,有毒。主胸中邪氣熱結痛,喎僻,面腫。敗漆,燒之致鼠。解結散血,愈漆瘡,養筋益氣。**

**爪　主破胞,墮胎。生伊洛池澤諸水中。取無時。**殺莨菪毒、漆毒。

陶隱居云:蟹類甚多,蝤音遒。蟝、音謀。擁劍、彭蚏音越。皆是,並不入藥。惟蟹最多有用,仙方以化漆爲水,服之長生。以黑犬血灌之三日,燒之,諸鼠畢至。未被霜甚有毒,云食水莨音建。所爲,人中之,不即療多死。目相向者亦殺人,服冬瓜汁、紫蘇汁及大黄丸皆得差。海邊又有彭蜞、擁劍,似彭蚏而大,似蟹而小,不可食。蔡謨初渡江,不識而噉之,幾死,嘆曰:"讀《爾雅》不熟,爲《勸學》者所誤。"**今按,**陳藏器本草云:蟹脚中髓及腦并殼中黄,並能續斷絶筋骨。取碎之,微熬,内瘡中,筋即連也。八月腹内有芒,食之無毒,其芒是稻芒,長寸許,向東輸海神,開腹中猶有海水。本經云"伊洛水中"者,石蟹,形段不同。其黄傅久疽瘡,無不差者。**臣禹錫等謹按,陳藏器**云:蝤蝶,主小兒閃痞,煑食之。大者長尺餘,兩螯至强,八月能與虎鬬,虎不如也。隨大潮退殼,一退一長。擁劒,一名桀步,一螯極小,以大者鬬,小者食,别無功。彭蜞有小毒,膏主濕癬疽瘡,不差者塗之。食其肉,能令人吐下至困,蔡謨渡江誤食者。彭蜎如小蟹,無毛,海人食之,别無功。**孟詵**云:蟹,主散諸熱,治胃氣,理經脉,消食。八月輸芒後食好,未輸時爲長未成。就醋食之,利肢節,去五藏中煩悶氣。其物雖形狀惡,食甚宜人。**日華子**云:螃蠏,凉,微毒。治産後肚痛,血不下,並酒服。筋骨折傷,生擣,炒罯,良。脚爪,破宿血,止産後血閉、肚痛,酒及醋湯煎服,良。又云:蝤蝉,冷,無毒。解熱氣,治小兒痞氣。

**圖經曰:**蟹生伊洛池澤諸水中,今淮海、京東、河北陂澤中多有之,伊洛乃反難得也。八足二螯,大者箱角兩出,足節屈曲,行則旁横。今人以爲食品之佳味。獨螯獨目及兩目相向者,皆有大毒,不可食。其黄能化漆爲水,故塗漆瘡用之。黄并肉熬末,以内金瘡中,筋斷亦可續。黄并螯燒煙,可以集鼠於庭。爪入藥最多,胡洽療孕婦僵仆,胎轉上搶心困篤,有蟹爪湯之類是也。經云"取無時",俗傳蟹八月一日,取稻芒兩枚,長一二寸許,東行輸送其長,故今南方捕得蟹,差早則有銜稻芒者,此後方可食之。以前時長未成就，其毒尤猛也。蟹之類甚多，六足者名蛫，音跪。四足者名北，皆有大毒，不可食。誤食之，急以豉汁可解。闊殼而多黄者名蠘，生南海中，其螯最鋭，斷物如芟刈焉，食之行風氣。扁而最大，後足闊者，爲蝤蛑，嶺南人謂之撥棹子，以後脚形如棹也。一名蟳。隨潮退殼，一退一長。其大者如升，小者如盞楪。兩螯無毛，所以異於蟹。其力至彊，能與虎鬬，往往虎不能勝。主小兒閃癖，煑與食之，良。一螯大，一螯小者，名擁劒，又名桀步，常以大螯鬬，小螯食物。一名執火，以其螯赤故也。其最小者名彭蜎，音滑。吴人語訛爲彭越。《爾雅》云"蜎蠌，音澤。小者蟧，力刀切。郭璞云："即彭蜎也，似蟹而小。"其膏可以塗癬，食之令人吐下至困。彭蜞亦其類也。蔡謨渡江誤食者，是此也。

【**食療**云：蟹，足斑、目赤不可食，殺人。又堪治胃氣，消食。又，八月前，每箇蟹腹内有稻穀一顆，用輸海神。待輸芒後，過八月方食即好。經霜更美，未經霜時有毒。又，鹽淹之作蝑，有氣味，和酢食之，利肢節，去五藏中煩悶氣。其物雖惡形容，食之甚益人。爪，能安胎。

**百一方**：疥瘡：杵蟹傅之亦效。　**又方**：金瘡方：續筋多取蟹黄及腦并足中肉熬末，内瘡中。

**孫真人**：十二月勿食蟹，傷神。

**簡要濟衆**：小兒解顱不合：生蟹足骨半兩，焙乾，白斂半兩，爲末，用乳汁和，貼骨縫上，以差爲度。

**楊氏産乳**：妊娠人不得食螃蟹，令兒横生也。

**荀卿云**：蟹，六跪而二螯，非蛇、鱔之穴，無所寄托。凡食鱔毒,可食蟹解之,鱔畏蟹。蟹,鱔類也。類聚相解,其効速於他耳。

**沈存中筆談：**關中無螃蟹,土人惡其形狀,以爲怪物。秦州人家,收得一乾蟹,有病瘧者,則借去懸門上,往往遂差。不但人不識,鬼亦不識。

**衍義曰：**蠏,伊洛絶少,今多自京師來,京師亦自河北置之。今河北沿邊滄、瀛州等處所出甚多,徐州亦有,但不及河北者。小兒解顱,以螯并白及爛擣,塗顋上,顱合。此物極動風,體有風疾人不可食,屢見其事。河北人取之,當八九月蠏浪之時,直於塘濼岸上,伺其出水而拾之。又,夜則以燈火照捕。始得之時,黄與白滿殻。凡收藏十數日,不死亦不食。此物每至夏末秋初,則如蟬蜕解。當日名蠏之意,必取此義。

〔箋釋〕

《説文》云:"蠏,有二敖八足,旁行,非蛇鮮之穴無所庇。"《本草綱目》集解項李時珍説:"蟹,横行甲蟲也。外剛内柔,於卦象離。骨眼蜩腹,蛭腦鱟足,二螯八跪,利鉗尖爪,殻脆而堅,有十二星點。雄者臍長,雌者臍團。腹中之黄,應月盈虧。其性多躁,引聲噀沫,至死乃已。生於流水者,色黄而腥;生於止水者,色紺而馨。"蟹種類甚多,從諸家描述來看,主要指淡水河蟹,以弓蟹科的中華絨螯蟹 *Eriocheir sinensis* 爲主流。

《本草圖經》除蟹以外,還繪有擁劍與蟚蜞。所謂"一螯大,一螯小者,名擁劍,又名桀步,常以大螯鬬,小螯食物。一名執火,以其螯赤故也"。這種擁劍當是束腹蟹科

的中華束腰蟹 *Somanniathelphusa sinensis*，兩螯甚不對稱。“扁而最大，後足闊者，爲蝤蛑，嶺南人謂之撥棹子，以後脚形如棹也。一名蟳。隨潮退殼，一退一長。其大者如升，小者如盞楪。兩螯無毛，所以異於蟹。其力至彊，能與虎鬭，往往虎不能勝”。蝤蛑是海蟹，爲梭子蟹科日本蟳 *Charybdis japonica*、三疣梭子蟹 *Portunus trituberculatus* 之類。

陶弘景説蔡謨“讀《爾雅》不熟，爲《勸學》者所誤”，出自《世説新語·紕漏》：“蔡司徒渡江，見彭蜞，大喜曰：蟹有八足，加以二螯。令烹之。既食，吐下委頓，方知非蟹。後向謝仁祖説此事，謝曰：卿讀《爾雅》不熟，幾爲《勸學》死。”注曰：“《大戴禮·勸學篇》曰：蟹二螯八足，非蛇蟺之穴無所寄託者，用心躁也。故蔡邕爲《勸學章》取義焉。《爾雅》曰：螖蠌小者蟧。即彭蜞也，似蟹而小。今彭蜞小於蟹，而大於彭螖，即《爾雅》所謂螖蠌也。然此三物，皆八足二螯，而狀甚相類。蔡謨不精其小大，食而致弊，故謂讀《爾雅》不熟也。”按，根據諸家意見，彭蜞（蟛蜞）爲一種小型蟹，如相手蟹科無齒螳臂相手蟹 *Chiromantes dehaani* 或近緣物種。這些蟹並没有毒性，蔡謨食後“吐下委頓”，或許就是不潔食物引致的急性胃腸炎，或者蝦蟹類引起的消化系統變態反應。在《世説新語》之前，恐怕也没有彭蜞有毒的記載，謝尚不過是借蔡謨食彭蜞的事件爲調笑語，後世遂訛傳彭蜞“有小毒”了。





**蚱**音窄，又音側。**蟬**　**味鹹**、甘，**寒**，無毒。**主小兒驚**

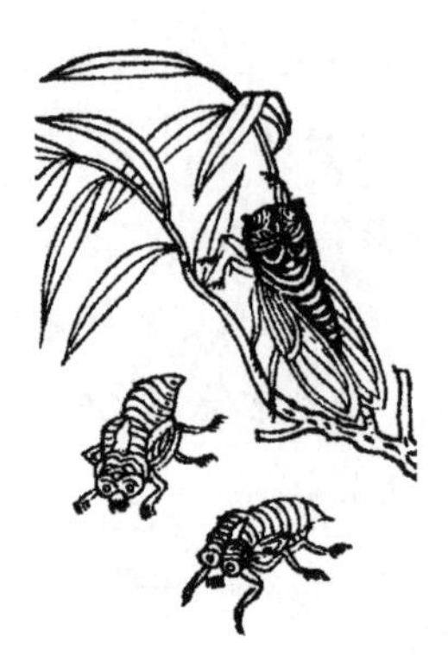
蚱蟬

**癇，夜啼，癲病，寒熱，驚悸，婦人乳難，胞衣不出，又墮胎。生楊柳上。五月採，蒸乾之，勿令蠹。**

陶隱居云：蚱字音作笮，即是瘂烏下切。蟬。瘂，雌蟬也，不能鳴者。蟬類甚多。《莊子》云"蟪蛄不知春秋"，則是今四月、五月小紫青色者；而《離騷》云"蟪蛄鳴兮啾啾，歲暮兮不自聊"，此乃寒螿爾，九月、十月中，鳴甚悽急。又，二月中便鳴者名螓音寧。母，似寒螿而小；七月、八月鳴者名蛁音彫。蟟，音遼。色青，今此云生楊柳樹上是。《詩》云"鳴蜩嘒嘒"者，形大而黑，傴僂丈夫，止是掇此。昔人噉之。故《禮》有雀、鷃、音晏。蜩、范，范有冠，蟬有緌，亦謂此蜩。此蜩復五月便鳴。俗云五月不鳴，嬰兒多災，今其療亦專主小兒也。唐本注云：《别録》云：殼名枯蟬，一名伏蜟，音育。主小兒癇，女人生子不出。灰服之，主久痢。又云蚱者，鳴蟬也，主小兒癇，絶不能言。今云啞蟬，啞蟬則雌蟬也，極乖體用。按諸蟲獸，以雄者爲良也。臣禹錫等謹按，蜀本圖經云：此鳴蟬也，六月、七月收，蒸乾之。陶云是瘂蟬，不能鳴者，雌蟬也。二説既相矛楯。今據《玉篇》云"蚱者，蟬聲也"，如此則非瘂蟬明矣。且蟬類甚多，有蟪蛄、寒螿之名。又，《爾雅》云"蝒，馬蜩"，"蜺，寒蜩"，皆蟬也。按《禮記》云"仲夏之月，蟬始鳴"，本經云"五月採"，即是此也，其餘不入藥用。藥性論云：蚱蟬，使，味酸。主治小兒驚哭不止，殺疳蟲，去壯熱，治腸中幽幽作聲。又云：蟬蜕，使，主治小兒渾身壯熱，驚癇，兼能止渴。

**圖經曰**：蚱音笮，又音側。蟬，本經不載所出州土，但云生楊柳上，今在處有之。陶隱居以爲啞蟬，蘇恭以爲鳴蟬，二説不同。按，字書解蚱字云"蟬聲也"，《月令》"仲夏之月，蟬始鳴"，言五月始有此蟬鳴也。而本經亦云"五月採"，正與《月令》所記始鳴者同時，如此蘇説得之矣。蟬類甚多，《爾雅》云"蝒，馬蜩"，郭璞注云："蜩中最大者爲馬蟬。"今夏中所鳴者，比衆蟬最大。陶又引《詩》"鳴蜩嘒嘒"，云是形大而黑，昔人所噉者。又禮，冠之飾附蟬者，亦黑而大，皆此類也。然則《爾雅》所謂馬蜩，詩人所謂鳴蜩，《月令》禮家所謂蟬，本草所謂蚱蟬，其實一種。蟬類雖衆，而爲時用者，獨此一種耳。又醫方多用蟬殼，亦此蟬所蜕殼也，又名枯蟬。本生於土中，云是蜣蜋所轉丸，久而化成此蟲，至夏便登木而蜕。採得當蒸熟，令勿蠹。今蜀中有一種蟬，其蜕殼頭上有一角如花冠狀，謂之蟬花，西人有齎至都下者，醫工云入藥最奇。

【**陳藏器**：蟪蛄、寒螿、蛁蟟、寧母、蜩、范並蟬，注陶云："蟪蛄，四月、五月鳴，小小紫色者。而《離騷》云蟪蛄鳴兮啾啾，此乃寒螿耳。二月鳴者名寧母，似寒螿而小。七月鳴者名蛁蟟，色青。《詩》曰鳴蜩嘒嘒。形大而黑，古人食之。古禮云雀、鷃、蜩、范，范有冠，蟬有緌。"按，蜩已上五蟲，並蟬屬也。本經云"螻蛄，一名蟪蛄"，本功外，其腦煮汁服，主産後胞不出，自有正傳。然蟪蛄非螻蛄，二物名字參錯耳。《字林》云："蟬，蟪蛄也；蝘，蟬屬也。"《草木疏》云："蟬，一名蛁蟟。青、徐間謂之螔蟧，楚人名之蟪蛄，秦、燕謂之蛈蚗。"郭璞注云："俗呼之爲蟬，宋、衛謂之蜩螗，楚謂之蟪蛄，關東謂之蛥蚗。"陶又注桑螵蛸云"俗呼螳蜋爲蛁蟟",螳蜋即非蟬類,陶誤也。蜩蟟退皮研,一錢匕,井花水服,主呀病。寒螿、蜩、范,《月令》謂蜺也。寧母亦小蟬。《禮》注云:"蜩,蟬也;范,蜂也。"已有本經。自蜩已上,並無别功也。

**聖惠方**:治風頭旋:用蟬殼一兩,微炒爲末,非時温酒下一錢匕。

**集驗方**:治風氣客皮膚,瘙癢不已:蟬蜕、薄荷葉等分爲末,酒調一錢匕,日三服。



**御藥院**:治頭風目眩:蟬蜕末,熟湯下。

**衍義曰**:蚱蟬,夏月身與聲皆大者是。始終一般聲,仍皆乘昏夜方出土中,昇高處,背殼坼,蟬出。所以皆夜出者,一以畏人,二畏日炙乾其殼而不能蜕也。至時寒則墜地,小兒蓄之,雖數日亦不須食。古人以謂飲風露,信有之。蓋不糞而溺,亦可見矣。西川有蟬花,乃是蟬在殼中不出而化爲花,自頂中出。又,殼治目昏翳。又,水煎殼汁,治小兒出瘡疹不快,甚良。

〔箋釋〕

按照陶弘景的意見,"蚱蟬"是啞蟬,即不鳴叫的蟬,通常是雌蟬。諸家皆以爲非,認爲是鳴蟬。《蜀本草》引《玉篇》"蚱者,蟬聲也",最有説服力。按,今本《玉篇》僅言"蚱蟬七月生",無"蟬聲也"。



蟬的種類甚多,《本草綱目》集解項説:"蟬,諸蜩總名也。皆自蠐螬、腹蛸變而爲蟬,亦有轉丸化成者。皆三十日而死。俱方首廣額,兩翼六足,以脅而鳴,吸風飲露,溺而不糞。古人食之,夜以火取,謂之耀蟬。《爾雅》《淮南子》、揚雄《方言》、陸璣《草木疏》、陳藏器本草諸書所載，往往混亂不一。今考定于左，庶不誤用也。夏月始鳴，大而色黑者，蚱蟬也，又曰蝒，曰馬蜩，《豳詩》五月鳴蜩者是也。頭上有花冠，曰螗蜩，曰蝘，曰胡蟬，《蕩詩》如蜩如螗者是也。具五色者，曰蜋蜩，見《夏小正》。並可入藥用。小而有文者，曰蠽，曰麥蚻。小而色青緑者，曰茅蜩，曰茅蠽。秋月鳴而色青紫者，曰蟪蛄，曰蛁蟟，曰蜓蚞，曰螇螰，曰蛥蚗。音舌決。小而色青赤者，曰寒蟬，曰寒蜩，曰寒螿，曰蜺。未得秋風，則瘖不能鳴，謂之啞蟬，亦曰瘖蟬。二三月鳴，而小於寒螿者，曰蜓母。並不入藥。"以上諸種，應該都是蟬科昆蟲，《本草圖經》《本草綱目》皆以大而色黑者爲蚱蟬，應該指黑蟬 *Cryptotympana pustulata*。

《新修本草》引《别録》"殼名枯蟬，一名伏蛸"。按，伏蛸亦作"復蛸""蝮蛸"，此處是指若蟲羽化後留下的空殼，通常稱爲蟬蜕。《論衡·道虚》云："萬物變化，無復還者。復育化爲蟬，羽翼既成，不能復化爲復育。"《論死篇》又云："蟬之未蜕也，爲復育；已蜕也，去復育之體，更爲蟬之形。"則作"復育"，專指禪的若蟲，與《别録》不同。

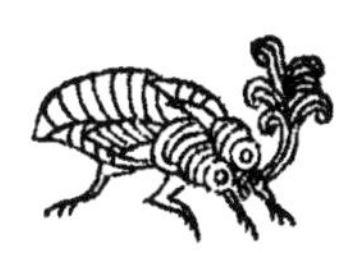

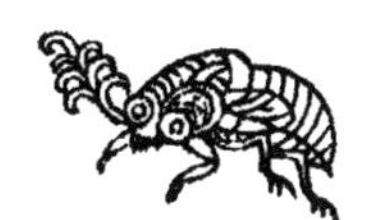

蟬花

**蟬花**　味甘，寒，無毒。主小兒天吊，驚癇瘈瘲，夜啼心悸。所在皆有。七月採。生苦竹林者良，花出土上。

**圖經**：文具蚱蟬條下。

【**雷公云**:凡使,要白花全者,收得後,於屋下東角懸乾,去甲土後,用漿水煮一日,至夜焙乾,碾細用之。

**衍義**:蟬花,文具蚱蟬條下。

〔箋釋〕

蚱蟬條《本草圖經》云:“今蜀中有一種蟬,其蜕殼頭上有一角如花冠狀,謂之蟬花,西人有齎至都下者,醫工云入藥最奇。”《本草衍義》云:“西川有蟬花,乃是蟬在殼中不出而化爲花,自頂中出。”蟬花與冬蟲夏草情況類似,是蟬的若蟲感染蟬擬青霉菌後,形成的蟲生真菌。蟬花形狀與蟬蜕相似,從頭部長出樹枝狀孢梗束,因此得名。



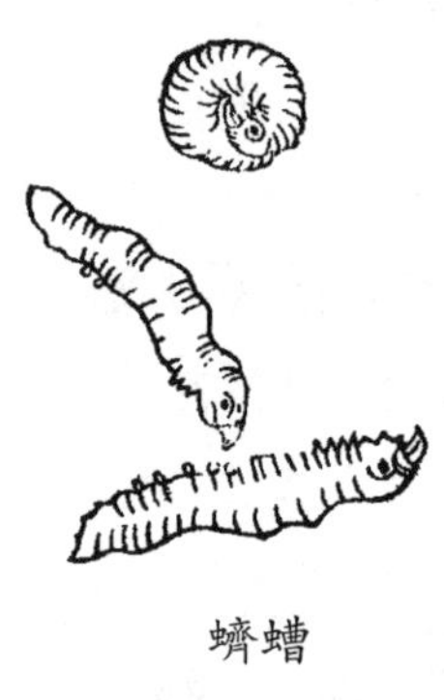

蠐螬

蠐螬　味鹹,微温、**微寒,有毒。**主惡血,血瘀痺氣,破折血在脅下堅滿痛,月閉,目中淫膚,青瞖白膜,**療吐血在胸腹不去及破骨踒折,血結,金瘡内塞,産後中寒,下乳汁。**一名蟦扶文切。蠐,**一名蜰**音肥。**齊,一名教齊。生河内平澤及人家積糞草中。取無時,反行者良。**蜚蠊爲之使,惡附子。



陶隱居云:大者如足大指,以背行,乃駃於脚。雜猪蹄作羹,與乳母不能别之。《詩》云“領如蝤蠐”,今此别之名以“蠐”字在下,恐此云“蠐螬”倒爾。唐本注云:此蟲有在糞聚,或在腐木中。其在腐柳樹中者,内外潔白;土糞中者,皮黄内黑黯。形色既異，土木又殊，當以木中者爲勝。採雖無時，亦宜取冬月爲佳。按《爾雅》一名蝎，音曷。一名蛣蝠，一名蝤蠐。今按，陳藏器本草云：蠐螬，主赤白遊瘮。以物發瘮破，碎蠐螬取汁塗之。臣禹錫等謹按，蜀本注云：今據《爾雅》"蟦，蠐螬"，注云"在糞土中"，本經亦云"一名蟦蠐"，又云"生積糞草中"，則此外恐非也。今諸朽樹中蠹蟲，俗通謂之蝎，莫知其主療，惟桑樹中者，近方用之，治眼得効。又《爾雅》"蝎，蛣蝠"，又"蝎，桑蠹"，注云："即蛣蝠也。"又據有名未用存用未識部蟲類中，有桑蠹一條云"味甘，無毒。主心暴痛，金瘡肉[①]生不足"，即此是也。蘇云"當以木中者爲勝"，今獨謂其不然者，謂生出既殊，主療亦别。雖有毒、無毒易見，而相使、相惡難知。又蝎不共號蠐螬，蟦不兼名蛣蝠，凡以處療，當自審之也。藥性論云：蠐螬，臣。汁，主滴目中，去瞖障。主血止痛。日華子云：蠐螬蟲，治胸下堅滿，障瞖瘀膜，治風瘮。桑、柳樹内收者佳，餘處即不中。糞土中者，可傅惡瘡。

**圖經曰**：蠐螬生河内平澤及人家積糞草中，今處處有之。大者有如足大指，以背行，反駃於脚。採無時。反行者良。此《爾雅》所謂"蟦，蠐螬"，郭璞云"在糞土中"者是也。而諸朽木中蠹蟲，形亦相似，但潔白於糞土中者，即《爾雅》所云"蝤蠐，蝎"。又云"蝎，蛣蝠"，又云"蝎，桑蟲"，郭云"在木中雖通名蝎，所在異"者是此也。蘇恭以謂入藥當用木中者，乃與本經云"生積糞草中"相戾矣。有名未用中自有桑蟲條，桑蟲即蛣蝠也，與此主療殊别。今醫家與蓐婦下乳藥用之，乃是掘糞土中

① 肉：底本作"内"，據文意改。

者，其効殊速，乃知蘇説未可據也。張仲景治雜病方，大䗪蟲丸中用蠐螬，以其主脅下堅滿也。《續傳信方》治喉痺，取蟲汁點在喉中，下即喉開也。

【陳藏器：本經云"生糞土中"，陶云"能背行者"，蘇云"在腐木中，柳木中者皮白，糞中者皮黄，以木中者爲勝"。按，蠐螬居糞土中，身短足長，背有毛筋，但從水，入秋蜕爲蟬，飛空飲露，能鳴，高潔。蝎在朽木中，食木心，穿如錐刀，一名蠹，身長足短，口黑無毛，節慢，至春羽化爲天牛，兩角狀如水牛，色黑，背有白點，上下緣木，飛騰不遥。二蟲出處既殊，形質又别，蘇乃混其狀，總名蠐螬，異乎蔡謨彭蜞，幾爲所誤。蘇敬此注，乃千慮一失矣。《爾雅》云"蟦蠐，蝤蠐，蝎"，郭注云："蠐螬在糞土中，蝎在木中，桑蠹是也。飾通名蝎，所在異也。"又云"齧桑"，注云："似蝎牛，長角，有白點，喜齧桑樹作孔也。"

**雷公云**：凡使，桑樹、柏樹中者妙。凡收得後陰乾，乾後與糯米同炒，待米燋黑爲度，然後去米，取之，去口畔并身上肉毛并黑塵了，作三四截，碾成粉用之。

**外臺秘要**：《删繁》丹走皮中浸淫名火丹方：取蠐螬末傅之。

**千金方**：治稻麥芒入眼：取蠐螬，以新布覆目上，持蠐螬從布上摩之，其芒出着布上，良也。

**百一方**：諸竹木刺在肉中不出：蠐螬碎之，傅刺上，立出。

**子母秘録**：治癰疽，痔漏，惡瘡及小兒丹：末蠐螬傅上。

**治口瘡**：截頭筯，醮過拭瘡，效。

**衍義曰**：蠐螬，此蟲諸腐木根下有之。構木津甘，故根下多有此蟲,其木身未有完者。亦有生於糞土中者,雖肥大,但腹中黑,不若木中者,雖瘦而稍白。生研,水絞汁,濾清飲,下㛹。

〔箋釋〕

諸家關於蠐螬的議論,涉及若干種類昆蟲的幼蟲,名實各異。《名醫别録》説蠐螬生糞土中,這是描述其糞食性。又説"反行者良",陶弘景補充説"以背行,乃駃(快)於脚",此説亦見於《博物志》:"蠐螬以背行,快於足用。"按,花金龜科的幼蟲脚細弱,主要靠背部的肌肉和剛毛行動,即所謂的"背行"。由此知這種蠐螬應該是花金龜科如白星花金龜 *Protaetia brevitarsis* 之類。至於《新修本草》説在木中者,應是指植食性的蠐螬,恐是鰓金龜科的幼蟲,如東北大黑鰓金龜 *Holotrichia diomphalia*、暗黑鰓金龜 *Holotrichia parallela* 之類。而《本草拾遺》云:"按,蠐螬居糞土中,身短足長,背有毛筋,但從水,入秋蜕爲蟬,飛空飲露,能鳴,高潔。"其説源於《論衡·無形篇》:"蠐螬化爲復育,復育轉而爲蟬,蟬生兩翼,不類蠐螬。"此古人觀察謬誤,蟬的若蟲形狀與蠐螬相差甚遠。

陶弘景在注釋中提出一個有意思的問題,《詩經·碩人》"領如蝤蠐",此處的别名又有蟦蠐、埊齊、教齊,"蠐"字皆在後,如此,"蠐螬"會不會是"螬蠐"之倒乙?按,《莊子·至樂》"烏足之根爲蠐螬",《經典釋文》云:"司馬本作螬蠐,云蠍也。"看來真有作"螬蠐"者。問題還不止於此,《爾雅·釋蟲》"蟦蠐螬",究竟該標點作"蟦,蠐螬"還是"蟦蠐,螬",也不好定論。循《名醫别録》"蟦蠐”可以單獨一詞，且“蟦蠐，螬”與下句“蝤蠐，蠍”結構相同，但因此將“蠐螬”割裂，也是非常奇怪。《方言》云：“蠀螬謂之蟦。自關而東謂之蝤蠀，或謂之蚕蠾，或謂之蝖蝥。梁益之間謂之蛒，或謂之蠍，或謂之蛭蛒。秦晉之間謂之蠹，或謂之天螻。四方異語而通者也。”可見“蟦”確實可以單獨爲一詞，則《爾雅》“蟦，蠐螬”也完全成立。又，蠐螬一名䗉齊，字書無“䗉”字，疑是“蜸齊”之訛。



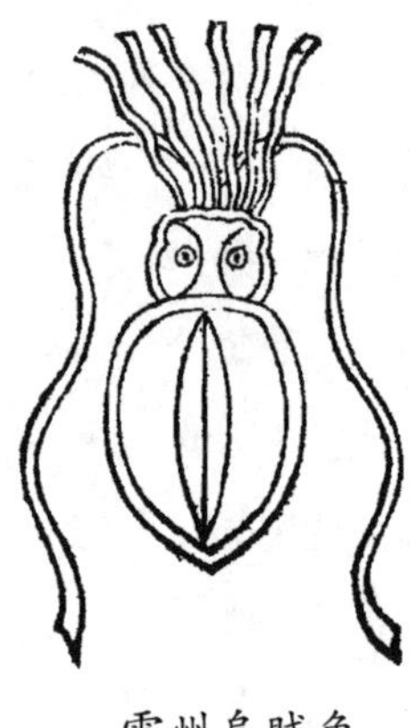

雷州烏賊魚

**烏賊魚骨　味鹹，微温，無毒。主女子漏下赤白經汁，血閉，陰蝕腫痛，寒熱，癥瘕，無子，驚氣入腹，腹痛環臍，陰中寒腫，令[①]人有子。又止瘡多膿汁不燥。**

**肉　味酸，平，主益氣强志。生東海池澤。取無時。**惡白斂、白及、附子。

陶隱居云：此是鷃音剩。烏所化作，今其口脚具存，猶相似爾。用其骨亦炙之。其魚腹中有墨，今作好墨用之。唐本注云：此魚骨，療牛、馬目中障瞖，亦療人目中瞖，用之良也。今按，陳藏器本草云：烏賊魚骨，主小兒痢下，細研爲末，飲下之。亦主婦人血瘕，殺小蟲并水中蟲，投骨於井中，蟲死。腹中墨，主血刺心痛，醋摩服之。海人云，昔秦王東遊，棄筭袋於海，化爲此魚。其



① 寒腫令：底本作白字，據劉甲本改。

形一如筭袋，兩帶極長，墨猶在腹也。**臣禹錫等謹按，蜀本**圖經云：鸔烏所化也，今目口尚在背上，骨厚三四分。今出越州。蘇恭引《音義》云無"鸔"字，言是"鵯"字。乃以《爾雅》中鵯鶋一名雅烏，小而多群，腹下白者爲之。圖經又云"背上骨厚三四分"，則非小鳥也。今據《爾雅》中自有"鴇，烏鸔"，是水鳥，似鶂，短頸，腹翅紫白，背上緑色。名字既與圖經相符，則鸔烏所化明矣。**藥性論**云：烏賊魚骨，使，有小毒。止婦人漏血，主耳聾。**孟詵**云：烏賊骨，主目中一切浮瞖。細研和蜜點之。又，骨末治眼中熱淚。**日華子**云：烏賊魚，通月經。骨療血崩，殺蟲。心痛甚者，炒其墨，醋調服也。又名纜魚，鬚脚悉在眼前，風波稍急，即以鬚粘石爲纜。

**圖經曰**：烏賊魚出東海池澤，今近海州郡皆有之。云是鸔音剥。烏所化，今其口脚猶存，頗相似，故名烏鰂。能吸波噀墨以溷水，所以自衛，使水匿不能爲人所害。又云，性嗜烏，每暴水上，有飛烏過，謂其已死，便啄其腹，則卷取而食之，以此得名，言爲烏之賊害也。形若革囊，口在腹下，八足聚生口傍。只一骨，厚三四分，似小舟輕虚而白。又有兩鬚如帶，可以自纜，故别名纜魚。《南越志》云："烏賊有矴，遇風便虬前一鬚下矴而住。"矴，亦纜之義也。腹中血及膽正如墨，中以書也。世謂烏賊懷墨而知禮，故俗謂是海若白事小吏。其肉食之益人，取無時。其無骨者名柔魚。又更有章舉、石距二物，與此相類而差大，味更珍好，食品所貴重，然不入藥用，故略焉。

【**食療云**：骨，主小兒、大人下痢，炙令黄，去皮細研成粉，粥中調，服之良。其骨能銷目中一切浮瞖。細研和蜜點之，妙。

又,點馬眼熱淚甚良。久食之,主絶嗣無子,益精。其魚腹中有墨一片,堪用書字。

**雷公云**:凡使,勿用沙魚骨,緣真相似,只是上文横,不入藥中用。凡使,要上文順,渾用血鹵作水浸,并煮一伏時了,漉出。於屋下掘一地坑,可盛得前件烏賊魚骨多少,先燒坑子,去炭灰了,盛藥一宿,至明取出用之,其効倍多。

**聖惠方**:治傷寒熱毒氣攻眼,生赤白瞖:用烏賊魚骨一兩,不用大皮,杵末,入龍腦少許,令細,日三四度,取少許點之。

**外臺秘要**:治癧瘍風及三年:酢磨烏賊魚骨,先布磨肉赤,即傅之。

**千金方**:治婦人水户嫁痛:烏賊骨燒末,酒下方寸匕,日三服。 **又方**:治丈夫陰頭癰,師不能治:烏賊骨末粉傅之,良。

**經驗方**:治疳眼:烏賊魚骨、牡蠣並等分,爲末糊丸如皂子大,每服用猪子肝一①具,藥一丸,清米泔内煮,肝熟爲度,和肝食,用煮肝泔水下,三兩服。

**子母秘録**:治小兒重舌:燒烏賊魚骨,和雞子黄,傅之喉及舌上。

**南越記**:烏賊魚自浮於水上,烏見以爲死,往啄之,乃卷取入水,故謂烏賊。今鵶烏化爲之也。

**素問云**:烏賊魚,主女子血枯。

**丹房鏡源**:烏賊魚骨,淡鹽。

**衍義曰**:烏賊魚乾置四方,人炙食之。又取骨鏤爲鈿。研

① 一:底本無,據文意補。

細,水飛,澄下,比去水,日乾之,熟蜜和得所,點目中翳,緩取效。

〔箋釋〕

《説文》云:"鰂,烏鰂,魚名。"《侯鯖録》卷二云:"烏鰂八足,絶短者,集足在口,縮喙在腹,形類鞋囊。"《本草綱目》集解項李時珍説:"烏鰂無鱗有鬚,黑皮白肉,大者如蒲扇。炸熟,以薑、醋食之,脆美。背骨名海螵蛸,形似樗蒲子而長,兩頭尖,色白,脆如通草,重重有紋,以指甲可刮爲末,人亦鏤之爲鈿飾。又《相感志》云:烏鰂過小滿則形小也。"此即烏賊科多種烏賊,如金烏賊 *Sepia esculenta*、曼氏無針烏賊 *Sepiella maindroni*、針烏賊 *Sepia andreana* 之類。

《本草拾遺》云:"海人云,昔秦王東遊,棄筭袋於海,化爲此魚。其形一如筭袋,兩帶極長,墨猶在腹也。"雖然是傳説,刻畫的烏賊造型却很形象。烏賊屬頭足綱十腕目,腕十條,腕上有具柄的吸盤,並有觸角,其中第四對較其他八條長得多,稱爲觸腕。《本草圖經》謂"八足聚生口傍",實誤,所繪雷州烏賊魚圖包括觸腕在内,僅繪有四對腕。

烏賊在遭遇襲擊時,墨囊中的墨汁會通過直腸經肛門噴出,以干擾敵人視線,便於逃遁。烏賊墨汁主要是與蛋白聚合的黑色素。這種墨汁也可以用於書寫,《酉陽雜俎》説:"烏賊,舊説名河伯度事小吏,遇大魚輒放墨,方數尺,以混其身。江東人或取墨書契,以脱人財物,書跡如淡墨,逾年字消,唯空紙耳。"《癸辛雜識》引申説:"世號墨魚爲烏賊。何爲獨得賊名? 蓋其腹中之墨可寫僞契券,宛然如新，過半年則淡然如無字。故狡者專以爲騙詐之謀，故謚曰‘賊’云。”但陶弘景言“今作好墨用之”似爲想當然之辭，書畫墨汁之黑色主要來自其中的炭黑粒子，與黑色素並不兼容。

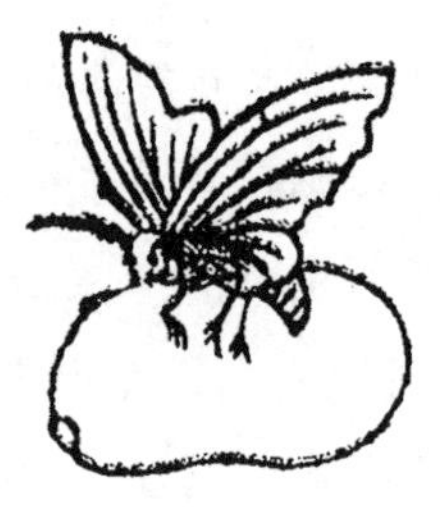
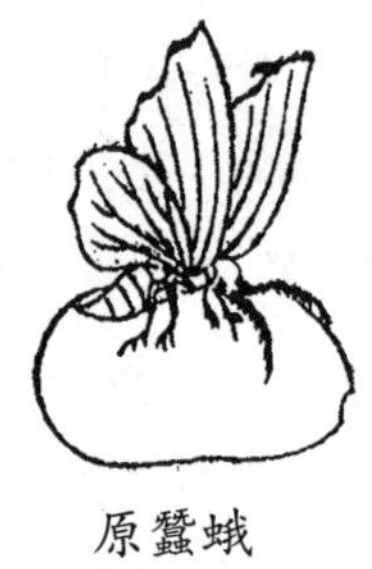
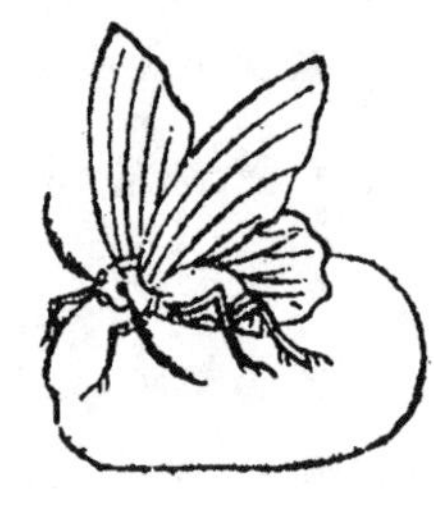

原蠶蛾



**原蠶蛾　雄者，有小毒。主益精氣，强陰道，交接不倦，亦止精。**臣禹錫等謹按，陰痿通用藥云：原蠶蛾，熱。蜀本云：原蠶蛾，味鹹，温。

**屎　温，無毒。主腸鳴，熱中消渴，風痺癮瘮。**

陶隱居云：原蠶是重養者，俗呼爲魏蠶。道家用其蛾止精，其翁繭入術用。屎名蠶沙，多入諸方用，不但熨風而已也。今按，陳藏器本草云：原蠶屎，一名蠶沙，净收，取曬乾，炒令黄，袋盛浸酒，去風，緩諸節不隨，皮膚頑痺，腹内宿冷，冷血瘀血，腰脚疼冷。炒令熱，袋盛，熱熨之，主偏風，筋骨癱緩，手足不隨及腰脚軟，皮膚頑痺。臣禹錫等謹按，日華子云：晚蠶蛾，壯陽事，止泄精，尿血，暖水藏。又，蠶蛾，平。治暴風，金瘡，凍瘡，湯火瘡并滅瘡瘢，入藥炒用。又云：蠶布紙，平。治吐血，鼻洪，腸風瀉血，崩中帶下，赤白痢，傅丁腫瘡。入藥燒用。又云：蠶沙，治風痺頑疾不仁，腸鳴。

**圖經曰**：原蠶蛾，本經不載所出州土，今東南州郡多養此蠶處皆有之。此是重養者，俗呼爲晚蠶。北人不甚複養，惡其損桑。而《周禮》禁原蠶者，鄭康成注云“爲其傷馬”，傷馬亦是其一事耳。《淮南子》曰：“原蠶一歲再登，非不利也，然王法禁之者，爲其殘桑是也。”人既稀養，市中貨者亦多早蛾，不可用也。至於用蠶沙、蠶退，亦須用晚出者。惟白殭蠶不著早晚，但用白而條直者。凡用蠶，並須食桑蠶，不用食柘者。蠶蛾，益陽方中多用之。今方治小兒撮口及發噤者：取二枚炙黄，研末，蜜和，塗口脣内，便差。蠶沙、蠶退，並入治風及婦人藥中用。蠶退，醫家多用初出蠶殼在紙上者。一説蠶眠時所退皮，用之更有效。

【**聖惠方**：治風瘙癮瘮遍身癢成瘡：用蠶沙一升，水二斗，煮取一斗二升，去滓，温熱得所以洗之。宜避風。

**千金方**：治婦人始覺姙娠，轉女爲男法：取原蠶屎一枚，井花水服之，日三服。

**斗門方**：治渴疾：用晚蠶沙，焙乾爲末，冷水下二錢，不過數服。

**勝金方**：治刀斧傷，止血生肌，天蛾散：晚蠶蛾爲末，糝匀，絹裹之，隨手瘡合血止。一切金瘡亦治。

**簡要濟衆**：小兒撮口及發噤方：晚蠶蛾二枚，炙令黄，爲末，蜜和，傅兒口唇内。

**子母秘録**云：倒産難生：原蠶子燒末，飲服三錢。

**小兒宫氣方**：治小兒口瘡及風疳瘡等：晚蠶蛾細研，貼瘡上，妙。

**衍義曰**：原蠶蛾有原復敏速之義，此則第二番蛾也，白殭蠶條中已具。屎，飼牛代穀。又以三升醇酒，拌蠶屎五斗，用甑蒸熱，於暖室中鋪於油單上，令患風冷氣閉及近感癱風人，就所患一邊卧，看温熱，厚蓋覆，汗出爲度。若虚人，須常在左右，防大熱昏冒。仍令頭面在外，不得壅覆。未全愈，間，再作。

〔**箋釋**〕



《本草綱目》釋名項説："按鄭玄注《周禮》云：原，再也。謂再養者。"蠶的發生次數，每年可有一次、二次乃至更多，稱爲一化性蠶、二化性蠶等，原蠶蛾爲二化性蠶。

**蠶退**　**主血風病，益婦人。一名馬鳴退。近世醫家多用蠶退紙，而東方諸醫用蠶欲老眠起所蜕皮，雖二者之用各殊，然東人所用者爲正。用之當微炒，和諸藥可作丸、散服。**新定。

【**集驗方**：治纏喉風及喉痺，牙宣，牙癰，口瘡并小兒走馬疳：蠶退紙不計多少，燒成灰存性，右煉蜜和丸如雞頭大，含化嚥津。牙宣，牙癰，揩齦上。口瘡，乾傅患處。小兒走馬疳，入麝香少許，貼患處佳。



**百一方**：凡狂發欲走，或自高貴稱神，皆應備。諸火灸，乃得永差耳。若或悲泣呻吟者，此爲邪祟，以蠶紙作灰，酒水任下，差。療風癲也。

**衍義曰**：蠶退治婦人血風。此則眠起時所蜕皮是也。其蠶退紙，謂之蠶連，亦燒灰用之，治婦人血露。

〔箋釋〕

蠶退亦作蠶蜕，是蠶起眠時脱下的皮，一名馬鳴退，《本草綱目》作“馬明退”，《眼科龍木論》稱爲“佛退”。傳説馬頭娘爲蠶神，《墉城集仙録》云：“蜀之風俗，諸觀畫塑玉女之像，披以馬皮，謂之馬頭娘，以祈蠶桑焉。”漸漸訛傳爲佛教之馬鳴菩薩或馬頭明王，故寫作“馬鳴”“馬明”，各有淵源。

**【緣桑螺　主人患脱肛：燒末，和豬膏傅之，脱肛立縮。此螺全似蝸牛黄，小雨後好緣桑葉。**

**范汪**：脱肛：緣桑樹螺燒之，以猪脂和，傅之立縮，亦可末傅之。

白殭蠶　味鹹、辛，平，無毒。主小兒驚癇夜啼，去三蟲，滅黑䵟，令人面色好，男子陰瘍音亦。病，女子崩中赤白，産後餘痛，滅諸瘡瘢痕。生潁川平澤。四月取自死者，勿令中濕，濕有毒，不可用。

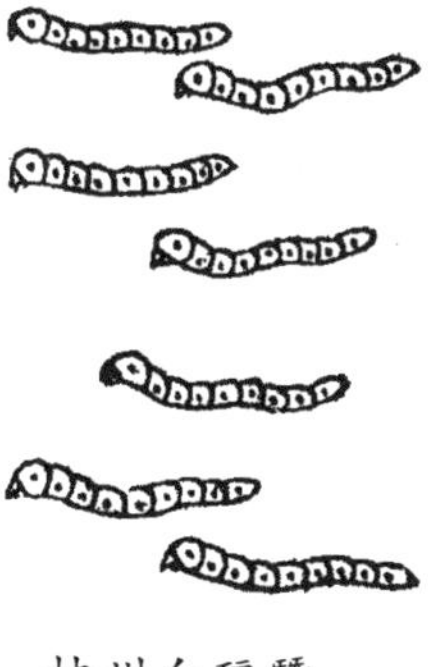

棣州白殭蠶

陶隱居云：人家養蠶時，有合箔皆殭者，即暴燥都不壞。今見小白色，似有鹽度者爲好。末以塗馬齒，即不能食草，以桑葉拭去乃還食，此明蠶即馬類也。唐本注云:《别録》云:末之,封丁腫,根當自出,極效。此白[①]殭死蠶,皆白色,陶云似有鹽度,此誤矣。臣禹錫等謹按,蜀本圖經云:用殭死白色者,再生、一生俱用,今所在有之。藥性論云:白殭蠶,惡桑螵蛸、桔梗、茯苓、茯神、萆薢,有小毒。治口噤發汗,主婦人崩中,下血不止。與衣中白魚、鷹屎白等分,治瘡滅瘢。日華子云:殭蠶,治中風失音,并一切風疾,小兒客忤,男子陰癢痛,女子帶下。入藥,除綿絲并子盡,匀炒用。又云:蠶蛹子,食,治風及勞瘦。又研,傅蠶瘑,惡瘡等。



**圖經曰**:白殭蠶生潁川平澤,今所在養蠶處皆有之。用自殭死白色而條直者爲佳。四月取,勿令中濕,濕則有毒,不可用。用時仍去綿絲及子,炒過。今醫家用治中風急喉痺欲死者:擣篩細末,生薑自然汁調灌之,下喉立愈。又合衣魚、鷹屎白等分爲末,面膏和塗瘡瘢疵,便滅。

【**雷公云**:凡使,先須以糯米泔浸一日,待蠶桑涎出如蝸牛涎浮於水面上,然後漉出,微火焙乾,以布净拭蠶上黄肉毛并黑口甲了,單擣篩如粉用也。

**外臺秘要**:治瘰癧:白殭蠶爲散,水服五分匕,日三,十日差。

**千金方**:治大風半身不遂:蠶沙兩碩,熟蒸,作直袋三隻,各受七斗,熱盛一袋着患處,如冷,即取餘袋一依前法數數换,一日不禁,差。又須羊肚釀粳米、葱白、薑、豉、椒等,爛煑熱喫,日食一枚,十日即止。



---

① 白:據文意,似應作"自",與《名醫别録》説"四月取自死者"相呼應,《本草圖經》亦説"用自殭死白色而條直者爲佳"。下同。

**肘後方**：治背瘡彌驗：以針挑四畔，白殭蠶爲散，水和傅之，即拔出根。

**經驗後方**：下妳藥：白殭蠶末兩錢，酒調下，少頃，以脂麻茶一錢熱投之，梳頭數十遍，妳汁如泉。

**斗門方**：治卒頭痛：白殭蠶碾爲末，去絲，以熟水下二錢匕，立差。

**博濟方**：治喉閉，如聖散子：白殭蠶、天南星刮皮等分，並生爲末，每服一字，以生薑汁下，如咽喉大段開不得，即以小竹筒子擘口灌之，涎出後，用大薑一塊，略炙過，含之。小可，只傅脣上，立差。

**勝金方**：治風痰：白殭蠶七箇，直者細研，以薑汁一茶脚，温水調灌之。　**又方**：治風痔忽生，痔頭腫痛，又忽自消，發歇不定者是也：白殭蠶二兩，洗剉，令微黄，爲末，烏梅肉爲丸如梧桐子大，每服薑蜜湯下五丸，空心服之。

**楊氏産乳**：療野火丹，從背上兩脇起：用殭蠶二七枚，和慎火草擣塗之。

**聖惠方**：治風遍身癮瘮，疼痛成瘡：用白殭蠶焙令黄色，細研爲末，用酒服之，立差。　**又方**：主偏正頭疼并夾腦風，連兩太陽穴疼痛：以白殭蠶細研爲末，用葱茶調服方寸匕。

**小兒宫氣方**：主小兒口瘡通白者及風疳瘡蝕透者：以白殭蠶炒令黄色，拭去蠶上黄肉、毛，爲末，用蜜和傅之，立效。　**又方**：治小兒撮口及發噤者：以白殭蠶二枚爲末，用蜜和傅於小兒脣口内，即差。

**斗門方**：主黑皯，令人面色好：用白殭蠶并黑牽牛、細辛等分爲末，如澡豆用之。又浴小兒胎穢，良。　**又方**：治刀斧所傷及一切金瘡：以白殭蠶不以多少，炒令黄色，細研爲末，傅之立愈。　**又方**：治中風急喉痺欲死者：用白殭蠶，以火焙乾令黄色，擣篩爲末，用生薑自然汁調灌喉中，効。

**千金方**：治婦人崩中，下血不止：以衣中白魚、殭蠶等分爲末，以井花水服之，日三服，差。　**又方**：主中風失音并一切風疾，及小兒客忤，男子陰癢痛，女子帶下：以白殭蠶七枚爲末，用酒調方寸匕，立効。

**衍義曰**：白殭蠶，然蠶有兩三番，惟頭番殭蠶最佳，大而無蛆。治小兒驚風：白殭蠶、蝎稍等分，天雄尖、附子尖共一錢，微炮過，爲細末，每服一字或半錢，以生薑温水調，灌[①]之。其蠶蛾，則第二番者，以其敏於生育。

〔箋釋〕

《本草綱目》釋名項説："蠶病風死，其色自白，故曰白殭。死而不朽曰殭。"此爲蠶蛾科家蠶 *Bombyx mori* 的幼蟲感染白殭菌 *Beauveria bassiana* 的死體。

《周禮·夏官·馬質》"禁原蠶者"，注云："物莫能兩大，禁再蠶者，爲傷馬也。"蠶與馬的關係，後世有各種説法，異常糾結。《山堂肆考》卷一百四十三總結説："蓋蠶與桑同生於三月，故曰春蠶。原蠶謂之再蠶，一名魏蠶，俗又呼爲夏蠶，先王之法禁焉。《淮南子》云：原蠶再登，非不





① 灌：底本作"嚾"，據文意改。

利也，然王法禁之，謂其殘桑。《周禮》鄭注：天文，房爲天駟，辰則大火。《蠶書》：蠶爲龍精，日直大火，則浴其種。是蠶與馬同氣。物莫能兩大，禁原蠶者，爲其傷馬也。故《埤雅》謂禁原蠶者，非特防桑，又以害馬故耳。又術家末殭蠶傅馬口，即不能齧草，蓋其氣類自然相感。舊祀先蠶爲馬祖，事本於此。爲馬祈福謂之馬祖，爲蠶祈福謂之先蠶，是馬與蠶同其類耳。"此所以本條陶注説："末以塗馬齒，即不能食草，以桑葉拭去乃還食，此明蠶即馬類也。"



**鰻**音謾。**鱺**音黎。**魚**　**味甘，有毒。主五痔，瘡瘻，殺諸蟲。**

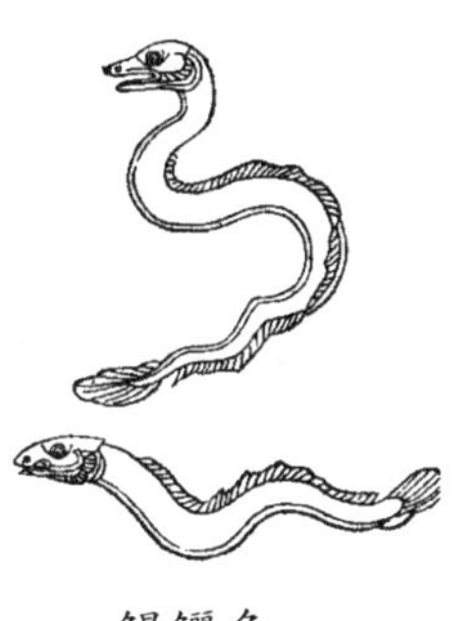
鰻鱺魚

陶隱居云：能緣樹食藤花，形似鱓，取作臛食之。炙以熏諸木竹，辟蛀蟲。膏，療諸瘻瘡。又有鰌，音秋。亦相似而短也。唐本注云：此膏又療耳中有蟲痛者。鯢魚有四脚，能緣樹，陶云鰻鱺，便是謬證也。臣禹錫等謹按，孟詵云：殺諸蟲毒，乾末，空腹食之，三五度差。又，熏下部，痔蟲盡死。患諸瘡瘻及癧瘍風，長食之甚驗。腰腎間濕風痺，常如水洗者，可取五味、米煮，空腹食之，甚補益。濕脚氣人服之，良。又，諸草石藥毒，食之，諸毒不能爲害。五色者，其功最勝。兼女人帶下百病，一切風。五色者出歙州，頭似蝮虵，背有五色文者是也。陳士良云：鰻鱺魚，寒。陳藏器云：鰌魚，短小，常在泥中。主狗及牛瘦：取一二枚，以竹筩從口及鼻生灌之，立肥也。日華子云：海鰻，平，有毒，治皮膚惡瘡疥，疳䘌，痔瘻。又名慈鰻、猧狗魚。又云:鰻魚,平,微毒。治勞補不足,殺傳尸疰氣,殺蟲毒,惡瘡,暖腰膝,起陽,療婦人産户瘡蟲癢。

**圖經曰**:鰻音謾。鱺音黎。魚,本經不載所出州土,今在處有之。似鱓而腹大,青黄色,云是蛟蜃之類,善攻碕岸,使輒頽阤,近江河居人酷畏之。此魚雖有毒,而能補五藏虚損,久病羸瘵,人可和五味,以米煮食之。患諸瘡痔漏及有風者長食。歙州出一種,背有五色文,其功最勝。出海中者名海鰻,相類而大,功用亦同。海人又名慈鰻,又名猧狗魚。



【**食療**云:煞蟲毒,乾燒炙之令香,食之,三五度即差,長服尤良。又,壓諸草石藥毒,不能損傷人。又,五色者,其功最勝也。又,療婦人帶下百病,一切風瘙如蟲行。其江海中難得五色者,出歙州溪澤潭中,頭似蝮蛇,背有五色文者是也。又,燒之熏氊中,斷蛀蟲。置其骨於箱衣中,斷白魚、諸蟲咬衣服。又,燒之熏舍屋,免竹木生蛀蚛。

**聖惠方**:治諸蟲心痛,多吐,四肢不和,冷氣上攻,心腹滿悶:用鰻鱺魚淡炙令熟,令患人三五度食之。　**又方**:治蚊蟲:以鰻鱺魚乾者,於室燒之,即蚊子化爲水矣。　**又方**:治骨蒸勞瘦及腸風下蟲:以魚二斤,治如食法,切作段子入鐺内,以酒二盞煮,入鹽、醋中食之。



**外臺祕要**:《必効》治痟心痛:取鰻鱺魚淡炙令熟,與患人食之,一二枚永差,飽食彌佳。

**經驗方**:治惡瘡:用蛇魚骨杵末,入諸色膏藥中相和合,傅上,帋花子貼之。

**食醫心鏡**:主五痔瘻瘡殺蟲方:鰻鱺魚一頭,治如食法,切作片,炙,着椒、鹽、醬調和食之。

**集驗方:**治頸項及面上白駮浸淫漸長,有似癬,但無瘡,可治:鰻鱺魚脂傅之。先拭剥上,刮使燥痛,後以魚脂傅之,一度便愈,甚者不過三度。

**稽神録:**有人多得勞疾,相因染死者數人。取病者,於棺中釘之,棄於水,永絶傳染之病。流之於江,金山有人異之,引岸開視之,見一女子,猶活。因取置漁舍,多得鰻鱺魚食之,病愈。遂爲漁人之妻。

**衍義曰:**鰻鱺魚生剖煞乾,取少許,火上微炙,俟油出,塗白剥風,以指擦之,即時色轉。凡如此五七次用,即愈,仍先於白處微微擦動。

〔箋釋〕

《本草綱目》集解項李時珍説:"鰻鱺,其狀如蛇,背有肉鬛連尾,無鱗有舌,腹白。大者長數尺,脂膏最多。背有黄脉者,名金絲鰻鱺。此魚善穿深穴,非若蛟蜃之攻岸也。或云鯰亦産鰻,或云鰻與蛇通。"《埤雅》云:"鰻無鱗甲,白腹,似鱔而大,青色。焚其煙氣辟蠹。有雄無雌,以影漫鱧而生子。趙辟公《雜説》云:凡聒抱者鵂鶹鸛雀也,影抱者龜鱉黿也。有鰻鱺者,以影漫於鱧魚,則其子皆附鱧之鬐鬛而生,故謂之鰻鱺。"此即鰻鱺科鰻鱺 *Anguilla japonica*,魚體細長,呈蛇形,故又稱蛇魚。鰻鱺的性别受環境因素的控制,當魚群密度高,食物不足時變成雄魚,反之則變成雌魚。

鮀音駝。魚甲　味辛，微温，有毒。主心腹癥瘕，伏堅積聚，寒熱，女子崩中，下血五色，小腹陰中相引痛，瘡疥死肌，五邪涕泣時驚，腰中重痛，小兒氣癃眥潰。

肉　主少氣吸吸，足不立地。生南海池澤。取無時。蜀漆爲之使，畏狗膽、芫花、甘遂。

陶隱居云：鮀，即今鼉甲也，用之當炙。皮可以貫鼓，肉至補益。於物難死，沸湯沃口入腹良久乃剥爾。黿肉亦補，食之如鼉法。此等老者多能變化爲邪魅，自非急，勿食之。今按，陳藏器本草云：主惡瘡，腹内癥瘕。甲更佳，炙，浸酒服之。口内涎有毒也。臣禹錫等謹按，蜀本圖經云：生湖畔土窟中，形似守宫而大，長丈餘，背尾俱有鱗甲，今江南諸州皆有之。藥性論云：鼉甲，臣，味甘，平，有小毒。主百邪鬼魅，治婦人帶下，除腹内血積聚伏堅相引結痛。孟詵云：鼉，療驚恐及小腹氣疼。日華子云：鼉，治齒，疳䘌宣露。甲用同功，入藥炙。又云：鼉甲，臣，平，無毒。主五藏邪氣，殺百蟲毒，消百藥毒，續人筋骨。又，脂塗鐵燒之便明，淮南王方術内用之。陳藏器云：黿甲功用同鼈甲，炙燒浸酒，主瘰癧，殺蟲風，瘻瘡，風頑疥瘙。肉，主濕氣，邪氣，諸蠱。張鼎云：膏，摩風及惡瘡。

圖經：文具鼈甲條下。

【陳藏器：按，鮀魚合作"鼉"字，本經作鮀魚之别名，已出本經。今以"鼉"爲"鮀"，非也，宜改爲"鼉"字。肉至美，食之主惡瘡，腹内癥瘕。甲，炙浸酒服之。口内涎有毒。長一丈者，能吐氣成霧致雨，力至猛，能攻陷江岸。性嗜睡，恒目閉，形如龍，大長者，自囓其尾，極難死，聲甚可畏。人於穴中掘之，百人掘亦須百人牽,一人掘亦須一人牽,不然終不可出。梁周興嗣常食其肉,後爲鼉所噴,便爲惡瘡。此物靈强,不可食。既是龍類,宜去其魚。

**肘後方**:治五尸:鼉肝一具,熟煑切食盡,亦用蒜虀食之。

〔箋釋〕

"鮀"與"鼉"各是一字。《説文》"鮀,鯰也",此指鯰魚之類;《爾雅·釋魚》"鯊,鮀",郭注"今吹沙小魚",别是一種。《説文》"鼉,水蟲,似蜥易,長大",此即鼉科動物揚子鰐 *Alligator sinensis*。本條用其皮甲,顯然是指後者。

既然是"鼉魚甲",何以寫成"鮀魚甲"?森立之注意到,"鮀"字在《醫心方》《本草和名》中皆寫作"鱓"。據《史記·太史公自序》:"文身斷髮,黿鱓以處。"索隱注"鱓"音"鼉"。鄭玄注《禮記》"鱓皮可以冒鼓"。故《集韻》説"鼉,或作鱓",應該成立。由此判斷《本草經》此條原作"鱓魚甲",傳寫中訛爲"鮀魚甲"。本卷"陳藏器餘"黿條説"鱓魚注陶云'黿肉,補,此老者能變化爲魅'"。又,卷二十"陳藏器餘"鱣魚肝條説"本經又以鱓爲鼉,此誤深矣"。由此確定《本草拾遺》所見版本確實寫作"鱓魚甲"。

將鼉稱爲"鱓魚"固然有文獻依據,但《名醫别録》另有"鱓魚",指代的是鱔魚,兩條都寫作"鱓魚",容易混淆。而且,按照陳藏器的意思,"鱓魚"一詞的本義,既非鱔魚,也非鼉,而是指體型龐大的鱣魚。或許因爲這樣,《本草經》"鱓魚甲"遂被改寫爲"鮀魚甲"。陳藏器在本條下説:

"鮀魚合作'鼉'字,本經作駝魚之别名。"言下之意,陳已經看到寫成"鮀"的版本,他同樣不以爲然,認爲這是"駝魚"的别名,也與鼉無關。

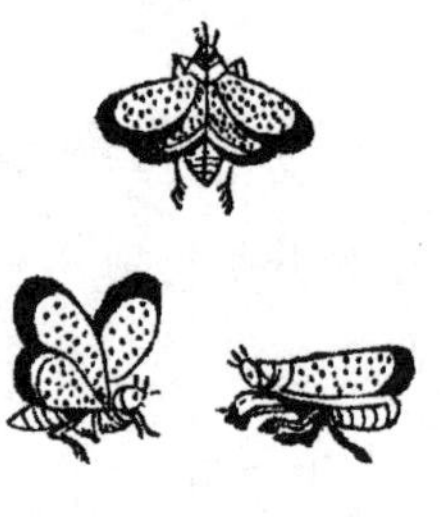
樗雞

**樗**丑如切。**雞** **味苦,平,**有小毒。**主心腹邪氣,陰痿,益精强志,生子好色,補中輕身。**又療腰痛,下氣,强陰多精,不可近目。生河内川谷樗樹上。七月採,暴乾。

陶隱居云:形似寒螿而小,今出梁州,方用至稀,惟合大麝香丸用之。樗樹似漆而臭,今以此樹上爲好,亦如[1]芫菁、亭長,必以芫、葛上爲良矣。唐本注云:此物有二種,以五色具者爲雄,良;青黑質白斑者是雌,不入藥用。今出岐州,河内無此物也。

**圖經曰:**樗雞生河内川谷樗木上,今近都皆有之。形似寒螿而小。七月採,暴乾。謹按,《爾雅》云"翰,音翰。天雞",郭璞注云:"小蟲,黑身赤頭。一名莎雞,又曰樗雞。"李巡曰:"一名酸雞。"《廣雅》謂之樗鳩。蘇恭云:"五色具者爲雄,良;青黑質白斑者是雌,不入藥。"然今所謂莎雞者,亦生樗木上,六月後出飛而振羽,索索作聲,人或畜之樊中。但頭方腹大,翅羽外青内紅,而身不黑,頭不赤,此殊不類,蓋别一種而同名也。今在樗木上者,人呼爲紅娘子,頭、翅皆赤,乃如舊説,然不名樗雞,疑即是

① 如:底本作"加",據文意改。

此,蓋古今之稱不同耳。古今大麝香丸用之,近人少用,故亦鮮别。

**衍義曰**:樗雞,東、西京界尤多。形類蠶蛾,但頭、足微黑,翅兩重,外一重灰色,下一重深紅,五色皆具,腹大,此即樗雞也。今人又用之行瘀血、血閉。

〔箋釋〕

樗樹指苦木科臭椿 *Ailanthus altissima*,樗雞生樗樹上,綜合《新修本草》以來的意見,樗雞當爲樗雞科斑衣蠟蟬 *Lycorma delicatula* 之類;至於《本草圖經》説"今在樗木上者,人呼爲紅娘子,頭、翅皆赤,乃如舊説,然不名樗雞,疑即是此,蓋古今之稱不同耳",此則是蟬科紅娘子 *Huechys sanguinea*。

經傳中提到莎雞,《詩經·豳風》"莎雞振羽",陸璣疏云:"樗雞,如蝗而班色,毛翅數重,某翅正赤,或謂之天雞。六月中,飛而振羽,索索作聲,幽州人謂之蒲錯是也。"《爾雅·釋蟲》"螒,天雞",郭璞注:"小蟲,墨身赤頭。一名莎雞,又曰樗雞。"《廣雅·釋蟲》云:"樗鳩,樗雞也。"《本草綱目》集解項説:"莎雞居莎草間,蟋蟀之類,似蝗而斑,有翅數重,下翅正赤,六月飛而振羽有聲。詳見陸璣《毛詩疏義》。而羅願《爾雅翼》以莎雞爲絡緯,即俗名紡絲者。"按照李時珍的意見,這種莎雞大致是蟋蟀科的蟋蟀一類,故《本草綱目》未將莎雞、天雞等作爲樗雞的别名。不過,從現存文獻來看,如陸璣疏解釋的莎雞仍然有些像斑衣蠟蟬,而《太平御覽》卷九百四十六引《廣志》云:"莎雞,似蠶蛾而五色,亦曰鵫雞。”顯然就是斑衣蠟蟬。

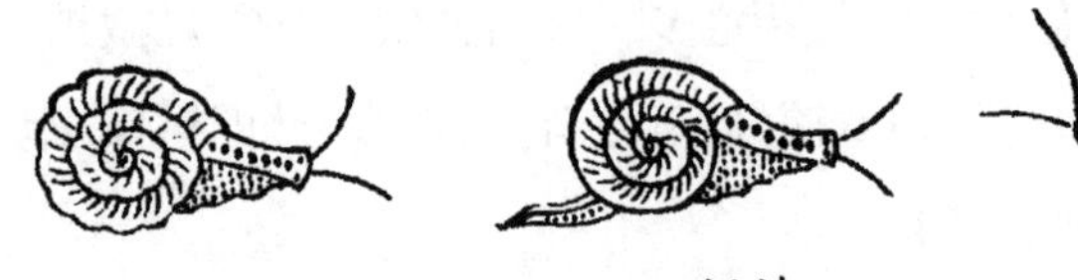
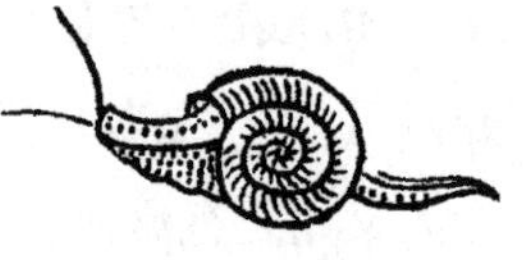

蛞蝓

**蛞音闊。蝓音俞。　味鹹,寒,無毒。主賊風喎口乖切。僻,軼音益。筋及脱肛,驚癇攣縮。一名陵蠡,一名土蝸,一名附蝸。生太山池澤及陰地沙石垣下。八月取。**

陶隱居云:蛞蝓無殼,不應有蝸名,其附蝸者,復名蝸牛。生池澤沙石,則應是今山蝸。或當言其頭形類猶似蝸牛蟲者。俗名蝸牛者,作瓜字,則蝸字亦音瓜,《莊子》所云“戰於蝸角”也。蛞蝓入三十六禽限,又是四種角蟲之類,熒室星之精矣,方家殆無復用乎。唐本注云:三十六禽,亥上有三豕,貐,豪猪,亦名蒿猪,毛如蝟,簪摇而射人。其肚合屎乾燒爲灰,主黄疸。猪之類也,陶謂爲蝓,誤極大矣。又《山海經》云:貐,彘身人面,音如嬰兒,食人獸。《爾雅》云“猰烏八切。貐,類貙,音樞。迅走食人”,並非蛞蝓也。蛞蝓乃無殼蝸蠡也。臣禹錫等謹按,蜀本注云:此即蝸牛也。而新附自有蝸牛一條,雖數字不同,而主療與此無别,是後人誤剩出之。亦如《别録》草部已有雞腸,而新附又有蘩蔞在菜部。按,《爾雅》云“附蠃,螔蝓”,注云:“蝸牛也。”而《玉篇》蝓字下注亦云“螔蝓,蝸牛也”,此則一物明矣。形似小螺,白色,生池澤草樹間,頭有四角,行則出,驚之則縮,首尾俱能藏入殼中。而蘇注云“無殼蝸牛”,非也。今據本經一名陵蠡,又有土蝸之名,且蝸、蠡者,皆蠃殼之屬也。陶云“若無殼,則不合有蝸名”是也。又據今下濕處有一種蟲,大於蝸牛,無殼而有角,云是蝸牛之老者。

**圖經曰**:蛞音闊。蝓音俞。生泰山池澤及陰地沙石垣下。蝸牛,本經不載所出州土,今並處處有之。陶隱居注云:“蝸牛,形如蛞蝓,但背負殼耳,則《莊子》所謂‘戰於蝸角’是也。”又云:“俗名蝸牛者,作瓜字形,故蝸字亦音瓜。本經蛞蝓,一名附蝸。蛞蝓無殼,不應有蝸名,或以其頭形類猶似蝸牛,故以名之。”或云:“都是一物有二名,如雞腸、蘩蔞之比。”謹按,郭璞注“《爾雅》蚹蠃,螔蝓”,蝸牛也。字書解蝓字亦云“螔蝓,蝸牛也”。如此是一物明矣。然今下濕處,有種大於蝸牛,亦有角而無殼,相傳云是蝸牛之老者。若然,本一物,而久蜕殼者爲異耳。並八月採。方書蝸牛涎主消渴,崔元亮《海上方》著其法云:取蝸牛十四枚,以水三合,浸之瓷甌中,以器覆之一宿,其蟲自沿器上取水飲,不過三劑已。凡用蝸牛,以形圓而大者爲勝。久雨晴,竹林池沼間多有出者。其城牆陰處有一種扁而小者,無力,不堪用。蝸牛入嬰孺藥爲最勝,其殼亦堪用。韋丹主一切疳:取舊死殼七枚,皮薄色黄白者真①,净洗,不得小有塵滓,漉乾,内酥於殼中,以甆盞盛之,紙糊盞面,置炊飯上蒸之。下饋時,即坐甑中,裝飯又蒸,飯熟即已。取出細研如水淀,漸漸與喫,令一日盡,爲佳。

**衍義曰**:蛞蝓、蝸牛,二物矣。蛞蝓,其身肉止一段;蝸牛,

① 真:底本作“直”,據文意改。

背上别有肉，以負殻行，顯然異矣。若爲一物，經中焉得分爲二條也？其治療亦大同小異，故知别類。又謂蛞蝓是蝸牛之老者，甚無謂。蛞蝓有二角，蝸牛四角，兼背有附殻肉，豈得爲一物也？

〔箋釋〕

《爾雅·釋魚》"蚹蠃，螔蝓"，郭璞注："即蝸牛也。"《廣雅·釋魚》云："蠡蠃、蝸牛，螔蝓也。"蛞蝓載於《本草經》，蝸牛載於《名醫别録》，二者本是不同物種，但因爲形狀有一定的關聯，遂引起誤會。蛞蝓一名土蝸，一名附蝸，《新修本草》謂"蛞蝓乃無殻蝸蠡也"，可算代表性意見。諸書幾乎都以蝸牛與蛞蝓爲一物，《蜀本草》得出蛞蝓是"蝸牛之老者"的結論最有意思，《本草綱目》也信任其説，蛞蝓條集解項李時珍説："按《爾雅》無蛞蝓，止云'蚹蠃，螔蝓'，郭注云蝸牛也。《别録》無螔蝓，止云'蛞蝓一名附蝸'。據此，則螔蝓是蚹蠃，蛞蝓是附蝸，蓋一類二種，如蛤蟆與蛙。故其主治功用相似，而皆制蜈、蝎；名謂稱呼相通，而倶曰蝸與蜒蚰螺也。或以爲一物，或以爲二物者，皆失深考。惟許慎《説文》云'蚹蠃背負殻者曰蝸牛，無殻者曰蛞蝓'，一言決矣。"

蝸牛是巴蝸牛科同型巴蝸牛 *Bradybaena similaris*、條華蝸牛 *Cathaica fasciola* 之類，而蛞蝓爲蛞蝓科的生物如黄蛞蝓 *Limax flavus*、野蛞蝓 *Agriolimax agrestis* 之類。在本草書中，僅有《本草衍義》對蝸牛與蛞蝓的物種有正確判斷："蛞蝓、蝸牛，二物矣。蛞蝓，其身肉止一段；蝸牛，背上别有肉，以負殻行，顯然異矣。若爲一物，經中焉得分爲二條也？其治療亦大同小異，故知别類。又謂蛞蝓是蝸牛之老者，甚無謂。蛞蝓有二角，蝸牛四角，兼背有附殻肉，豈得爲一物也？"因爲《本草圖經》堅持蛞蝓與蝸牛屬於一物二名，故僅繪出蛞蝓圖，而所描繪的實際上是蝸牛。

陶弘景説"蛞蝓入三十六禽限"，《新修本草》以爲非，認爲陶誤將蛞蝓之"蝓"認成"貐"，於是批評説："三十六禽，亥上有三豕。"所謂"三十六禽"，亦稱三十六時獸，以十二地支配三十六種動物，每支按朝、晝、暮爲三種，亥對應之三種皆是猪類，諸家説法不一，依《摩訶止觀》云："亥有三，豕、貐、豬。"與蘇敬之説相合。

**蝸牛　味鹹，寒。主賊風喎僻，踠跌，大腸下脱肛，筋急及驚癇。**

陶隱居云：蝸牛，字是力戈反，而俗呼爲瓜牛。生山中及人家。頭形如蛞蝓，但背負殻爾，前以注説之。海邊又一種，正相似，火炙殻便走出，食之益顔色，名爲寄居。方家既不復用，人無取者，未詳何者的是也。今注：蝸牛條，唐本編在田中螺之後。今詳，陶隱居云"形似蛞蝓而背負殻"，唐本注①云"蛞蝓乃無殻蝸蠡"，即二種，當近似一物，主療頗同，今移附蛞蝓之下。臣禹錫等謹按，藥性論云：蝸牛亦可單用，一名蠡牛，有小毒，能治大腸脱肛，生研取服，止消渴。日華子云：冷，有毒。治驚癇等。入





① 唐本注：底本作白字標題，其實是《開寶本草》"今注"中引用《新修本草》，故據劉甲本改。

藥炒用。此即負殼蜒蚰也。

**圖經**：文具蛞蝓條下。

【**聖惠方**：治齒䘌并有蟲：用蝸牛殼二十枚，燒灰細研，每用揩齒，良。　**又方**：治蜈蚣咬方：用蝸牛搇取汁，滴入咬處。　**又方**：治大腸久積虚冷，每因大便脱肛收不得：用蝸牛一兩燒灰，猪脂和傅之，立縮。

**集驗方**：治發背：以蝸牛一百箇，活者，以一升净瓶入蝸牛，用新汲水一盞，浸瓶中，封繫，自晚至明，取出蝸牛放之，其水如涎。將真蛤粉不以多少，旋調傅，以雞翎掃之瘡上。日可十餘度，其熱痛止，瘡便愈。

**小兒宫氣方**：治小兒一切疳疾：取蝸牛殼七箇，净洗不得有塵土，令乾，向酥蜜中，甆合盛，却用紙糊，於飯甑内蒸之。下饋即安之，至飯熟取出，細研，漸漸喫，一日食盡之。

**衍義**：文具蛞蝓條下。

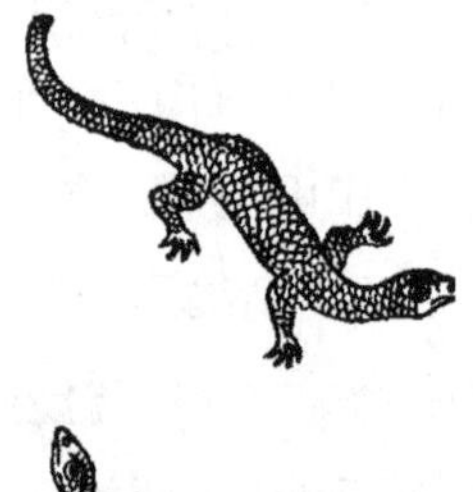

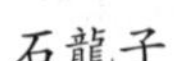

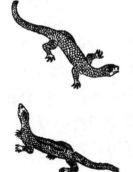

石龍子

**石龍子**　味鹹，寒，有小毒。主五癃邪結氣，破石淋下血，利小便水道。一名蜥音錫。蜴，音亦。**一名山龍子，一名守宫，一名石蜴。生平陽川谷及荆山石間。五月取，著石上令乾。**惡硫黄、斑猫、蕪荑。

陶隱居云：其類有四種：一大形，純黄色，爲蛇醫母，亦名蛇舅母，不入藥；次似蛇醫，小形長尾，見人不動，名龍子；次有小形而五色，尾青碧可愛，名斷蜴，並不螫人；一種喜緣籬壁，名蝘音偃。蜓，音電。形小而黑，乃言螫人必死，而未常聞中人。按，東方朔云“是非守宫，則蜥蜴”，如此蝘蜓名守宫矣。以朱飼之，滿三斤，殺，乾末，以塗女子身，有交接事便脱，不爾如赤誌，故謂守宫。今此一名守宫，猶如野葛、鬼臼之義也，殊難分别。**唐本注**云：此言四種者，蛇師生山谷，頭大尾短小，青黄或白斑者是。蝘蜓似蛇師，不生山谷，在人家屋壁間，荆楚及江淮人名蝘蜓，河濟之間名守宫，亦名榮螈，音元。又名蜇虎。以其常在屋壁，故名守宫，亦名壁宫，未必如術飼朱點婦人也，此皆假釋爾。其名龍子及五色者，並名蜥蜴，以五色者爲雄而良，色不備者爲雌，劣爾。形皆細長，尾與身相類，似蛇，著四足，去足便直蛇形也。蛇醫則不然。按《爾雅》亦互言之，並非真説。又云朱飼，滿三斤，殊爲謬矣。**臣禹錫等謹按，蜀本**圖經云：長者一尺，今出山南襄州、安州、申州。以三月、四月、八月、九月採，去腹中物，火乾之。

**圖經曰**：石龍子生平陽川谷及荆山山石間，今處處有之。一名蜥音錫。蜴。音亦。謹按，《爾雅》云“蠑螈，蜥蜴”；“蜥蜴，蝘蜓”；“蝘蜓，守宫也”。疏釋曰：“《詩·小雅·正月》云‘胡爲虺蜴’，蜴爲此也。四者一物，形狀相類而四名也。《字林》云：蠑螈，蛇醫也。《説文》云：在草曰蜥蜴，在壁曰蝘蜓。《方言》云：秦、晉、西夏謂之守宫，或謂之蠦。音盧。蠅，音廛。或謂之刺易，南陽人呼蝘蜓。其在澤中者，謂之易蜥，楚謂之蛇醫，或謂之螈蠑。又東方朔云：非守宫，即蜥蜴。”按此諸文，即是在草澤中者名蠑螈、蜥蜴，在壁者名蝘蜓、守宫也。然則入藥當用草澤者，以五色具者爲雄而良，色不具者爲雌，力劣耳。五月取，著石上令乾。

**衍義曰**：石龍子，蜥蜴也，今人但呼爲蜴蜥，大者長七八寸，身有金碧色。仁廟朝，有一蜥蜴在右掖門西濬溝廟中，此真是蜥蜴也，鄭狀元有詩。有樵者於澗下行，見一蜥蜴自石罅中出，飲水訖，而入。良久，凡百十次，尚不已。樵者疑，不免黐石視之，有冰雹一二升。樵人訝而去，行方三五里，大雨至，良久風雹暴作。今之州縣依法用此祈雨。經云“治五癃，破石淋，利水道”，亦此義乎？

〔箋釋〕

《爾雅·釋魚》“蠑螈，蜥蜴；蜥蜴，蝘蜓；蝘蜓，守宫也”，郭璞注：“轉相解，博易語，别四名也。”邢昺疏：“蠑螈、蜥蜴、蝘蜓、守宫一物，形狀相類而四名也。”或許可以這樣理解，按照《爾雅》的意思，蠑螈、蜥蜴、蝘蜓、守宫等四名，其實是具有某一共同特徵的爬行動物的通稱，這四個名稱基本等義——至於這些名稱是否指代同一生物種，則因地域、時代而異，甚至因不同作者而異。

《本草經》成書於東漢早期，此時代蠑螈、蜥蜴、蝘蜓、守宫等概念已經細化，各有所指，而“石龍子”則能囊括全部，故用作正名，注别名蜥蜴。年代稍晚的《名醫别録》又補充别名山龍子、守宫、石蜴。與《名醫别録》時間相近的《古今注》也説：“蝘蜓，一曰守宫，一曰龍子，善於樹上捕蟬食之。其長細五色者，名爲蜥蜴。其短大者，名爲蠑螈，一曰蛇醫。大者長三尺，其色玄紺，善魅人，一曰玄螈，一名緑螈。”此似以蝘蜓、守宫、龍子爲大概念,囊括蜥蜴、蝶螈等次級概念。陶弘景作《本草經集注》,乃將石龍子細分爲四種,皆有明確的指代,陶云:“其類有四種:一大形,純黄色,爲蛇醫母,亦名蛇舅母,不入藥;次似蛇醫,小形長尾,見人不動,名龍子;次有小形而五色,尾青碧可愛,名蜥蜴,並不螫人;一種喜緣籬壁,名蝘蜓,形小而黑,乃言螫人必死,而未常聞中人。”至於對應的今天具體物種,尚難絶對明確。

可注意的是,陶弘景對守宫的意見。所謂“東方朔云,是非守宫,則蜥蜴”,語出《漢書·東方朔傳》:“上嘗使諸數家射覆,置守宫盂下,射之,皆不能中。朔自贊曰:臣嘗受《易》,請射之。乃别蓍布卦而對曰:臣以爲龍又無角,謂之爲虵又有足,跂跂脈脈善緣壁,是非守宫即蜥蜴。”可見,守宫與蜥蜴仍然是一類二物。陶弘景將“小形而五色,尾青碧可愛,並不螫人”者定義爲蜥蜴;“喜緣籬壁,名蝘蜓,形小而黑”者稱爲蝘蜓,懷疑此即守宫,並引出“守宫砂”的傳説:“以朱飼之,滿三斤,殺,乾末,以塗女子身,有交接事便脱,不爾如赤誌,故謂守宫。”按,此傳説漢代已有,《太平御覽》卷九百四十六引《淮南萬畢術》云:“守宫飾女臂,有文章。取守宫新合陰陽者,牝牡各一,藏之甕中,陰乾百日,以飾女臂,則生文章。與男子合陰陽,輒滅去。”又云:“取七月七日守宫,陰乾之,治合,以井花水和,塗女人身,有文章,則以丹塗之,不去者不淫,去者有奸。”

《新修本草》仍同意將石龍子分爲四種,但與陶説有所不同，以蛇師、蝘蜓（守宫、蠑螈、蝎虎）、蜥蜴（龍子）、蛇醫爲四種，否認守宫與“守宫砂”的關係，認爲蝘蜓之類活動在人家牆壁之間，所以得名“守宫”。《本草圖經》試圖調和諸説，將石龍子根據生活環境析分爲兩類：生於草澤山野爲蠑螈、蜥蜴，生於人家壁間爲蝘蜓、守宫。

《本草綱目》大致遵循《本草圖經》的意見而略有補充。石龍子條集解項李時珍説：“諸説不定。大抵是水、旱二種，有山石、草澤、屋壁三者之異。本經惟用石龍，後人但稱蜥蜴，實一物也。且生山石間，正與石龍、山龍之名相合，自與草澤之蛇師、屋壁之蝘蜓不同。蘇恭言蛇師生山谷，以守宫爲蠑螈，蘇頌以草澤者入藥，皆與本經相戾。術家祈雨以守宫爲蜥蜴，謬誤尤甚。今將三者考正於左，其義自明矣。生山石間者曰石龍，即蜥蜴，俗呼豬婆蛇；似蛇，有四足，頭扁尾長，形細，長七八寸，大者一二尺，有細鱗，金碧色；其五色全者爲雄，入藥尤勝。生草澤間者曰蛇醫，又名蛇師、蛇舅母、水蜥蜴、蠑螈，俗亦呼豬婆蛇；蛇有傷，則銜草以敷之，又能入水與魚合，故得諸名；狀同石龍而頭大尾短，形粗，其色青黄，亦有白斑者，不入藥用。生屋壁間者曰蝘蜓，即守宫也；似蛇醫而短小，灰褐色，並不螫人，詳本條。又按《夷堅志》云：劉居中見山中大蜥蜴百枚，長三四尺，光膩如脂，吐雹如彈丸，俄頃，風雷作而雨雹也。”

《本草綱目》將石龍子特指爲生山石間者，一名蜥蜴，“似蛇，有四足，頭扁尾長，形細，長七八寸，大者一二尺，有細鱗，金碧色”；生草澤間者名蛇醫，一名水蜥蜴，一名蠑螈，不入藥；生人家壁間爲蝘蜓，亦即守宫，“似蛇醫而短小，灰褐色，並不螫人”。從《本草綱目》的描述，大致可以判斷，這種石龍子（蜥蜴）爲石龍子科石龍子 *Eumeces chinensis*、藍尾石龍子 *Eumeces elegans* 之類，其中藍尾石龍子，當即陶弘景所言“尾青碧可愛”者；蠑螈（蛇醫）爲蠑螈科東方蠑螈 *Cynops orientalis* 之類；蝘蜓（守宫）爲壁虎科中國壁虎 *Gekko chinensis*、無蹼壁虎 *Gekko swinhonis*、多疣壁虎 *Gekko japonicus* 之類。

《本草衍義》説仁宗時有蜥蜴見於西濬溝廟，鄭狀元有詩云云，此即鄭獬所作《浚溝廟蜥蜴》詩，云：“不歸大海不藏山，碧瓦朱欄緑樹閑。應待老龍才睡著，便偷雲雨落人間。”



**木䖟**音萌。　**味苦，平，**有毒。**主目赤痛，眥傷淚出，瘀血，血閉，寒熱酸燍，**音西。**無子。一名魂常。**生漢中川澤。五月取。

**陶隱居**云：此䖟不噉血，狀似䖟而小，近道草中不見有，市人亦少有賣者，方家所用，惟是蜚䖟也。**唐本注**云：䖟有數種，並能噉血，商、淅音昔。已南，江嶺間大有。木䖟長大緑色，殆如次蟬，啞牛馬，或至頓仆；蜚䖟狀如蜜蜂，黄黑色，今俗用多以此也；又一種小䖟，名鹿䖟，

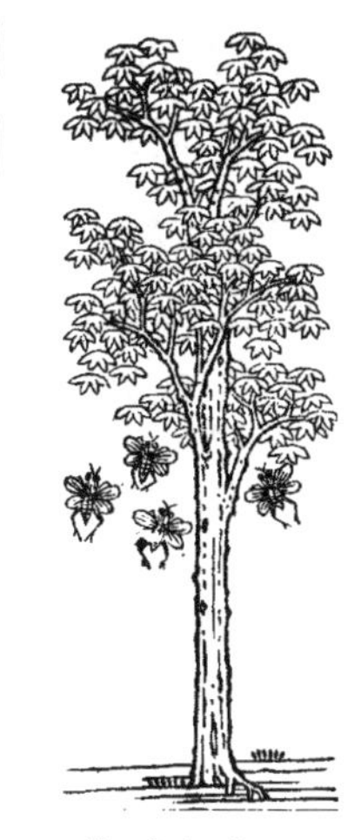

蔡州木蝱

大如蠅，齧牛馬亦猛，市人採賣之。三種體以療血爲本，餘療雖小有異同，用之不爲嫌。何有木寅而不噉血？木寅倍大蜚寅，陶云"似寅而小"者，未識之矣。**臣禹錫等謹按，陳藏器**云：木寅，陶云"此寅不噉血，似寅而小"，蘇云"江嶺已南有木寅，長大緑一作艶。色者。何有寅而不噉血？陶誤耳"。按，木寅從木葉中出，卷葉如子，形圓，著葉上，破中初出如白蛆，漸大羽化，拆破便飛，即能嚙物。塞北亦有，嶺南極多，如古度花成蟻耳。本經既出木寅，又出蜚寅，明知木寅是葉内之寅，飛寅是已飛之蟲。飛是羽化，亦猶在蛹，如蠶之與蛾爾。既是一物，不合二出，應功用不同，後人異注爾。

**圖經曰**：木蝱生漢中川澤，蜚蝱生江夏川谷，今並處處有之，而襄、漢近地尤多。蝱有數種，皆能啗牛馬血。木蝱最大而緑色，幾若蜩蟬；蜚蝱狀如蜜蜂，黄色，醫方所用蝱蟲，即此也；又有一種小蝱，名鹿蝱，大如蠅，咂牛馬亦猛。三種大抵同體，俱能治血，而方家相承，只用蜚蝱，它不復用。並五月採。腹有血者良。人伺其噉齧牛馬時腹紅者，掩取乾之用，入藥須去翅足也。《淮南子》曰"蝱散積血，斲木愈齲"，丘主切。此以類推之者也。然今本草不著斲木之治病，亦漏脱耳。

【**肘後方**：葛氏云，虵螫人九竅皆血出方：取蝱蟲初食牛馬血腹滿者三七枚，燒服之。

**楊氏産乳**：療母困篤恐不濟，去胎方：蝱蟲十枚，右擣爲末，酒服之，即下。

**衍義曰**：木蝱大小有三種。蜚蝱，今人多用之，大如蜜蜂，腹凹褊，微黄緑色，雄、霸州、順安軍沿塘濼界河甚多。以其惟食牛馬等血,故治瘀血,血閉。

〔箋釋〕

《説文》云:"蝱,齧人飛蟲。"《本草經》收載有木寅,又有蜚寅,諸家對此莫衷一是。陶弘景以吸血與否來區分兩種寅。謂木寅"不噉血,狀似寅而小,近道草中不見有,市人亦少有賣者,方家所用,惟是蜚寅也"。又説蜚寅"即今噉牛馬血者,伺其腹滿掩取之,方家皆呼爲寅蟲矣"。寅是寅科昆蟲,雌體吸血,雄體較小,以吸食植物的汁液爲食。按照陶弘景的意見分析,木寅應該是雄體的寅,或許正是因其吸食植物的特性而得名"木寅"。

《新修本草》對此不以爲然,正文云云,不煩引,按照蘇敬的意思,寅皆吸血,而以大小爲區别:木寅最大,如蟬;蜚寅次之,如蜜蜂;小寅亦名鹿寅,最小,如蠅。《本草拾遺》又有不同看法,陳説:"本經既出木寅,又出蜚寅,明知木寅是葉内之寅,飛寅是已飛之蟲。飛是羽化,亦猶在蛹,如蠶之與蛾爾。"按,寅爲完全變態的昆蟲,經歷卵、幼蟲、蛹、成蟲四個階段。據陳藏器的意思,木寅是處於幼蟲至蛹階段的寅,而蜚寅是寅的成蟲。

諸説如上,陶弘景的看法可能更符合《本草經》的原意,寅指寅科多種昆蟲,木寅是其雄體,蜚寅是其雌體。後來《新修本草》的意見成爲主流,木寅、蜚寅則以個體大小爲區别,所指理論上講,應該都是吸血的雌體。木寅較大,或許是雁寅 *Tabanus pleskei*;蜚寅爲常見的華寅 *Tabanus mandarinus*、複帶寅 *Atylotus bivittateinus* 之類;小寅爲鹿

蝱 *Tabanus chrysurus* 之類。

**蜚蝱　味苦，微寒，有毒。主逐瘀血，破下血積，堅痞癥瘕，寒熱，通利血脉及九竅，女子月水不通，積聚，除賊血在胸腹五藏者，及喉痺結塞。生江夏川谷。五月取，腹有血者良。**

陶隱居云：此即今噉牛馬血者，伺其腹滿掩取乾之，方家皆呼爲蝱蟲矣。唐本注云：三蝱俱食牛馬，非獨此也。但得即堪用，何假血充然始掩取？如以義求，應如養鷹，飢則爲用，若伺其飽，何能除疾爾？臣禹錫等謹按，藥性論云：蝱蟲，使。一名蜚蝱。惡麻黄。日華子云：破癥結，消積膿，墮胎。入丸散，除去翅足，炒用。

**圖經**：文具木蝱條下。

**衍義**：文具木蝱條下。

〔箋釋〕

《説文》以"蝱"爲正字，省寫作"蝱"。其小者作"蟁"，《國語·楚語上》云："夫邊境者，國之尾也，譬之如牛馬，處暑之既至，妄蟁之既多，而不能掉其尾，臣亦懼之。"韋昭注："大曰蝱，小曰蟁。"字書又有"蠭"，《廣雅》"蠭，蝱也"，《廣韻》云："蠭，似蝱而小，青斑色，嚙人。"疑此"蠭"或是"蟁"的訛寫。附記於此。

**蜚蠊**音廉。　**味鹹，寒，有毒。主血瘀癥堅，寒熱，破**

積聚，喉咽閉，内寒無子，通利血脉。生晉陽川澤及人家屋間。立秋採。

陶隱居云：形亦似䗪蟲而輕小能飛，本在草中，八月、九月知寒，多入人家屋裹逃爾。有兩三種，以作廉薑氣者爲真，南人亦噉之。唐本注云：此蟲味辛辣而臭，漢中人食之，言下氣，名曰石薑，一名盧蜰，音肥。一名負盤。《别録》云：形似蠶蛾，腹下赤，二月、八月採，此即南人謂之滑蟲者也。臣禹錫等謹按，蜀本圖經云：金州、房州等山人噉之，謂之石薑，多在林樹間，百十爲聚。爾雅云：蜚，蠦蜰。注云：蜰即負盤，臭蟲。

**圖經**：文具木䖟條下。

〔箋釋〕

蜚蠊爲蜚蠊科美洲大蠊 *Periplaneta americana*、東方蜚蠊 *Blatta orientalis*、德國小蠊 *Blattella germanica* 之類，今通常呼爲蟑螂。蟑螂名稱之來歷，《春在堂隨筆》卷八有考證，録出備參："夏夜，每有蟲行几案間，亦能飛，人習見之，不爲異，呼其名，如曰'章郎'，不知是此二字否也。兒婦輩嘗問余：此蟲有可考否？余謂自來注《爾雅》《廣雅》及本草者，從不言有章郎蟲，惟乾隆時，錢塘趙學敏著《本草綱目拾遺》，蟲部有灶馬，云俗呼贜郎，又作蟑螂，治疔瘡及一切無名腫毒及小兒疳疾，《綱目》所謂蜚蠊也。因據本草陶注云：'形似䗪蟲，輕小能飛，本在草中，八月、九月知寒，多入人家屋裹逃爾。有兩三種，以作廉薑氣者爲真，南人亦噉之。'余謂此蟲雖廉薑氣，然實生在屋壁間，不在草中，四五月間即有，非至八九月間畏寒始入室也。陶注所云，未知是此蟲否？蘇恭注云:‘此蟲味辛辣而臭,漢中人食之,言下氣,名曰石薑,一名盧蜰,一名負盤。’然則此蟲即《爾雅》‘蜚,蠦蜰’矣。郭璞注曰:‘即負盤,臭蟲。’邢昺疏曰:‘蜚是惡臭之蟲,害人之物。故《春秋左氏傳》曰:有蜚不爲災,亦不書。’然則此蟲,又即《春秋·莊二十九年》‘有蜚’之‘蜚’矣。《漢·五行志》引劉向説,以爲蜚色青,近青眚也。此蟲之色不青,未必即《春秋》所書者。轉展推求,究無確據。惟《廣雅》有一説,曰‘蜚蠊,蜚蠊也’。然則此蟲,即《周禮注》所謂‘蠊’也。《秋官·赤犮氏》‘凡隙屋,除其貍蟲’,注謂:‘蠊肌蛷之屬。’按肌蛷,蓋即蠼螋,今所謂蓑衣蟲也。蠊即此蟲矣。之二蟲皆藏匿牆壁内,赤犮氏掌除牆屋,故主除之,亦可證其非生於草間也。蟑螂皆俗字,蟅螂亦無義,殆即䗪字之合音。按字典,䗪字有張略一音,今呼章郎者,即張略之轉也。”

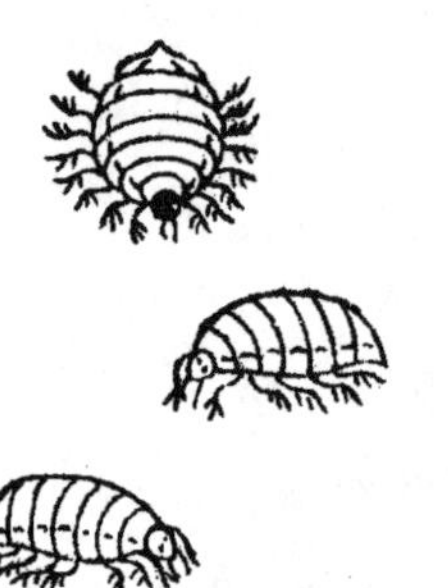
䗪蟲

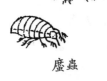

**䗪**音柘。**蟲**　**味鹹,寒,**有毒。**主心腹寒熱洗洗,血積癥瘕,破堅,下血閉,生子大良。一名地鼈,**一名土鼈。生河東川澤及沙中、人家牆壁下土中濕處。十月暴乾。畏皂莢、昌蒲。

**陶隱居**云:形扁扁如鼈,故名土鼈,而有甲不能飛,小有臭氣,今人家亦有之。**唐本注**云:此物好生鼠壤土中及屋壁下,狀似鼠婦,而大者寸餘,形少似鼈,無甲,但有鱗也。**臣禹錫等謹按，藥性論**云：䗪蟲，使，畏屋遊，味苦、鹹。治月水不通，破留血積聚。

**圖經曰**：䗪蟲生河東川澤及沙中、人家牆壁下土中濕處，狀似鼠婦，而大者寸餘，形扁如鼈，但有鱗而無甲，故一名土鼈。今小兒多捕以負物爲戲。十月取，暴乾。張仲景治雜病方，主久瘕積結，有大黄䗪蟲丸。又大鼈甲丸中，并治婦人藥，並用䗪蟲，以其有破堅積下血之功也。

**衍義曰**：䗪蟲，今人謂之簸箕蟲，爲其像形也。乳脉不行，研一枚，水半合，濾清，服，勿使服藥人知。

〔**箋釋**〕

《周禮·秋官·赤犮氏》"凡隙屋，除其貍蟲"，鄭玄注："貍蟲，䗪肌蛷之屬。"從諸家描述來看，原動物應該就是鱉蠊科中華地鱉 *Eupolyphaga sinensis*、冀地鱉 *Polyphaga plancyi* 之類。

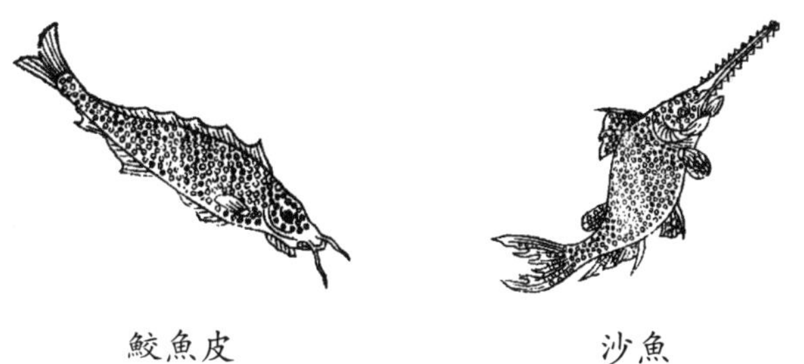

鮫魚皮　　沙魚

**鮫魚皮**　**主蠱氣、蠱疰方用之。即裝刀靶**，音霸。**䱜**音鵲。**魚皮也。**

**唐本注**云：出南海，形似鼈，無脚而有尾。**今按，**陳藏器本草云：一名沙魚，一名鰒魚。皮主食魚中毒，燒末服之。唐本先附。**臣禹錫等謹按，蜀本**圖經云：圓廣尺餘，尾長尺許，惟無足，背皮麤錯。**日華子**云：鮫魚，平，微毒。

**圖經曰：**鮫魚皮，舊不著所出州土，蘇恭云"出南海，形似鼈，無脚而有尾"，《山海經》云"鮫，沙魚，其皮可以飾劒"是也。今南人但謂之沙魚，然有二種：其最大而長喙如鋸者，謂之胡沙，性善而肉美；小而皮麤者曰白沙，肉彊而有小毒。二種，彼人皆鹽爲脩脯，其皮刮治去沙，翦爲鱠，皆食品之美者，食之益人。然皆不類鼈，蓋其種類之别耳。胡洽治五尸鬼疰，百毒惡氣等，鮫魚皮散主之：鮫魚皮炙、朱砂、雄黄、金牙、椒、天雄、細辛、鬼臼、麝香、乾薑、雞舌香、桂心、莽草各一兩，貝母半兩，蜈蚣炙、蜴蜥炙各二枚，凡十六物，治，下篩，温清酒服半錢匕，日三，漸增至五分匕，亦可帶之。中用蜈蚣、蜴蜥，皆此品類中，故并載方。

【**陳藏器**云：皮主食魚中毒，燒末服之。鰒魚皮是裝刀靶者，正是沙魚也。石決明，又名鰒魚甲，一邊著石，光明可愛，此蟲族，非魚類，乃是同名耳。沙魚，一名鮫魚，子隨母行，驚即從口入母腹也。其魚狀皃非一，皮上有沙，堪揩木，如木賊也。

**食療云：**平。補五藏。作鱠食之，亞於鯽魚。作鮓鱅食之並同。又，如有大患喉閇，取膽汁，和白礬灰，丸之如豆顆，綿裹内喉中，良久吐惡涎沫，即喉嚨開。臘月取之。

**海藥：**謹按，《名醫别録》云：生南海。味甘、鹹，無毒。主心氣鬼疰，蠱毒，吐血，皮上有真珠斑。

**衍義曰：**鮫魚、沙魚皮一等，形稍異，今人取皮飾鞍、劒。餘如經。

〔箋釋〕

《説文》云:“鮫,海魚也,皮可飾刀。”《淮南子·説山訓》“一淵不兩鮫”,高誘注:“鮫,魚之長,其皮有珠,今世以爲刀劍之口是也。一説魚二千斤爲鮫。”此即鯊魚,而《説文》又有魦字,也釋爲鯊魚。《説文》云:“魦,魦魚也,出樂浪潘國。”徐鍇《説文繫傳》云:“今沙魚,皮有珠紋,可飾刀劍靶,皮亦可食。”桂馥《説文義證》云:“鯊,海中所産,以其皮如沙得名。哆口無鱗,胎生,其類尤多。大者伐之盈舟。”所指應該都是軟骨魚綱虎鯊目、六鰓鯊目、鼠鯊目、角鯊目的多種魚類,即通常所言鯊魚。

鯊魚通常體内受精,有卵生、卵胎生、胎生不同類型。《酉陽雜俎》卷十七説:“鯌魚,章安縣出焉。出入鯌腹,子朝出索食,暮入母腹。腹中容四子。頰赤如金,甚健,網不能制,俗呼爲河伯健兒。”鯌魚也是鮫魚一類,《爾雅翼》云:“鮫,一名鯌,謂鮫鯌魚。”所言“朝出索食,暮入母腹”,與同卷言“鮫子驚,則入母腹中”一樣,應該都是因觀察到鯊魚胎生或卵胎生現象而附會出來的傳説。

《本草圖經》分别繪有鮫魚與沙魚。從圖可見,沙魚有長喙如鋸齒,此當是蘇頌所説的“胡沙”,所繪鮫魚則是“白沙”。胡沙特徵顯著,因長喙如鋸,故又稱鋸鯊,王禹偁詩《仲咸借予海魚圖觀罷有詩因和》有句云:“鯧蚱脚多垂似帶,鋸鯊齒密利如刀。”亦名劍鯊,《山堂肆考》卷二百二十四云:“有劍鯊,長嘴如劍,對排牙棘,人不敢近。”此當是鋸鯊科日本鋸鯊 *Pristiophorus japonicus*。

**白魚** **味甘,平,無毒。主胃氣,開胃下食,去水氣,令人肥健。大者六七尺,色白頭昂。生江湖中。**今附。

臣禹錫等謹按,孟詵云:白魚,主肝家不足氣。不堪多食,泥人心。雖不發病,終養蟹所食。新者好,久食令人心腹諸病。可煑炙,於葱、醋中一兩沸食,猶少調五藏氣,理經脉。日華子云:助血脉,補肝明目。患瘡癧人不可食,甚發膿。炙瘡不發,作鱠食之,良。

【**食療**云:和豉作羹,一兩頓而已。新鮮者好食,若經宿者不堪食,令人腹冷生諸疾。或淹、或糟藏,猶可食。又可炙了,於葱、醋中重煑食之。調五藏,助脾氣,能消食,理十二經絡,舒展不相及氣。時人好作餅,炙食之,猶少動氣,久亦不損人也。

〔箋釋〕

《廣雅·釋魚》云:"鮊,鱎也。"《玉篇》云:"鱎,白魚也。今白魚生江湖中,細鱗白色,頭尾俱昂,大者六七尺。"白魚載於《開寶本草》,亦以"色白頭昂"爲特徵。《本草綱目》集解項李時珍説:"形窄,腹扁,鱗細,頭尾俱向上,肉中有細刺,武王白魚入舟即此。"所謂"白魚入舟",《史記·周本紀》云:"武王渡河,中流,白魚躍入王舟中,武王俯取以祭。"

因色白而名"白魚"者甚多,比如鯉科的白鰷 *Hemiculter leucisculus*,也傳説是躍上武王舟中的白魚。根據諸書强調"頭昂",或"頭尾俱向上",多將此白魚確定爲鯉科翹嘴紅鮊 *Erythroculter ilishaeformis*。此種體型較大,體細長,側扁,呈柳葉形。頭背面平直,頭後背部隆起。口上位,下頜堅厚急劇上翹，豎於口前，使口裂垂直，眼大而圓，細鱗。以上基本符合白魚特徵。

**鱖**居衛切。**魚　味甘，平，無毒。主腹内惡血，益氣力，令人肥健，去腹内小蟲。背有黑點，味尤重。昔仙人劉憑常食石桂魚。今此魚猶有桂名，恐是此也。生江溪間。**今附。

臣禹錫等謹按，日華子云：微毒。益氣，治腸風瀉血。又名鱖豚、水豚。

【**食療**云：平。補勞，益脾胃，稍有毒。

**勝金方**：治小兒、大人一切骨鯁，或竹木簽刺喉中不下方：於臘月中取鱖魚膽，懸北簷下令乾，每有魚鯁，即取一皂子許，以酒煎化，温温呷。若得逆便吐，骨即隨頑涎出；若未吐，更喫温酒，但以吐爲妙，酒即隨性量力也；若更未出，煎一塊子，無不出者。此藥應是鯁在藏腑中日久，痛黄瘦甚者，服之皆出。若卒求鱖魚不得，蠡魚、鯇魚、鯽魚俱可。臘月收之甚佳。

〔箋釋〕

唐張志和《漁歌子》"西塞山前白鷺飛，桃花流水鱖魚肥"，膾炙人口。《本草綱目》集解項李時珍説："鱖生江湖中，扁形闊腹，大口細鱗，有黑斑，其條斑色明者爲雄，稍晦者爲雌，皆有鬐鬣刺人。厚皮緊肉，肉中無細刺。有肚能嚼，亦啖小魚。夏月居石穴，冬月偎泥㭊，魚之沉下者也。小者味佳，至三五斤者不美。李鵬飛《延壽書》云：鱖，鬐刺凡十二,以應十二月。誤鯁害人,惟橄欖核磨水可解,蓋魚畏橄欖故也。”此即鮨科鱖魚 *Siniperca chuatsi*。

《開寶本草》云“昔仙人劉憑常食石桂魚”。按,劉憑見《神仙傳》,《太平廣記》卷十一引文:“劉憑者,沛人也。有軍功,封壽光金鄉侯。學道於稷丘子,常服石桂英及中岳石硫黄,年三百餘歲而有少容。”此言“石桂英”,與本草説“石桂魚”不同。《抱朴子内篇·仙藥》謂“仙藥之上者丹砂”,“次則石桂,次則石英”;《太平御覽》卷九百八十四引《抱朴子》則作“次則石桂英”。《三十六水法》有“石桂英水”,據《金石簿九五數訣》解釋:“石桂英,出有乳之處,其色甚白,握之便染手,如把雪者良。”可知至少在道教神仙傳説中,石桂英確有其物。《太平御覽》有三條疑似《神仙傳》劉憑條佚文,卷三十九引《神仙傳》云:“劉馮者,沛人。學道於穆王子。服石桂英及中岳石硫黄。”卷九百七十引《神仙傳》云:“劉馮者,沛人也,封桑鄉侯。學道於樓丘子。常服石桂英及中岳石榴。”卷六百六十三引《真誥》云:“劉憑,沛人也。學道於稷丘子。常服石英,年三百餘歲,有少容。”(此處《真誥》乃《神仙傳》之訛。)此數處作“石桂英”或“石英”,都没有寫成“石桂魚”。由此確定,《開寶本草》可能是根據誤本《神仙傳》以訛傳訛。曾作《續博物志》的李石,詠鱖魚詩《大渡河魚甚美皆巨口細鱗鱖也本草以鱖爲石桂》云:“小躍水泉玉不如,細生仍得芼春蔬。莫將北海金虀膾,輕比西江石桂魚。”即襲《開寶本草》之誤。後來楊慎《異魚圖贊·石桂魚》云:“石桂之魚,天仙所餌。猶有桂名，鱖借音爾。流水桃花，真隱詠美。”也是如此。

**青魚　味甘，平，無毒。**

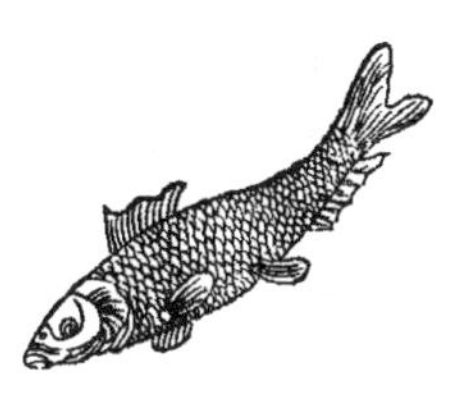

青魚

**肉　主脚氣濕痺。作鮓與服石人相反。**

**眼睛　主能夜視。**

**頭中枕　蒸取乾，代琥珀，用之摩服，主心腹痛。**

**膽　主目暗，滴汁目中，并塗惡瘡。生於江湖之間。**今附。

臣禹錫等謹按，蕭炳云：療卒氣。研服，止腹痛。可白煮喫，治脚氣，脚弱。日華子云：作“鯖”字。平，微毒。治脚軟，煩懣，益氣力。枕用醋摩，治水氣、血氣心痛。不可同葵、蒜食之。服术人亦勿噉也。

**圖經曰：**青魚生江湖間，今亦出南方，北地或時有之。似鯉鯇而背正青色，南人多以作鮓。古作“鯖”字，所謂五侯鯖鮓是也。頭中枕，蒸令氣通，暴乾，狀如琥珀；云“可以代琥珀”，非也。荆楚間取此魚枕煑拍作器皿甚佳。膽與目睛並入藥用。取無時。古今方書多用。其膽滴汁目中，主目昏暗，又可塗惡瘡，餘亦稀用。

【**食療**云：主脚氣，煩悶。又，和韭白煮食之，治脚氣，脚弱，煩悶，益心力也。又，頭中有枕，取之蒸令氣通，曝乾，狀如琥珀。此物療卒心痛，平水氣，以水研服之良。又，膽、眼睛，益人眼，取汁注目中，主目闇，亦塗熱瘡，良。

**海藥**云：青魚，南方人以爲酒器、梳篦也。

**孫真人**云：治喉閉及骨哽方：以臘月取青魚膽陰乾，如患此及着骨哽，即以膽少許，口中含，嚥津，即便愈。

〔**箋釋**〕

王維《贈吴官》有句云："江鄉鯖鮓不寄來，秦人湯餅那堪許。"《玉篇》云："鯖，魚名。"《正字通》云："鯖，即青魚，俗呼烏鰡，南人以作鮓。"《本草圖經》説"古作'鯖'字，所謂五侯鯖鮓是也"。此即鯉科青魚 *Mylopharyngodon piceus*，體長，略呈圓筒形，腹部平圓，體青黑色，背部更深，各鰭灰黑色。所謂"五侯鯖"，漢成帝封母舅王譚、王商、王立、王根、王逢五人爲侯，《西京雜記》云："五侯不相能，賓客不得往來。婁（樓）護豐辯，傳食五侯間，各得其歡心，競致奇膳。護乃合以爲鯖，世稱五侯鯖，以爲奇味焉。"



**河狆**音屯。　**味甘，温，無毒。主補虚，去濕氣，理腰脚，去痔疾，殺蟲。江、河、淮皆有。**今附。



臣禹錫等謹按，日華子云：河狆，有毒。又云：胡夷魚，凉，有毒。煮和秃菜食，良。毒以蘆根及橄欖等解之。肝有大毒。又名鰗魚、規魚、吹肚魚也。

【**陳藏器**云：如鯰魚，口尖，一名鯢魚也。

**衍義曰**：河狆，經言無毒，此魚實有大毒。味雖珎，然脩治不如法，食之殺人，不可不慎也。厚生者不食亦好。蘇子美云“河豘于此時，貴不數魚蝦”，此即詩家鄙諷之言，未足全信也。然此物多怒，觸之則怒氣滿腹，翻浮水上，漁人就以物撩之，遂爲人獲。橄欖并蘆根汁解其毒。

〔箋釋〕

“豘”與“豚”同，《開寶本草》以河豘立條，無毒，且“江、河、淮皆有”，應該是指江豚一類的淡水魚；通常所言有毒的河魨，則是魨科東方魨屬的多種魚類，如闇紋東方魨 *Takifugu obscurus*、星點東方魨 *Takifugu niphobles*、鉛點東方魨 *Takifugu alboplumbeus* 等。但從《嘉祐本草》《本草衍義》以來，即將河魨的資料併入此條，於是“河豘”與“河魨”混爲一談，都是指有毒的河魨魚。陶宗儀注意到“豚”與“魨”意思之不同，《南村輟耕録》卷九云：“《類編》魚部引《博雅》云：鯸鮧，魨也。背青腹白，觸物即怒，其肝殺人。正今人名爲河豚者也。然則豚當爲魨。”

《證類本草》與河魨有關的條目有三，一爲見於《食療本草》之鯸鮧魚，謂：“有毒，不可食之。其肝毒煞人。緣腹中無膽，頭中無鰓，故知害人。若中此毒及鱸魚毒者，便剉蘆根煮汁飲解之。又此魚行水之次，或自觸著物，即自怒氣脹，浮於水上，爲鴉鷂所食。”一爲載於《本草拾遺》的鯢魚肝及子，有云：“有大毒。入口爛舌，入腹爛腸。肉小毒。人亦食之。煮之不可近鐺，當以物懸之。一名鵝夷魚。以物觸之即嗔，腹如氣球，亦名嗔魚。腹白，背有赤道如印魚。目得合，與諸魚不同。”另一條則是《開寶本草》新增的河狆，即本條。《食療本草》與《本草拾遺》記載的鯸鮧或鯢魚，顯然就是今天所説的河狆。至於《開寶本草》言無毒的河狆，經《嘉祐本草》修訂添補，也變成有毒的河魨。

左思《吴都賦》云："王鮪鯸鮐，鮣龜鱕鯌。"劉逵注："鯸鮐魚，狀如科斗，大者尺餘，腹下白，背青黑，有黄文。性有毒，雖小，獺及大魚不敢啖之。"《本草綱目》集解項李時珍説："今吴越最多。狀如蝌蚪，大者尺餘，背色青白，有黄縷文，無鱗無腮無膽，腹下白而不光。率以三頭相從爲一部。彼人春月甚珍貴之，尤重其腹腴，呼爲西施乳。嚴有翼《藝苑雌黄》云：河狆，水族之奇味，世傳其殺人。余守丹陽宣城，見土人户户食之，但用菘菜、蔞蒿、獲芽三物煮之，亦未見死者。南人言魚之無鱗無腮無膽、有聲、目能眨者皆有毒。河狆備此數者，故人畏之。然有二種，其色炎黑有文點者，名斑魚，毒最甚。或云三月後則爲斑魚，不可食也。又案《雷公炮炙論》云：鮭魚插樹，立便乾枯；狗膽塗之，復當榮盛。《御覽》云：河狆魚雖小，而獺及大魚不敢啗之。則不惟毒人，又能毒物也。"此即魨科東方魨屬的多種魚類，如闇紋東方魨 *Takifugu obscurus*、星點東方魨 *Takifugu niphobles*、鉛點東方魨 *Takifugu alboplumbeus* 等，其血液、肝藏、卵巢等含有毒性很强的河狆毒素，需徹底去除後才能食用。

又，《本草衍義》引"河狆於此時，貴不數魚蝦"實梅堯臣《范饒州坐中客語食河豚魚》詩中的句子，非蘇舜欽（子美)詩。此詩也算當時人"拚死喫河豘"的真實寫照,全詩如下:"春洲生荻芽,春岸飛楊花。河豚當是時,貴不數魚鰕。其狀已可怪,其毒亦莫加。忿腹若封豕,怒目猶吴蛙。庖煎苟失所,入喉爲鏌鋣。若此喪軀體,何須資齒牙。持問南方人,黨護復矜誇。皆言美無度,誰謂死如麻。吾語不能屈,自思空咄嗟。退之來潮陽,始憚餐籠蛇。子厚居柳州,而甘食蝦蟆。二物雖可憎,性命無舛差。斯味曾不比,中藏禍無涯。甚美惡亦稱,此言誠可嘉。"



**石首魚**　**味甘,無毒。頭中有石如碁子,主下石淋,磨石服之,亦燒爲灰末服,和蓴菜作羹,開胃益氣。候乾食之,名爲鯗,**音想。**炙食之,主消瓜成水,亦主卒腹脹,食不消,暴下痢。初出水能鳴,夜視有光。又野鴨頭中有石,云是此魚所化。生東海。**今附。

臣禹錫等謹按,陳士良云:石首魚,平。日華子云:取腦中枕,燒爲末,飲下,治淋也。

【**食療**:作乾鯗,消宿食,主中惡,不堪鮮食。

〔箋釋〕

《廣雅·釋魚》云:"石首,鯼也。"《江賦》"鯼鮆順時而往還",李善注:"鯼魚出南海,頭中有石,一名石首。"《閩中海错疏》卷上云:"石首,鯼也。頭大尾小。無大小,腦中俱有兩小石如玉。鰾可爲膠。鱗黄,璀璨可愛。一名金鱗。朱口肉厚,極清爽,不作腥,閩中呼爲黄瓜魚。"《嶺表録異》云："石頭魚狀如鱅魚，隨其大小，腦中有二石子，如蕎麥，瑩白如玉。有好奇者，多市魚之小者，貯於竹器，任其壞爛，即淘之，取其魚腦石子，以植酒籌，頗爲脱俗。"此即石首魚科大黄魚 *Pseudosciaena crocea*、小黄魚 *Pseudosciaena polyactis* 之類。所謂"頭中有石"，是指其内耳球狀囊内的矢耳石。

魚鮝即是魚乾。本條説石首魚做成的魚鮝可以"主消瓜成水"。《墨池編》載王羲之雜帖有云："石首鮝食之，消瓜成水。此魚腦中有石如棋子，野鴨亦有，云此魚所化。"與本條同，可見傳説由來已久。



**嘉魚　味甘，温，無毒。食之令人肥健悦澤。此乳穴中小魚，常食乳水，所以益人。能久食之，力强於乳，有似英雞，功用同乳。**今附。

**【陳藏器：**《吴都賦》云"嘉魚出於丙穴"，李善注云："丙日出穴。"今則不然。丙者，向陽穴也。陽穴多生此魚，魚復何能擇丙日耶？此注誤矣。新注云："治腎虚消渴及勞損羸瘦，皆煮食之。"又《抱朴子》云：鶴知夜半，鷰知戊巳。豈魚不知丙日也？



**食療云：**微温。常於崖石下孔中喫乳石沫，甚補益。微有毒。其味甚珍美也。

〔**箋釋**〕

嘉有美好之意，嘉魚即是好魚。《詩經·南有嘉魚》云："南有嘉魚，烝然罩罩。"《易林》云："南有嘉魚，駕黄取鰟。魴鯉灦灦，利來無憂。”但左思《蜀都賦》説：“嘉魚出於丙穴。”嘉魚則成爲專有名詞，而“丙穴”是嘉魚的出産地。丙穴的具體位置，《博物志》云：“漢中沔陽縣北，有魚穴二所，常以三月八日出魚，曰丙穴。”《水經注》卷二十七沔水有云：“褒水又東南，得丙水口，水上承丙穴，穴出嘉魚，常以三月出，十月入地。穴口廣五六尺，去平地七八尺，有泉懸注，魚自穴下透入水。穴口向丙，故曰丙穴。下注褒水，故左思稱嘉魚出於丙穴，良木攢於褒谷矣。”但丙穴亦不局限於漢中，如《益部方物略記》云：“丙穴在興州，有大丙、小丙山，魚出石穴中，今雅州亦有之，蜀人甚珍其味，左思所謂嘉魚出於丙穴中。”杜詩“魚知丙穴由來美，酒憶郫筒不用酤”，《本草綱目》釋名項李時珍説：“丙，地名也。《水經》云：丙水出丙穴。穴口向丙，故名。嘉魚常以三月出穴，十月入穴。黄鶴云：蜀中丙穴甚多，不獨漢中也。嘉州、雅州、梁山、大邑、順政諸縣皆有丙穴。嘉魚常以春末出游，冬月入穴。”

嘉魚爲洞穴魚，但具體物種，説者不一。《辭海》曾將鯉科卷口魚 *Ptychidio jordani* 指爲嘉魚，此魚主要分佈在珠江流域，或許是《嶺表録異》《桂海虞衡志》中兩廣所産的嘉魚。據産地調研，蜀中出産的洞穴魚，則主要是鯉科齊口裂腹魚 *Schizothorax prenanti* 之類，此應該是《益部方物略記》等所説雅州出産的嘉魚。漢中丙穴所出的嘉魚，大致應該是鮭科川陝哲羅魚 *Hucho bleekeri*。

**鯔魚**　**味甘，平，無毒。主開胃，通利五藏。久食令人肥健。此魚食泥，與百藥無忌。似鯉身圓，頭扁骨軟。生江海淺水中。**今附。

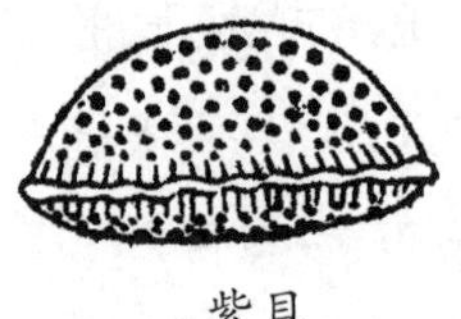
紫貝

**紫貝**　**明目，去熱毒。**

唐本注云：形似貝，圓，大二三寸。出東海及南海上。紫斑而骨白。唐本先附。臣禹錫等謹按，陳士良云：紫貝，平，無毒。

**圖經曰：**紫貝，本經不載所出州土，蘇恭注云"出東海及南海上"，今南海多有之。即砑螺也，形似貝而圓，大二三寸，儋振夷黎採以爲貨幣，北人惟畫家用砑物。謹按，郭璞注《爾雅》云："餘貾，直其切。黄白文。謂以黄爲質，白爲文點。餘泉，白黄文。謂以白爲質，黄爲文點。今紫貝則以紫爲質，黑爲文點也。"貝之類極多，古人以爲寶貨，而此紫貝尤爲世所貴重。漢文帝時，南越王獻紫貝五百是也。後世以多見賤，而藥中亦稀使之。又車螯之紫者，海人亦謂之紫貝。車螯，近世治癰疽方中多用，其殼燒鍜爲灰，傅瘡。南海、北海皆有之，採無時。人亦食其肉，云味鹹，平，無毒。似蛤蜊，而肉堅硬不及。亦可解酒毒。北中者殼麄，不堪用也。

**衍義曰：**紫貝大二三寸，背上深紫有點，但黑。本經以此燒存性，入點眼藥。

〔**箋釋**〕

《爾雅·釋魚》"餘泉，白黄文"，郭璞注："以白爲質，黄爲文點。今之紫貝以紫爲質，黑爲文點"。《本草圖經》所繪紫貝，貝齒在 23 至 27 之間，當是寶貝科虎斑寶貝 *Cypraea tigris*、阿文綬貝 *Mauritia arabica* 之類。

**鱸魚　平。補五藏，益筋骨，和腸胃，治水氣。多食宜人，作鮓猶良。又暴乾，甚香美。雖有小毒，不至發病。一云，多食發痃癖及瘡腫，不可與乳酪同食。**

【**食療云：**平。主安胎，補中。作鱠尤佳。

**衍義曰：**鱸魚益肝腎，補五藏，和腸胃，食之宜人，不甚發病，宜然張翰①思之也。

〔箋釋〕

《本草衍義》説鱸魚"宜然張翰思之也"。按，鱸魚因晉代的張翰而特别有名，《世説新語·識鑒》云："（張翰）在洛，見秋風起，因思吴中菰菜羹、鱸魚膾，曰：人生貴得適意爾，何能羈宦數千里以要名爵？"而鱸魚又以松江所出者爲最佳，蘇軾《後赤壁賦》説："巨口細鱗，狀如松江之鱸。"這種"松江之鱸"，成魚頭側腮蓋膜上各有兩條桔紅色斜帶，似四片鰓葉外露，由此得名"四鰓鱸"。古代文獻提到的鱸魚，其所欲指代的主要是此種。如《本草綱目》釋名項説："黑色曰盧。此魚白質黑章，故名。淞人名四鰓魚。"集解項又云："鱸出吴中，淞江尤盛，四五月方出。長僅數寸，狀微似鱖而色白，有黑點，巨口細鱗，有四鰓。楊誠齋詩頗

① 翰：底本作"幹"，據文意改。參見箋釋。

盡其狀,云:鱸出鱸鄉蘆葉前,垂虹亭下不論錢。買來玉尺如何短,鑄出銀梭直是圓。白質黑章三四點,細鱗巨口一雙鮮。春風已有真風味,想得秋風更迥然。《南郡記》云:吴人獻淞江鱸鱠於隋煬帝。帝曰:金齏玉鱠,東南佳味也。”此爲杜父魚科的松江鱸魚 *Trachidermus fasciatus*,亦稱四鰓鱸魚。這是一種小型魚類,成魚長不足 20 釐米,體重多數在 100 克以下。

或許是分佈局限的原因,松江鱸魚的形象並不爲人熟知,文人墨客心中的鱸魚是另外一種樣子。即如《本草綱目》引楊萬里《松江鱸魚》詩,“白質黑章三四點”與“細鱗巨口”都不太像松江鱸魚。在李時珍的描述裏也提到:“狀微似鱖而色白,有黑點。”這更像鮨科花鱸魚 *Lateolabrax japonicus* 的樣子。

**鱟　平,微毒。治痔,殺蟲,多食發嗽并瘡癬。殼入香,發衆香氣。尾,燒焦,治腸風瀉血并崩中帶下及産後痢。脂,燒,集鼠。**已上二種新補。見孟詵、日華子。

**【陳藏器:**味辛,無毒。主五野雞病,殺蟲,發嗽。殼發衆香,尾灰斷産後痢,膏燒集鼠矣。生南海。大小皆牝、牡相隨,牝無目,得牡始行,牡去牝死。以骨及尾,尾長二尺,燒爲黑灰,米飲下,大主産後痢。先服生地黄、蜜等煎訖,然後服尾,無不斷也。

〔箋釋〕

左思《吴都賦》云:“乘鱟黿鼉,同罛共羅。”李善注:

"鱟,形如惠文冠,青黑色,十二足,似蟹,足悉在腹下,長五六寸。雌常負雄行,漁者取之必得其雙,故曰乘鱟。南海、朱崖、合浦諸郡皆有之。"《嶺表録異》卷下云:"鱟魚,其殼瑩净,滑如青瓷碗,鏊背,眼在背上,口在腹下,青黑色。腹兩旁爲六脚,有尾長尺餘,三棱如棕莖。雌常附雄而行,捕者必雙得之。若擿去雄者,雌者即自止,背負之方行。腹中有子如緑豆,南人取之,碎其肉脚,和以爲醬,食之。尾中有珠如粟,色黄。雄小雌大,置之水中,即雄者浮,雌者沉。"

《本草綱目》集解項李時珍説:"鱟狀如惠文冠及熨斗之形,廣尺餘。其甲瑩滑,青黑色。鏊背骨眼,眼在背上,口在腹下,頭如蜣蜋。十二足,似蟹,在腹兩旁,長五六寸。尾長一二尺,有三稜如棕莖。背上有骨如角,高七八寸,如石珊瑚狀。每過海,相負於背,乘風而游,俗呼鱟帆,亦曰鱟簰。其血碧色。腹有子如黍米,可爲醯醬。尾有珠如粟。其行也,雌常負雄,失其雌則雄即不動。漁人取之,必得其雙。雄小雌大,置之水中,雄浮雌沉,故閩人婚禮用之。其藏伏沙上,亦自飛躍。皮殼甚堅,可爲冠,亦屈爲杓,入香中能發香氣。尾可爲小如意。脂燒之可集鼠。其性畏蚊,螫之即死。又畏隙光,射之亦死,而日中暴之,往往無恙也。南人以其肉作鮓醬。小者名鬼鱟,食之害人。"此即鱟科節肢動物三刺鱟 *Tachypleus tridentatus*。

## 二種海藥餘

**郎君子　謹按,《異志》云:生南海。有雄雌,青碧**

色，狀似杏人。欲驗真假，先於口内含令熱，然後放醋中，雄雌相趁，逡巡便合，即下其卵如粟粒狀，真也。主婦人難産，手把便生，極有驗也。乃是人間難得之物。

海蠶沙　謹按，《南州記》云：生南海山石間。其蠶形大如拇指，沙甚白，如玉粉狀，每有節。味鹹，大温，無毒。主虚勞冷氣，諸風不遂。久服令人光澤，補虚羸，輕身延年不老。難得真者，多只被人以水搜葛粉、石灰，以梳齒隱成，此即非也，縱服無益，反損人，慎服之。

〔箋釋〕

本條説海蠶沙因爲珍稀難得，便多贋僞品，市場上“難得真者，多只被人以水搜葛粉、石灰，以梳齒隱成，此即非也”。此處描述後世僞造冬蟲夏草，採用“模壓成型”。

## 二十一種陳藏器餘

黿　鱓魚注陶云“黿肉，補。此老者能變化爲魅”。按，黿甲功用同鼈甲，炙浸酒，主瘰癧，殺蟲，逐風惡瘡瘻，風頑疥瘙。肉，主濕氣，諸邪氣蠱，消百藥毒。張鼎云：膏塗鐵，摩之便明，膏摩風及惡瘡。子如雞卵，正圓，煮之白不凝。今時人謂藏卵爲黿子，似此非爲木石杌也。至難死，剔其肉盡，頭猶咬物，可以張鳶鳥。

【食療云：微温。主五藏邪氣，煞百蟲蠱毒，消百藥毒，續人筋。又,膏塗鐵,摩之便明。淮南術方中有用處。

〔箋釋〕

黿體型龐大,《本草綱目》釋名項説:"《説文》云'黿,大鱉也'。甲蟲惟黿最大,故字從元。元者,大也。"此即龜鱉科亞洲黿 *Pelochelys cantorii*。本條正文云:"今時人謂藏卵爲黿子,似此非爲木石杌也。"檢《南部新書》云:"湖州歲貢黄黿子,連蔕木瓜。李景先自和牧謫爲司馬,戲湖守蘇特曰:使君貴郡有三黄黿子,五蔕木瓜。特頗銜之。"此處"黿子"似爲一句駡人的惡言,待考。

按,《本草拾遺》此句意思含混,略加推測。藏卵是醃製的蛋類,通常用杬木皮煮汁浸製。《爾雅·釋木》"杬,魚毒",郭璞注:"杬,大木,子似栗,生南方,皮厚汁赤,中藏卵果。"這種杬木的原植物難於確指,用藏卵果則由來已久,《齊民要術》亦用此。特别有意思的是,《齊民要術》卷六徑稱爲"作杬子法",據《容齋隨筆》云:"《異物志》云:杬子,音元,鹽鴨子也。以其用杬木皮汁和鹽漬之。"因知"杬子"即是今言"鹹鴨蛋",故楊萬里詩云:"深紅杬子輕紅鮓,難得江西風味來。"

正文此句或可以這樣理解。前引《南部新書》的故事顯示,當時存在以"黿子"諧音取笑的情況,陳藏器對此不以爲然,他解釋説,今時人將鹹鴨蛋稱作"黿子",乃是因爲黿所産卵"如雞卵,正圓,煮之白不凝",與藏卵相近,並非因爲醃製過程中使用杬木,叫做"杬子",諧音成"黿子"的緣故。句中"木石杌"之"杌",恐是"杬"的訛寫。

**海馬** 謹按,《異志》云:生西海,大小如守宫蟲,形若馬形,其色黄褐。性温,平,無毒。主婦人難産,帶之於身,神驗。

**圖經云:**生南海。頭如馬形,蝦類也。婦人將産帶之,或燒末飲服,亦可手持之。《異魚圖》云:收之暴乾,以雌雄爲對。主難産及血氣。

〔箋釋〕

海馬即是海龍科多種海馬,如克氏海馬 *Hippocampus kelloggi*、三斑海馬 *Hippocampus trimaculatus*、日本海馬 *Hippocampus japonicus* 等。

**齊蛤** 遠志注陶云"遠志畏齊蛤",蘇云"《藥録》下卷有蛤,而不言功狀"。注又云:"蠟畏齊蛤。"按,齊蛤如蛤,兩頭尖小,生海水中。無别功用,海人食之。

**柘蟲屎** 詹糖注陶云"詹糖僞者,以柘蟲屎爲之"。按,即今之柘木蟲,在木間食木,注爲屎。其屎破血,不香,詹糖燒之香也。既不相似,不堪爲類。

**蚱蜢** 石蟹注陶云"石蟹如蚱蜢形長小,兩股如石蟹"。在草頭能飛,蟲螽之類,無别功。與蚯蚓交,在土中得之,堪爲媚藥。入《拾遺記》。

〔箋釋〕

石蟹並不見於《本草經集注》，本條陳藏器所引，疑是石斛條陶弘景注釋："今用石斛出始興，生石上，細實，桑灰湯沃之，色如金，形似蚱蜢髀者爲佳。"陳藏器見誤本，以訛傳訛。所謂"與蚯蚓交，在土中得之，堪爲媚藥"，即後文説"蠱螽、蚯蚓二物異類同穴，爲雄雌，令人相愛"，可互參。

**寄居蟲** 蝸牛注陶云"海邊大有，似蝸牛，火炙殻便走出，食之益顔色"。按，寄居在殻間，而非螺也。候螺、蛤開，當自出食，螺、蛤欲合，已還殻中，亦名寄生，無別功用。海族多被其寄。又，南海一種似蜘蛛，入螺殻中，負殻而走，一名辟，亦呼寄居，無別功用也。

〔箋釋〕

《爾雅·釋魚》"蜎蠌，小者蟧"，郭璞注："螺屬，見《埤蒼》。或曰即彭蜎也，似蟹而小。"《藝文類聚》卷九十七引《南州異物志》云："寄居之蟲，如螺而有脚，形如蜘蛛，本無殻，入空螺殻中，戴以行，觸之縮足，如螺閉户也，火炙之乃出走，始知其寄居也。"此爲寄居蟹科的多種生物，通常稱作寄居蟹。

**蚍**音拙。**蟱** 鼅鼄注陶云"懸網狀如魚罾者，亦名蚍蟱"。按蚍蟱在孔穴中及草木稠密處，作網如蠶絲爲幕絡者，就中開一門出入，形段小，似鼅鼄而斑小。主丁腫出根，作膏塗之。陶云“罾網”，此正鼅鼄也，非爲蚍蜉。此物族類非一也。

〔箋釋〕

《本草綱目》據《爾雅·釋蟲》“草鼅鼄”郭璞注“絡幕草上者”，認爲即是蚍蜉，遂改以“草蜘蛛”爲正名。集解項李時珍説：“《爾雅》鼅鼄，鼄蝥也。草鼅鼄，在草上絡幕者，據此則陶氏所謂蚍蜉，正與《爾雅》相合，而陳氏所謂蚍蜉，即《爾雅》之草蜘蛛也，今改正之。然草上亦有數種，入藥亦取其大者爾。”根據《本草拾遺》描述的蚍蜉結網特點，此爲常在灌木叢、籬笆間、洞穴等處結漏斗狀或近似漏斗狀網的漏斗蛛科蜘蛛，如迷宫漏斗蛛 *Agelena labyrinthica*。



負蠜　葵注蘇云“戎人重薰渠，猶巴人重負蠜”。按飛廉一名負盤，蜀人食之，辛辣也，已出本經。《左傳》云“蜚不爲災”，杜注云：“蜚，負蠜也。”如蝗蟲。又夜行一名負盤，即䗪盤蟲也。名字及蟲相似，終非一物也。蠜音煩，蟲螽也。



蠼螋　雞腸注陶云“雞腸草，主蠼螋溺”。按，蠼螋能溺人影，令發瘡，如熱沸而大，繞腰匝，不可療。蟲如小蜈蚣，色青黑，長足，山蠼螋溺毒，更猛。諸方中大有主法，其蟲無能，惟扁豆葉傅，即差。

蠱蟲　敗鼓皮注陶云“服敗鼓皮，即唤蠱主姓名”。按古人愚質，造蠱圖富，皆取百蟲甕中盛，經年間開之，必有一蟲盡食諸蟲，即此名爲蠱。能隱形，似鬼神，與人作禍，然終是蟲鬼，咬人至死者。或從人諸竅中出，信候取之，曝乾。有患蠱人，燒爲黑灰，服少許立愈。亦是其類自相伏耳。新注云：凡蠱蟲療蠱，是知蠱名，即可治之，如蛇蠱用蜈蚣蠱蟲，蜈蚣蠱用蝦蟇蠱蟲，蝦蟇蠱病復用蛇蠱蟲。是互相能伏者，可取治之。

土蟲　蚰蜒並馬陸注陶云“今有一細黄蟲，狀如蜈蚣，俗呼爲土蟲”。按土蟲無足，如一條衣帶，長四五寸，身扁似韭葉，背上有黄黑襉，頭如鏟子，行處有白涎，生濕地，有毒，雞喫即死。陶云如蜈蚣者，正是蚰蜒，非土蟲也。蘇云“馬陸如蚰蜒”。按蚰蜒色正黄不斑，大者如釵股，其足無數，正是陶呼爲土蟲者。此蟲好脂油香，能入耳及諸竅中，以驢乳灌之，化爲水蘇云似馬陸，誤也。

鱅魚　鮑魚注陶云“魚是臭者”。按鱅魚，嶺南人作鮑魚，劉元紹云“其臭如屍”，正與陶公相背。海人食之，所謂海上有逐臭之夫也。其魚以格額，目旁有骨名乙。《禮》云“魚去乙”，鄭云：“東海鰫魚也。”秖食之，别無功用也。

〔箋釋〕

《説文》"鱅,魚名",但"鱅"有多義,指代各不同。《楚辭·大招》"鰅鱅短狐",洪興祖補注:"鱅魚,音如彘鳴。"《山海經·東山經》云:"食水出焉,而東北流注於海。其中多鱅鱅之魚,其狀如犂牛,其音如彘鳴。"《閩中海錯疏》卷中云:"鱅,雌生卵,雄吞之成魚。青色無鱗,一名松魚。"這類鱅魚,應該都是海産,故《六書故》説:"鱅,今海魚味如彘謂之鱅。"至於《史記·司馬相如列傳》引《上林賦》"鰅鱅鰬魠",裴駰集解引郭璞曰:"鱅,似鰱而黑。"此則别是一種,"鱅"亦寫作"鰫"。



《本草拾遺》所載鱅魚,乃整合以上内容錯雜而成。《本草經集注》鮑魚條陶弘景注釋説:"所謂鮑魚之肆,言其臭也,俗人呼爲鮑魚,字似鮑,又言鹽鮑之以成故也。作藥當用少鹽臭者,不知正何種魚爾。乃言穿貫者亦入藥,方家自少用之。今此鮑魚乃是鱅魚,長尺許,合完淡乾之,而都無臭氣,要自療漏血,不知何者是真。"《本草拾遺》陶注云云,即針對此立言。

《本草綱目》據《本草拾遺》收録鱅魚,但特指淡水魚類之花鰱魚,集解項李時珍説:"處處江湖有之,狀似鰱而色黑。其頭最大,有至四五十斤者,味亞於鰱。鰱之美在腹,鱅之美在頭。或以鰱、鱅爲一物,誤矣。首之大小,色之黑白,大不相侔。《山海經》云鱃魚似鯉,大首,食之已疣,是也。"此即鯉科鱅魚 *Aristichthys nobilis*,又稱花鰱,因頭部較大，故又稱大頭魚、胖頭魚。

予脂　有毒。主風腫，癰毒，癮𤺋，赤瘙瘑疥，痔瘻，皮膚頑痺，踠跌折傷，肉損瘀血，以脂塗上，炙手及熱摩之，即透。生嶺南，蛇頭鱉身。《廣州記》云：予，蛇頭鱉身，亦水宿，亦樹棲，俗謂之予膏，主蛭刺。以銅及瓦器盛之，浸出，唯雞卵盛之不漏。摩理毒腫大驗。其透物甚於醍醐也。

砂挼子　有毒。殺飛禽走獸，合射罔用之。人亦生取置枕，令夫妻相好。生砂石中，作旋孔，有蟲子如大豆，背有刺，能倒行，一名倒行狗子。性好睡，亦呼爲睡蟲。是處有之。

蚘蟲汁　大寒。主目膚赤熱痛。取大者净洗，斷之，令汁滴目中，三十年膚赤亦差。

蠡螽、蚯蚓二物異類同穴，爲雄雌，令人相愛。五月五日收取，夫妻帶之。蠡螽如蝗蟲，東人呼爲舴艋，有毒，有黑班者，候交時取之。

〔箋釋〕

此以蠡螽立條，首句"蚯蚓二物異類同穴"，推考原句應該是"蟲螽、蚯蚓二物異類同穴",因重新標點如上。《證類本草》將《本草拾遺》内容作爲"陳藏器餘"添補在每卷之末,剪裁比較草率,乃將"蟲螽"截取爲標題,致使正文欠通順。

蟲螽即阜螽,《詩經·草蟲》"喓喓草蟲,趯趯阜螽",毛傳:"阜螽,蠜也。"此即蝗蟲的幼蟲,俗稱蚱蜢。



**灰藥**　令人喜好相愛。出嶺南陶家,如青灰。彼人以竹筒盛之,云是蟯蟯,音蛔,蟲也。所作,以灰拭物皆可。喜損小兒、雞、犬等,不置家中,未知此事虚實。

**吉丁蟲**　功用同前,人取帶之。甲蟲背正緑,有翅在甲下。出嶺南賓、澄州也。

**腆顆**一作顒[1]。**蟲**　功用同前,人取帶之。似屭盤,褐色,身扁。出嶺南,人重之也。

〔箋釋〕

字書無屭字,疑是"竄",此前負蠜條即作"竄",爲"屁"的異體字,屁盤是負盤的别名,臭蟲之類。



**鼷鼠**　有毒。食人及牛、馬等皮膚,成瘡,至死不

① 此三字原在"蟲"後,據文意移。

覺。此蟲極細，不可卒見。《爾雅》云"有蟲毒"，食人至盡不知。《左傳》曰"食郊牛角"者也。《博物志》云："食人死膚，令人患惡瘡，多是此蟲食。"主之法，當以狸膏摩之及食狸肉。凡正月食鼠殘，多爲鼠瘻，小孔下血者，是此病也。

〔箋釋〕

《爾雅·釋獸》"鼷鼠"，郭璞注："有螫毒者。"正文説"有蟲毒"，疑即"螫毒"之訛。《玉篇》云："鼷，小鼠也。螫毒。食人及鳥獸皆不痛，今之甘口鼠也。"《本草綱目》對此亦無發明，集解項照録《本草拾遺》云云後説："鼷無功用，而爲人害，故著之。"綜合以上諸説，鼷鼠是一種形體小、齧人不痛但有毒的鼠類。動物學家一般以鼠科小家鼠 *Mus musculus* 作爲文獻"鼷鼠"的原動物，應該不錯；至於齧人有毒等，可能是古人觀察謬誤。

諸蟲有毒　不可食者。鱉目白殺人，腹下有卜字及五字不可食，頷下有骨如鱉不利人。蝦煮白食之，腹中生蟲。蟹腹下有毛，兩目相向，腹中有骨，不利人。鱉肉共雞肉食，成瘕疾也。

# 重修政和經史證類備用本草卷第二十二

## 蟲部下品總八十一[①]種

一十八種神農本經白字。

一十二種名醫别録[②]墨字。

二種唐本先附注云“唐附”。

五種今附皆醫家嘗用有效，注云“今附”。

八種新分條

三十六種陳藏器餘

凡墨蓋子已下並唐慎微續證類

| | | |
|---|---|---|
| 蝦音遐。 蟇音麻。 | 牡鼠肉、糞(附)。 | 馬刀 |
| 蛤蜊音梨。 | 蜆音顯。 | 蝛乎咸切。 蜼音進。 |
| 蚌蛤 | 車螯 | 蚶 |





① 八十一：劉《大觀》作“八十”。因劉《大觀》無蝦條，故總數爲 80 種。

② 一十二種名醫别録：劉《大觀》作“一十一種名醫别録”，因劉《大觀》無蝦條，故少一種。其實本卷《名醫别録》只有 10 種。目録中蝦、烏蛇脱文獻出處小字注，誤爲《名醫别録》藥。按本卷正文蝦條末有小字注“新見孟詵”，此表明蝦條從孟詵《食療》中分出，又本卷正文烏蛇條末注有“今附”小字，説明烏蛇爲《開寶本草》新增藥。由於目録中蝦、烏蛇均無文獻出處小字注，誤把蝦、烏蛇當作《名醫别録》藥，使 10 種變爲 12 種。

蟶　淡菜已上八種元附馬刀條下，今新分條。

蝦　蚺蛇膽膏(附)。　蛇蜕

蜘蛛　腹蛇膽肉(附)。　白頸蚯蚓

蠮音噎。螉烏紅切。　葛上亭長　蜈蚣

蛤蚧今附。　水蛭音質。　斑猫

田中螺　貝子　石蠶

雀甕　白花蛇今附。　烏蛇

金蛇銀蛇、金星鱔等(附)。今附。　蜣蜋

五靈脂今附。　蝎今附。　螻音婁。蛄音姑。

馬陸　鼃音蛙。　鯪鯉甲今人呼穿山甲。

芫菁　地膽　珂唐附。

蜻蛉　鼠婦濕生蟲也。　螢火

甲香唐附。　衣魚

三十六種陳藏器餘

海螺　海月　青蚨　豉蟲　烏爛死蠶

繭鹵汁　壁錢　針線袋　故錦灰　故緋帛

赦日線　苟印　溪鬼蟲　赤翅蜂　獨脚蜂

蜡音蛇。　盤蝥蟲　蛭蟷　山蛩蟲　溪狗

水黽　飛生蟲　蘆中蟲　蓼螺　蛇婆

朱鼈　擔羅　青腰蟲　虱　苟杞[1]上蟲

大紅蝦鮓　木蠹　留師蜜　藍蛇頭　兩頭蛇

---

① 杞：底本作“枸”，據劉甲本改。

活師

## 下品

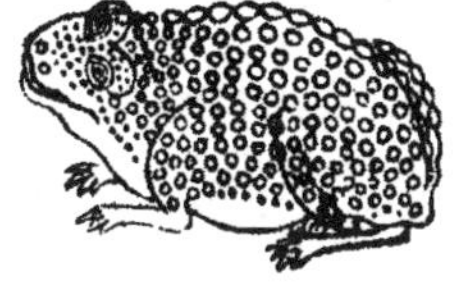
蝦蟇

蝦音遐。蟇音麻。　味辛，寒，有毒。主邪氣，破癥堅血，癰腫，陰瘡，服之不患熱病，療陰蝕疽癘音賴。惡瘡，猘犬傷瘡。能合玉石。一名蟾十占切。蜍，常余切。一名𪓰，音秋。一名去甫，一名苦蠪。音龍，又音籠。生江湖池澤。五月五日取，陰乾，東行者良。

陶隱居云：此是腹大、皮上多痱蒲罪切。磊來罪切。者。其皮汁甚有毒，犬嚙之，口皆腫。人得温病斑出困者，生食一兩枚，無不差者。五月五日取東行者五枚，反縛著密室中，閉之，明旦視自解者，取爲術用，能使人縛亦自解。燒灰傅瘡立驗。其肪塗玉則刻之如蠟，故云能合玉石。但肪不可多得，取肥者，剉，煎膏以塗玉，亦軟滑易截。古玉器有奇特非雕琢人功者，多是昆吾刀及蝦蟇肪所刻也。唐本注云：《别録》云：腦，主明目，療青盲也。臣禹錫等謹按，蜀本圖經云：今所在池澤皆有。取日乾及火乾之。一法，刳去皮、爪，酒浸一宿，又用黄精自然汁浸一宿，塗酥炙乾用之。蕭炳云：腹下有丹書八字者，以足畫地，真蟾蜍也。藥性論云：蝦蟇，亦可單用。主辟百邪鬼魅，塗癰腫及治熱結腫。又云：蟾蜍，臣。能殺疳蟲，治鼠漏惡瘡。端午日取眉脂，以朱砂、麝香爲丸如麻子大，小孩子疳瘦者，空心一丸。如腦疳，以妳汁調，滴鼻中。燒灰，傅一切有蟲惡癢滋胤瘡。陳藏器云：蝦蟇、蟾蜍,二物各别,陶將蟾蜍功狀注蝦蟇條中,遂使混然。採取無别。今藥家所賣,亦以蟾蜍當蝦蟇。且蝦蟇背有黑點,身小,能跳接百蟲,解作呷呷聲,在陂澤間,舉動極急。本經書功,即是此也。蟾蜍身大,背黑無點,多痱磊,不能跳,不解作聲,行動遲緩,在人家濕處。本功外,主温病身斑者,取一枚生擣,絞取汁服之。亦燒末服,主狂犬咬發狂欲死,作鱠食之,頻食數頓。矢主惡瘡,謂之土檳榔,出下濕地處,往往有之。術家以肪軟玉,及五月五日收取,即是此也。又有青蛙、鼃蛤、螻蟈、長肱、石榜、蠼子之類,或在水田中,或在溝渠側,未見别功,故不具載。《周禮·掌蟈氏》"去鼃黽,焚牡菊,灰灑之則死"。牡菊,無花菊也。本經云蝦蟇一名蟾蜍,誤矣。**日華子**云:蝦蟇,冷,無毒。治犬咬及熱狂,貼惡瘡,解煩熱,色斑者是。又云:蟾,凉,微毒。破癥結,治疳氣,小兒面黄,癖氣。燒灰油調傅惡瘡,入藥並炙用。又名蟾蜍。眉酥治蚛牙。和牛酥摩傅腰眼并陰囊,治腰腎冷并助陽氣。以吴茱萸苗汁調炒[①]糞,傅惡瘡、丁腫、雜蟲咬;油調傅瘰癧、痔瘻瘡。

**圖經曰**:蝦蟇生江湖,今處處有之。腹大形小,皮上多黑斑點,能跳接百蟲食之,時作呷呷聲,在陂澤間,舉動極急。五月五日取,陰乾,東行者良。本經云"一名蟾蜍",以爲一物,似非的也。謹按,《爾雅》"鼀起據切。䵶,蟾蜍",郭璞注云:"似蝦蟇,居陸地。"又科斗注云:"蝦蟇子也。"是非一物明矣。且蟾蜍形大,背上多痱磊,行極遲緩,不能跳躍,亦不解鳴,多在人家下濕

① 炒:底本作"妙",據文意改。

處。其腹下有丹書八字者,真蟾蜍也。陶隱居所謂能解犬毒及温病斑生,生食之,並用蟾蜍也。本經云"主邪氣,破堅血"之類,皆用蝦蟇。二物雖一類,而功用小别,亦當分别而用之。《洽聞記》云:蝦蟇大者名田父,能食蛇。蛇行,田父逐之,蛇不得去,田父銜其尾。久之,蛇死,尾後數寸皮不損,肉已盡也。世傳蛇噉鼃,今乃云田父食蛇,其説頗怪,當是别有一種如此耳。韋宙《獨行方》治蠼咬:取田父脊背上白汁和蟻子灰塗之,差。蟾蜍矢謂之土檳榔,下濕處往往有之,亦主惡瘡。眉酥,主蚛牙及小兒疳瘦藥所須。又有一種,大而黄色,多在山石中藏蟄,能吞氣飲風露,不食雜蟲,謂之山蛤。山中人亦湌之。此主小兒勞瘦及疳疾等最良。

【雷公云:有多般,勿誤用。有黑虎,有蚼黄,有黄蚲,有螻蟈,有蟾,其形各别。其蝦蟇,皮上腹下有斑點,脚短,即不鳴叫。黑虎,身小黑,觜脚小斑。蚼黄,斑色,前脚大,後腿小,有尾子一條。黄蚲,遍身黄色,腹下有臍帶,長五七分已來,所住立處,帶下有自然汁出。螻蟈,即夜鳴,腰細口大,皮蒼黑色。蟾,即黄斑,頭有肉角。凡使蝦蟇,先去皮并腸及爪了,陰乾,然後塗酥炙令乾。每修事一箇,用牛酥一分,炙盡爲度。若使黑虎,即和頭、尾、皮、爪,並陰乾,酒浸三日,漉出,焙乾用。

**聖惠方**:治風邪:蝦蟇燒灰、朱砂等分,每服一錢,水調下,日三四服,甚有神驗。　**又方**:治腹蛇螫方:用生蝦蟇一枚,爛杵碎,傅之。

**外臺秘要**:治卒狂言鬼語:燒蝦蟇杵末,酒服方寸匕,日三。　**又方**:治小兒初得月蝕瘡:五月蝦蟇燒杵末,猪膏和傅之。　**又方**：治小兒患風臍及臍瘡久不差者：燒蝦蟇杵末，傅之，日三四度，差。　**又方**：蟲已食下部，肛盡腸穿者：取長股蝦蟇青背者一枚，雞骨一分，燒爲灰，合吹下部，令深入。又云數用大驗。　**又方**：治癬瘡方：取蟾蜍燒灰末，以猪脂和傅之。

**孫真人**：腸頭挺出：以皮一片，瓶内燒熏挺處。

**梅師方**：治瘑䘌，無問去處，皆治之：以蝦蟇燒灰，好醋和傅，日三五度，傅之，差。

**子母秘録**：小兒洞洩下痢：燒蝦蟇末，飲調方寸匕服。　**又方**：治小兒口瘡：五月五日蝦蟇炙杵末，傅瘡上即差。兼治小兒蓐瘡。

**南北史**：張暢弟收，嘗爲猘犬所傷。醫云宜食蝦蟇膾，收甚難之，暢含笑先嘗，收因此乃食。

**衍義曰**：蝦蟆多在人家渠塹下，大腹，品類中最大者是。遇陰雨或昏夜即出食。取眉間有白汁，謂之蟾酥。以油單裹眉裂之，酥出單上，入藥用。有人病齒縫中血出，以紙紝子，蘸乾蟾酥少許，於血出處按之，立止。世有人收三足枯蟾以罔衆，但以水沃半日，盡見其僞，蓋本無三足者。

〔箋釋〕

據《説文》"蝦，蝦蟇"，作"蝦蟇"爲正，今則寫作"蛤蟇"。《本草綱目》釋名項説："按王荆公《字説》云：俗言蝦蟇懷土，取置遠處，一夕復還其所。雖或遐之，常慕而返，故名蝦蟇。或作蛤蟆，蛤言其聲，蟆言其斑也。《爾雅》作䵷蟇。"

《本草經》蝦蟇,《名醫别録》一名蟾蜍,按照陶注"此是腹大、皮上多痱磊者。其皮汁甚有毒,犬嚙之,口皆腫",此應是常見之蟾蜍品種,如中華大蟾蜍 *Bufo gargarizans*、黑眶蟾蜍 *Bufo melanostictus* 之類。《本草圖經》所繪之蝦蟇,全身佈滿園形瘰疣,也是蟾蜍之類。按,《爾雅·釋魚》"鼁鼀,蟾諸",郭璞注:"似蝦蟇,居陸地。"此即蟾蜍。《爾雅》除此條外,《釋魚》有"在水者黽",郭璞注:"耿黽也,似青蛙,大腹,一名土鴨。"《釋蟲》有"鼈蟇",郭璞注:"蛙類。"此條郝懿行義疏云:"《説文》蟇,蝦蟇也。《急就篇》云水蟲科斗鼃蝦蟇,顔師古注:蛙,一名螻蟈,色青,小形而長股。蝦蟇一名鼈,大腹而短脚。今按,蝦蟇居陸,蛙居水,此是蟇非蛙也。郭注失之。"蟾蜍爲蟾蜍科的動物應該没有問題,但蛙與蛤蟇各自代表哪些物種,則不太好下結論。不妨從蛙入手,《本草圖經》説:"今處處有之。似蝦蟇而背青緑色,俗謂之青蛙。亦有背作黄文者,人謂之金線蛙。"背青緑色常見的應該是蛙科黑斑蛙 *Rana nigromaculata*,背有黄文爲金線蛙 *Rana plancyi*,一般説的青蛙主要是前者。或許可以這樣説,除了標準的"青蛙""蟾蜍"以外的無尾兩棲類,都可以稱爲"蛤蟇"。《中華本草》將蛤蟇確定爲蛙科澤蛙 *Rana limnocharis*,似有些狹隘。

《本草衍義》提到"世有人收三足枯蟾以罔衆"。傳説月中蟾蜍即是三足,有别於人間者,故項安世詠中秋月有句"蟾行萬里惟三足,兔滿千山望一雄"。《本草綱目》集解項李時珍説:"龜、鱉皆有三足,則蟾之三足非怪也。若謂入藥必用三足，則謬矣。《岣嶁神書》載蟾寶之法：用大蟾一枚，以長尺鐵釘四箇釘脚，人吞之，可越江湖也。愚謂縱有此術，誰敢吞之。方技誑説，未足深信。漫記於此，以備祛疑。”

**牡鼠　微温，無毒。療踒折，續筋骨，擣傅之，三日一易。四足及尾，主婦人墮胎，易出。**臣禹錫等謹按，藥訣云：牡鼠，味甘。



**肉　熱，無毒。主小兒哺露大腹，炙食之。**

**糞　微寒，無毒。主小兒癇疾，大腹，時行勞復。**

陶隱居云：牡鼠，父鼠也。其屎兩頭尖，專療勞復。鼠目，主明目，夜見書，術家用之。臘月鼠，燒之辟惡氣，膏煎之，亦療諸瘡。膽，主目暗，但纔死膽便消，故不可得之。臣禹錫等謹按，孟詵云：牡鼠，主小兒癇疾，腹大貪食者，可以黄泥裹燒之，細揀去骨，取肉，和五味汁作羹，與食之。勿令食著骨，甚瘦人。又，取臘月新死者一枚，油一大升，煎之使爛，絞去滓，重煎成膏，塗凍瘡及折破瘡。日華子云：鼠，凉，無毒。治小兒驚癇疾，以油煎令消，入蠟傅湯火瘡。生擣罯折傷筋骨。雄鼠糞，頭尖硬者是，治癇疾，明目。葱、豉煎服，治勞復。足，燒食，催生。



**圖經**：文已附鼹鼠條下。

**【陳藏器序**：雄鼠脊骨，末，長齒，多年不生者效。

**外臺秘要**：治勞復方：用鼠屎頭尖者二十枚，豉五合，水二升，煮取一升，頓服。　**又方**：治鼻中外查瘤，膿血出者：正月取鼠頭燒作灰，以臘月猪膏傅瘡上。

**千金方**：治鼠瘻：以新鼠屎一百粒已來，收置密器中五六十日，杵碎，即傅瘡孔。　**又方**：治癰瘡中冷，瘡口不合：用鼠皮一枚，燒爲灰，細研，封瘡口上。　**又方**：治室女月水不通：用鼠屎一兩，燒灰研，空心温酒調下半錢。　**又方**：醫針人而針折在肉中：以鼠腦塗之。

**肘後方**：耳卒聾：取鼠膽内耳中，不過三，愈。有人云，側卧瀝一膽盡，須臾膽汁從下邊出。初出益聾，半日須臾乃差。治三十年老聾。　**又方**：治人目滋喜睡：取鼠目一枚，燒作屑，魚膏和，注目眥，則不眠。兼取兩目，縫囊盛，帶之。　**又方**：箭鏑及針、刀刃在咽喉、胸膈諸隱處不出方：杵鼠肝及腦傅之。　**又方**：蛇骨刺人毒痛方：燒死鼠傅之。　**又方**：治項强身中急者：取活鼠，破其腹，去五藏，就熱傅之，即差。

**經驗方**：靈鼠膏：以大雄鼠一枚渾用，清油一斤，慢火煎鼠燋，於水上試油不散，即以綿濾，去滓澄清，重拭銚子令净，再以慢火煎上件油。次下黄丹五兩，炒令色變，用柳木篦子不住手攪，令匀，再於水上試滴，候凝，即下黄蠟一兩，又熬帶黑色，方成膏。然後貯於甆合器中，候硬，合地上出火毒三兩日，傅貼瘡腫，去痛而凉。

**梅師方**：治食馬肝有毒殺人者：以雄鼠屎三七枚和水研，飲服之。　**又方**：治從高墜下傷損，筋骨疼痛，叫唤不得，瘀血著在肉：以鼠屎燒末，以猪脂和，傅痛上，急裹，不過半日，痛乃止。　**又方**：臘月鼠向正旦朝所居處埋之，辟温疫。　**又方**：

治湯火燒瘡，痛不可忍：取鼠一頭，油中浸煎之，候鼠燋爛盡成膏，研之，仍以綿裹，絞去滓，待①冷傅之，日三度，止痛。　**又方**：治因瘡中風，腰脊反張，牙關口噤，四肢强直：鼠一頭和尾燒作灰，細研，以臘月猪脂傅之。　**又方**：治狂犬咬人：取鼠屎二升燒末，研傅瘡上。　**又方**：馬咬人踏破作瘡，腫毒熱痛方：鼠屎二七枚、馬鞘五寸故者相和，燒爲末，以猪脂和傅之。

**食醫心鏡**：主水鼓石水，腹脹身腫：肥鼠一枚，剥皮細切煮粥，空心喫之，頻食三兩度，差。

**斗門方**：治打傷瘡：用老鼠一箇自死臈月者，和腸肚劈剉，油半斤，煎令燋黑，用鑵收之，使時以雞翎惹油傅於瘡上即乾，立差。

**姚和衆**：治小兒癥瘕：煮老鼠肉汁煮粥與食。

**子母秘録**：令子易産：取鼠燒末，以井花水服方寸匕，日三服。　**又方**：治乳無汁：死鼠一頭燒作末，以酒服方寸匕，勿令婦人知。　**又方**：治姙娠子死腹中：雄鼠屎一七枚，以水三升，煮取一升，去滓取汁以作粥，食之，胎即下。

**楊氏産乳**：療小兒齒不生：取雌鼠糞三七枚，一日一枚拭齒，令生。雌糞用兩頭圓者。　**又方**：治眼目晚不見物：取鼠膽點之。

**産寶**：下乳汁：以鼠作臛，勿令知與食。

**深師方**：治鐵棘竹木諸刺在肉中，刺不出：以鼠腦搗如膏，

---

① 待：底本作“侍”，據文意改。

厚塗即出。

〔箋釋〕

《詩·行露》云:"誰謂鼠無牙,何以穿我墉。"牙指大牙,鼠爲嚙齒類,門齒異常發達,門齒與臼齒之間無犬齒,留下一個很大的齒間隙,故云"有四齒而無牙"。此即鼠科褐家鼠 *Rattus norvegicus*。

本條多處提到鼠膽,如陶説牡鼠"纔死膽便消"。常見的褐家鼠没有解剖學上的膽囊結構,膽汁直接由肝藏排泌到十二指腸,此可能就是陶説"纔死膽便消"的意思;俗語"膽小如鼠",大約也是同樣的道理。至於後面提到的鼷鼠,則有膽囊結構。



**馬刀**　**味辛,微寒,有毒。主漏下赤白,寒熱,破石淋,殺禽獸賊鼠,除五藏間熱,肌中鼠鼷**,蒲剥切。**止煩滿,補中,去厥痺,利機關。用之當鍊,得水爛人腸。又云得水良。一名馬蛤。生江湖池澤及東海。取無時。**

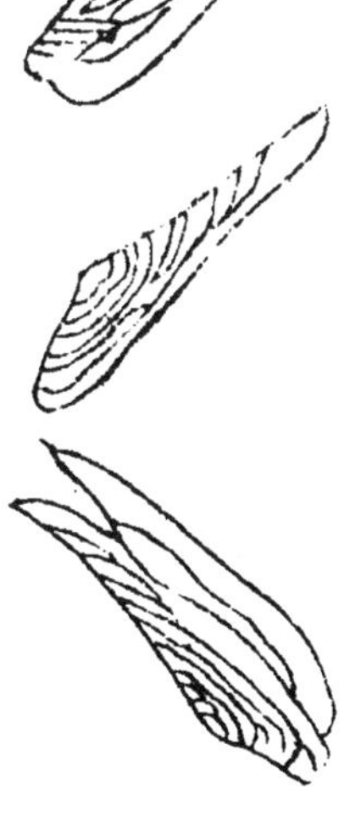
馬刀

陶隱居云:李云生江漢中,長六七寸,江[①]漢間人名爲單音善。姥,音母。亦食其肉,肉似蜯。今人多不識之,大都似今蝏音亭。蛢蒲辛切。而非。方用至少。凡此類皆不可



① 江:底本無,據上下文補。

多食，而不正人藥，惟蛤蜊煮之醒酒，蜆殼陳久者止痢。車螯、音敖。蚶火甘切。蠣、蜮乎咸切。蜼音進。之屬，亦可爲食，無損益，不見所主。雉入大水變爲蜃，蜃音腎。云是大蛤，乃是蜯爾。煑食諸蜊蝸與菜，皆不利人也。臣禹錫等謹按，蜀本圖經云：生江湖中，細長，小蚌也。長三四寸，闊五六分。

**圖經曰**：馬刀生江湖池澤及東海，今處處有之，蛶蜌亦謂之蚌，蚌與蜯同。之類也。長三四寸，闊五六分以來，頭小鋭，多在沙泥中，江漢間人名爲單姥，亦食其肉，大類蚌，方書稀用。蚌蛤之類最多，蚌肉壓丹石毒，殼爲粉，以傅癰腫，又可製石庭脂。爛殼研飲，主飜胃及胃中痰。蛤蜊，主老癖，能爲寒熱者。蜆殼，陳久者止痢。蚶，補中益陽，所謂瓦屋是也。蜮蜼，似蛤而長扁，殼主痔。蟶，主胸中邪熱，與丹石人相宜。淡菜，補五藏，益陽，浙江謂之殼菜。此皆有益於人者。餘類實繁，藥品所不取，不可悉數也。

**衍義曰**：馬刀，京師謂之熇岸，春夏人多食，然發風痰，性微冷。又，順安軍界河中亦出蜮，大抵與馬刀相類，肉頗澹。人作鮓以寄鄰左，又不能致遠。亦發風。此等皆不可多食。今蛤粉皆此等衆蛤灰也。

〔箋釋〕

《爾雅·釋魚》"蜌，廛"，郭璞注："今江東呼蚌長而狹者爲廛。"此物因形得名，故《本草綱目》解釋説："俗稱大爲馬，其形象刀，故名。"從生活環境來看，除《名醫别録》提到馬刀生東海外，多數文獻都謂其生江湖池澤，故當爲淡水生物。《本草綱目》集解項李時珍説："馬刀似蚌而小，形狹而長。其類甚多，長短大小、厚薄斜正雖有不同，而性味功用大抵則一。”如此，馬刀來源之主流應該是蚌科矛蚌類、楔蚌類，如短褶矛蚌 *Lanceolaria glayana*、劍狀矛蚌 *Lanceolaria gladiola*、矛形楔蚌 *Cuneopsis celtiformis* 等蚌殼長寬比較大的蚌類；而本草記載生東海的馬刀，則有可能是竹蟶科的長竹蟶 *Solen gouldi* 之類。

**蛤蜊**音棃。　**冷，無毒。潤五藏，止消渴，開胃，解酒毒，主老癖，能爲寒熱者及婦人血塊，煮食之。此物性雖冷，乃與丹石相反，服丹石人食之，令腹結痛。**新。見陳藏器、日華子。

**圖經：**文具馬刀條下。

【**初虞世：**療湯火傷神妙：蛤蜊殼灰火燒，研爲末，油調塗之。《集驗》同。

〔箋釋〕

《藝文類聚》卷九十七引《臨海水土物記》曰：“蛤蜊殼薄且小。”《酉陽雜俎》云：“蛤梨，候風雨，能以殼爲翅飛。”此即蛤蜊科方形馬珂蛤 *Mactra veneriformis* 之類。





**蜆**音顯。　**冷，無毒。治時氣，開胃，壓丹石藥及丁瘡，下濕氣，下乳，糟煮服，良。生浸取汁，洗丁瘡。多食發嗽并冷氣，消腎。陳殼，治陰瘡，止痢。蜆肉，寒，去暴熱，明目，利小便，下熱氣，脚氣，濕毒，解酒毒，目黄。浸**

**取汁服,主消渴。爛殼,温,燒爲白灰飲下,主反胃吐食,除心胸痰水。殼陳久,療胃反及失精。**新。見唐本注、陳藏器、日華子。

**圖經:**文具馬刀條下。

【**陳藏器:**小於蛤,黑色,生水泥中,候風雨,能以殼爲翅飛也。

**聖惠方:**治卒欬嗽不止:用白蜆殼不計多少,擣研極細,每服米飲調下一錢匕,日三四服,妙。

〔箋釋〕

蜆包括蜆科多種動物,如殼面棕黄色的河蜆,殼面棕褐至黑褐色的刻紋蜆,殼面黄褐色、殼内珍珠層紫色的閃蜆等。《本草綱目》集解項説:"溪湖中多有之,其類亦多,大小厚薄不一,漁家多食之耳。"《本草綱目拾遺》補充説:"蜆生沙泥中,江湖溪澗多有,其類不一,有黄蜆、黑蜆、白蜆、金口、玉口等名。黄蜆殼薄肉肥,黑蜆殼厚肉薄。又番禺韋涌地方産無耳蜆,更甘美異常。"

按,本條墨蓋子下引陳藏器云云,與《酉陽雜俎》蛤梨條的内容相同,究竟是唐慎微誤將蛤蜊條的資料引在蜆條,或是其他原因,待考。

**蝛蜼　殼燒作末服之,主痔病。**新。見陳藏器。

**圖經:**文具馬刀條下。

【**陳藏器:**蝛呼咸切。蜼,音進。一名生進,有毛似蛤,長扁,殼燒作末服之,主野雞病。人食其肉,無功用也。

〔箋釋〕

《玉篇》云:“蜮,似蛤。”此字正寫當作“蠊”,《説文》云:“蠊,海蟲也。長寸而白,可食。”段玉裁注:“介蟲也,其外有殼,蠊其小者也。長寸而白,謂其殼;可食,謂其中肉也。本草所謂蜮蛦,似蛤而長扁。蠊與蜮音同。《玉篇》曰:蠊,小蚌,可食。”《説文通訓定聲》進一步説:“按本草謂之蜮蛦,似蛤而長扁,疑今之蟶也。”按,陸龜蒙詩“度歲賒羸馬,先春買小蠊”,當即是此。

《本草拾遺》云:“有毛似蛤,長扁。”《本草衍義》則説:“順安軍界河中亦有之,與馬刀相似。”順安軍在河北高陽縣,與遼分界,按此説法,蜮蛦似爲淡水生物,而《本草綱目》集解項引《本草拾遺》多“生東海”三字,則是海洋生物,異説存疑。今則據《本草拾遺》描述,將蜮蛦考定爲貽貝科偏頂蛤 *Modiolus modiolus* 之類,其殼背部、後部生剛毛。



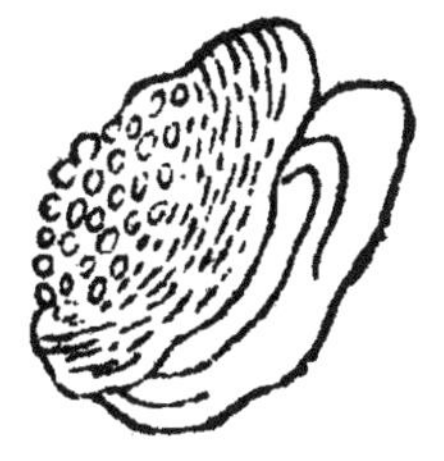
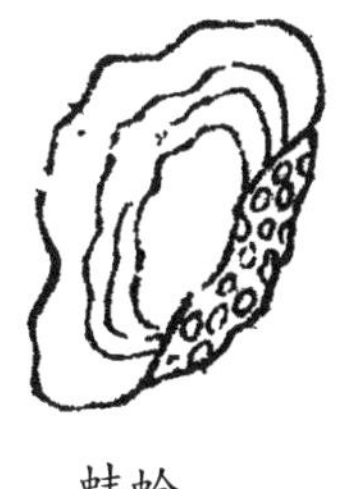
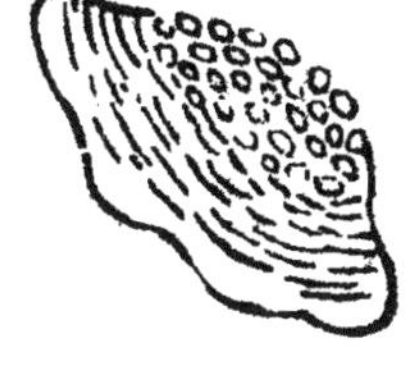

蚌蛤



**蚌**　冷,無毒。明目,止消渴,除煩,解熱毒,補婦人

**虚勞,下血并痔瘻,血崩帶下,壓丹石藥毒。以黄連末内之,取汁,點赤眼并暗,良。爛殼粉,飲下,治反胃,痰飲。此即是寶裝大者。又云:蚌粉,冷,無毒。治疳,止痢并嘔逆。癰腫,醋調傅,兼能製石亭脂。**新。見日華子。

**圖經:**文具馬刀條下。

【**陳藏器:**據陶云"大蛤乃蜯"。按蜯,寒,煮之,主婦人勞損,下血,明目,除濕,止消渴。老蜯含珠,殼堪爲粉,爛殼爲粉,飲下,主反胃,心胸間痰飲。生江溪渠瀆間。陶云大蛤,誤耳。

**食療云:**蜯,大寒。主大熱,解酒毒,止渴,去眼赤,動冷熱氣。

**丹房鏡源:**蜯粉製硫黄。

〔箋釋〕

陶弘景在馬刀條提到蚌與蛤:"雉入大水變爲蜃,蜃云是大蛤,乃是蜯爾。"《爾雅·釋魚》"蚌,含漿",郝懿行義疏:"《説文》:蚌,蜃屬。按《月令》注:大蛤曰蜃。《晉語》注:小曰蛤,大曰蜃。是蜃爲蛤屬,許以釋蚌,亦通名耳。"《本草綱目》釋名項解釋更加清楚:"蚌與蛤同類而異形。長者通曰蚌,圓者通曰蛤。故蚌從丰,蛤從合,皆象形也。後世混稱蛤蚌者,非也。"集解項又説:"蚌類甚繁,今處處江湖中有之,惟洞庭、漢、沔獨多。大者長七寸,狀如牡蠣輩;小者長四寸,狀如石決明輩。其肉可食,其殼可爲粉。湖沔人皆印成錠市之,謂之蚌粉,亦曰蛤粉。古人謂之蜃灰,以飾牆壁,闉墓壙,如今用石灰也。"如此,蚌當是蚌科多種淡水蚌的總名。

**車螯　冷,無毒。治酒毒,消渴,酒渴并壅腫。殼,治瘡癤腫毒。燒二度,各以醋鍛,擣爲末,又甘草等分,酒服,以醋調傅腫上,妙。車螯是大蛤,一名蜄。能吐氣爲樓臺,海中春夏間依約島溆常有此氣。**新。見陳藏器、日華子。

**【食療:**車螯、蝤蝥類,並不可多食之。

〔箋釋〕

車螯是大蛤,一名"蜃",傳説蜃吐氣可以幻化樓臺,《國語·晉語》云:"雀入於海爲蛤,雉入於淮爲蜃。"韋昭注:"小曰蛤,大曰蜃。皆介物,蚌類也。"《史記·天官書》謂"海旁蜃氣象樓臺",此即所謂"海市蜃樓"者。一般認爲即硨磲科的硨螺 *Hippopus hippopus* 之類大型貝類。

**蚶　温,主心腹冷氣,腰脊冷風,利五藏,建胃,令人能食。每食了,以飯壓之,不爾令人口乾。又云:温中,消食,起陽,味①最重。出海中,殼如瓦屋。又云:無毒,益血色。殼,燒,以米醋三度淬後,埋令壞,醋膏丸,治一切血氣,冷氣,癥癖。**新。見陳藏器、蕭炳、孟詵、日華子。

**圖經:**文具馬刀條下。

---

① 味:底本作"時",據劉甲本改。

〔箋釋〕

《爾雅·釋魚》"魁陸",郭璞注:"本草云:魁狀如海蛤,圓而厚,外有理縱横。即今之蚶也。"此所指代的似爲魁蛤科的物種,與今天所言的蚶主要爲蚶科魁蚶 *Scapharca inflate* 之類不同。

**蟶** 味甘,温,無毒。補虚,主冷利。煮食之,主婦人産後虚損。生海泥中,長二三寸,大如指,兩頭開。主胸中邪熱,煩悶氣。與服丹石人相宜。天行病後不可食,切忌之。新。見陳藏器、蕭炳、孟詵。

**圖經**:文具馬刀條下。

**淡菜** 温。補五藏,理腰脚氣,益陽事,能消食,除腹中冷氣,消痃癖氣。亦可燒令汁沸,出食之。多食令頭悶目闇,可微利即止。北人多不識,雖形狀不典,而甚益人。又云:温,無毒。補虚勞損,産後血結,腹内冷痛,治癥瘕,腰痛,潤毛髮,崩中帶下。燒一頓令飽,大効。又名殼菜,常時頻燒食即苦,不宜人。與少米先煮熟後,除肉内兩邊鏁及毛了,再入蘿蔔、或紫蘇、或冬瓜皮同煮,即更妙。新。見孟詵、日華子。

**圖經**:文具馬刀條下。

【**陳藏器**:東海夫人,味甘,温,無毒。主虚羸勞損,因産瘦瘠,血氣結積,腹冷,腸鳴,下痢,腰疼,帶下,疝瘕。久服令人髮脱。取肉作臛宜人，發石令腸結。生南海。似珠母，一頭尖，中銜少毛，海人亦名淡菜。新注云：此名殼菜，大甘美，南人好食，治虚勞傷憊。精血少者及吐血，婦人帶下漏下，丈夫久痢，並煮食之，任意。出江湖。

〔箋釋〕

《閩中海錯疏》卷下云："殼菜一名淡菜，一名海夫人，生海石上，以苔爲根。殼長而堅硬，紫色味最珍。"此即貽貝科多種貽貝的貝肉。貽貝是雙殼貝類，貝殼楔形或三角形，殼通常閉合不嚴，有足絲伸出，通過足絲將身體固着在海底巖石或其他物體上。所謂"中銜少毛"，指貽貝的足絲。

淡菜别名"東海夫人"，《本草綱目》釋名項説："夫人，以似名也。"《嘉祐本草》專門提到，淡菜"雖形狀不典，而甚益人"。淡菜形狀不雅，此即《閩中海錯疏》殼菜條按語説："本草云：海中有物，其形如牝，紅者補血，白者補腎。"淡菜乾品的形狀略近女陰，又有足絲如陰毛，故附會如此；其"東海夫人"的别名，正由此而來。

**蝦**　**無鬚及煮色白者，不可食。謹按，小者生水田及溝渠中，有小毒。小兒患赤白遊腫，擣碎傅之。鮓内者甚有毒爾。**新。見孟詵。

**【陳藏器：**食主五野雞病，小兒患赤白遊瘮，擣碎傅之。煑熟色正赤，小兒及雞、狗食之，脚屈不行。江湖中者稍大，煑之色白，陶云"白者煞人"，非也。海中有大者，已出《拾遺》條中。以熱飯盛密器中作鮓,食之,毒人至死。

**食療云:**平。動風,發瘡疥。

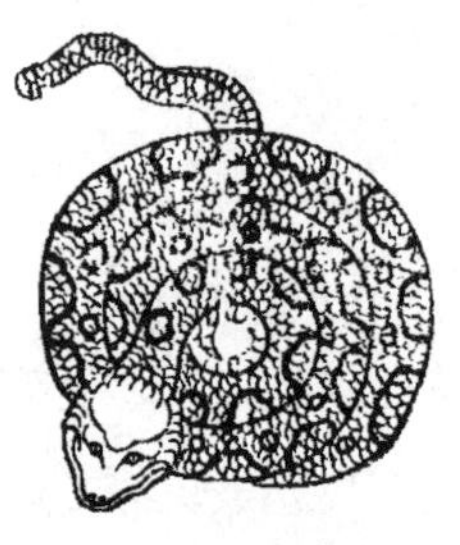

蚺蛇膽

**蚺**音髯。**蛇膽　味甘、苦,寒,有小毒。主心腹䘌痛,下部䘌瘡,目腫痛。**

**膏　平,有小毒。主皮膚風毒,婦人産後腹痛餘疾。**

**陶隱居**云:此蛇出晉安,大者三二圍。在地行住不舉頭者是真,舉頭者非真。形多相似,彼土人以此别之。膏、膽又相亂也。真膏纍纍如梨豆子相著,他蛇膏皆大如梅、李子。真膽狹長通黑,皮膜極薄,舐之甜苦,摩以注水即沉而不散;其僞者並不爾。此物最難得真,真膏多所入藥用,亦云能療伯牛疾。**唐本注**云:此膽剔取如米粟,著净水中,浮游水上,迴旋行走者爲真。多著亦即沈散;其少着逕沈者,諸膽血並爾。陶所説真僞正反。今出桂、廣已南,高、賀等州大有。將肉爲膾,以爲珍味。難死似黿,稍截食之。其形似鱧魚,頭若黿頭,尾圓無鱗,或言鱧魚變爲之也。**臣禹錫等謹按,蜀本**圖經云:出交、廣二州,嶺南諸州。大者徑尺,長丈許,若蛇而麄短。**藥性論**云:蚺蛇膽,臣。渡嶺南,食此膾,瘴毒不侵,世人皆知之。膽,主下部蟲,殺小兒五疳。**孟詵**云:蚺蛇膏,主皮肉間毒氣。肉作膾食之,除疳瘡。小兒腦熱,水漬,注鼻中。齒根宣露,和麝香末傅之。其膽難識,多將諸膽代之。可細切於水中,走者真也。又,猪及大蟲膽亦走,遲於此膽。**陳藏器**云:蚺蛇,本功外,膽主破血,止血痢,蟲毒下血,小兒熱丹,口瘡疳痢。肉主飛尸,遊蠱。喉中有物,吞吐不得出者,作膾食之。其膾著醋,能卷人筯,以芒草爲筯,不然終不可脱。至難死。開肋邊取膽放之,猶能生,三五年平復也。段成式酉陽雜俎云:蚺蛇長十丈,嘗吞鹿,鹿消盡,乃繞樹出骨。養瘡時肪腴甚美。或以婦人衣投之,則蟠而不起。其膽上旬近頭,中旬在心,下旬近尾。

**圖經曰**:蚺蛇膽,本經不載所出州土,陶隱居云出晉安,蘇恭云出桂、廣以南,高、賀等州,今嶺南州郡皆有之。此蛇極大,彼土人多食其肉,取其膽及膏爲藥。《嶺表録異》云:雷州有養蛇户,每歲五月五日即擔舁蚺蛇入官以取膽。每一蛇皆兩人擔舁,致大籃籠中,藉以軟草,屈盤其中,將取之,則出置地上,用杈枴十數,翻轉蛇腹,旋復按之,使不得轉側。約分寸,於腹間剖出肝膽。膽狀若鴨子大,切取之,復内肝腹中,以線縫合創口,蛇亦復活,舁歸放於川澤。其膽暴乾,以充土貢。或云:蛇被取膽,它日見捕者,則遠遠側身露腹瘡,明已無膽,以此自脱。或云:此蛇至難死,剖膽復能活三年,未知的否耳。此物極多僞,欲試之,剔取如粟米許,著净水上,浮游水上,回旋行走者爲真。其徑沈者,諸膽血也。試之不可多,多亦沈矣。膏之真者,磥磥如梨豆子,他蛇膏皆大如梅、李子,此爲别也。下條又有蝮蛇膽,其蛇黄黑色,黄頷尖口,毒最烈,取其膽以爲藥,主䘌瘡。肉釀作酒,以治大風及諸惡風瘡,瘡瘻,瘰癧,皮膚頑痺等。然今人不復用此法。此蛇多在人家屋間,吞鼠子及雀雛,見其腹大,破取鼠乾之,療鼠瘻。陳藏器説:蛇中此蛇獨胎産,形短鼻反,錦文。其毒最猛,著手斷手,著足斷足,不爾合身糜潰矣。蝮蛇至七八月毒盛,時常自嚙木,以洩其毒,其木即死。又吐口中沫於草木上,着人身成瘡,名曰蛇漠,卒難療治。所主與衆蛇同方。又下蛇蜕條云"生荆州川谷及田野。五月五日、十五日取之,良"。今南中於木石上及人家屋栱間多有之,古今方書用之最多。或云蛇蜕無時,但著不净物則脱矣。古今治蛇毒方甚多,葛洪、張文仲并言其形狀。文仲云:蝮蛇形乃不長,頭扁口尖,頭斑身赤文斑,亦有青黑色者,人犯之,頭足貼著是也。東間諸山甚多,草行不可不慎之。又有一種,狀如蝮而短,有四脚,能跳來齧人,東人名爲千歲蝮,人或中之必死。然其齧人已,即跳上木作聲,其聲云斫木斫木者,不可救也;若云博叔博叔者,猶可急療之。其療之方:細辛、雄黄等分,末,以内瘡中,日三四易之。諸蛇及虎傷亦主之。又以桂、栝樓末著管中,密塞之,帶行,中毒急傅之,緩乃不救。葛氏云:青蝰蛇,緑色,喜緣木及竹上,大者不過四五尺,色與竹木一種;其尾三四寸色異者,名熇尾蛇,最毒,中之急灸瘡中三五壯,毒則不行。又用雄黄、乾薑末,以射罔和之,傅瘡。又辟衆蛇方云:辟蛇之藥雖多,惟以武都雄黄爲上,帶一塊古稱五兩者於肘間,則莫敢犯。他人中者,便磨以療之。又帶五蚻[①]黄丸,以其丸有蜈蚣故也。其方至今傳之。亦可單燒蜈蚣,末,傅著瘡上,皆驗。

【**海藥云**:謹按,徐表《南州記》云:生嶺南。正經云:出晉安及高、賀州,彼人畜養而食之。膽,大寒,毒。主小兒八癇,男子下部䘌。欲認辨真假,但割膽看,内細如粟米,水中浮走者是

① 蚻:《肘後備急方》作"蛄"。

真也,沈而散者非也。

**食療**:膽,主䘌瘡瘻,目腫痛,疳䘌。肉,主温疫氣,可作鱠食之,如無此疾及四月勿食之。膏,主皮膚間毒氣。小兒疳痢,以膽灌鼻中及下部。

**聖惠方**:治小兒急疳瘡:用蚺蛇膽細研,水調傅之。

**楊氏產乳**:療温痢久不斷,體瘦,昏多睡,坐則閉目,食不下:蚺蛇膽大如豆二枚,煑通草汁研膽,以意多少飲之,并塗五心并下部。 **又方**:療𪙊疳:蚺蛇膽末傅之。

**顧含**養嫂失明,含嘗藥視膳,不冠不食。嫂目疾須用蚺蛇膽,含計盡求不得。有一童子以一合授含。含開,乃蚺蛇膽也。童子出門,化爲青鳥而去。嫂目遂差。

**朝野僉載**:泉州盧元欽患大風,唯鼻未倒。五月五日取蚺蛇膽,欲進。或云肉可治風。遂一截蛇肉食之,三五日頓覺漸可,百日平復。

〔箋釋〕

《爾雅·釋魚》"蟒,王蛇",郭璞注:"蟒,蛇最大者,故曰王蛇。"《本草綱目》集解項李時珍説:"按劉恂《録異記》云:蚺蛇,大者五六丈,圍四五尺;小者不下三四丈,身有斑紋,如故錦纈。春夏於山林中伺鹿吞之,蛇遂羸瘦,待鹿消乃肥壯也。或言一年食一鹿也。又顧玠《海槎録》云:蚺蛇吞鹿及山馬,從後脚入,毒氣呵及,角自解脱。其膽以小者爲佳。《王濟手記》云:横州山中多蚺蛇,大者十餘丈,食麞鹿,骨角隨腐。土人采葛藤塞入穴中,蛇嗅之即靡,乃發穴取之,肉極腴美,皮可冒鼓,及飾刀劍樂器。范成大《虞衡志》云:寨兵捕蚺蛇,滿頭插花,蛇即注視不動,乃逼而斷其首,待其騰擲力竭乃斃,舁歸食之。又按《山海經》云:巴蛇食象,三年而出其骨,君子服之,無心腹之疾。郭璞注云:今蚺蛇即其類也。《南裔志》蚺蛇贊曰:蚺惟大蛇,既洪且長。采色駁映,其文錦章。食灰吞鹿,腴成養瘡。賓饗嘉食,是豆是觴。"此即蟒科動物蟒蛇 *Python molurus*。

本條引"顧含"云云,據本書卷一《證類本草所出經史方書》亦有《顧含傳》,檢《晉書》,實爲"顔含"之訛。《晉書·顔含傳》云:"含二親既終,兩兄繼没,次嫂樊氏因疾失明,含課勵家人,盡心奉養,每日自嘗省藥饌,察問息秏,必簪屨束帶。醫人疏方,應須髯蛇膽,而尋求備至,無由得之,含憂歎累時。嘗晝獨坐,忽有一青衣童子年可十三四,持一青囊授含,含開視,乃蛇膽也。童子逡巡出户,化成青鳥飛去。得膽,藥成,嫂病即愈。由是著名。"



**蛇蜕**音税。 **味鹹、甘,平,無毒。主小兒百二十種驚癇,瘈**尺曳切。**瘲,**子用切。**癲疾,寒熱,腸痔,蟲毒,蛇癇,弄舌摇頭,大人五邪,言語僻越,惡瘡,嘔欬,明目。火熬之,良。一名龍子衣,一名蛇符,一名龍子皮,一名龍子單衣,一名弓皮。生荆州川谷及田野。五月五日、十五日取之,良。**畏磁石及酒。



陶隱居云:草中不甚見虺蝮蜕,惟有長者,多是赤鰱、力建切。黄頷輩,其皮不可復識。今往往得爾,皆須完全,石上者彌佳,燒之甚療諸惡瘡也。今按,陳藏器本草云:蛇蜕,主瘧,取正發日,以蜕皮塞病人兩耳,臨發,又以手持少許,并服一合鹽、醋汁,令吐也。臣禹錫等謹按,藥性論云:蛇蜕皮,臣,有毒。能主百鬼魅,兼治喉痺。日華子云:治蠱毒,辟惡,止嘔逆,治小兒驚悸,客忤,催生。癧瘍,白癜風,煎汁傅。入藥並炙用。

**圖經**:文具蚺蛇條下。

【**雷公**:凡使,勿用青、黄、蒼色者,要用白如銀色者。凡欲使,先於屋下以地掘一坑,可深一尺二寸,安蛇皮於中,一宿,至卯時出,用醋浸一時,於火上炙乾用之。

**食療**:蛇蜕皮,主去邪,明目。治小兒一百二十種驚癇,寒熱,腸痔,蠱毒,諸䘌惡瘡,安胎。熬用之。

**聖惠方**:治白駮:用燒末,醋調傅上,佳。　**又方**:治小兒重腭,重齗腫痛:燒末傅之,効。

**外臺秘要**:治身體白駮:以皮熟摩之,數百遍訖,棄皮於草中。

**千金方**:治諸腫失治,有膿:燒蛇蜕皮,水和,封腫上,即蟲出。　**又方**:治緊唇:以燒灰先拭之,傅上。　**又方**:日月未足而欲産:以全蛇蜕一條,欲痛時,絹袋盛,遶腰。　**又方**:治惡瘡十年不差似癩者:燒全者一條爲末,猪脂和傅上。

**肘後方**:小兒初生月蝕瘡及惡瘡:燒末,和猪脂,傅上。

**食醫心鏡**:小兒喉痺腫痛:燒末,以乳汁服一錢匕。

**十全博救**:治横生難産方:蛇皮一條,瓶子内鹽泥固濟存性,燒爲黑灰,每服二錢,用榆白皮湯調服,立下。

**必効方**:五痔肛脱:以死蛇一枚指大者濕用,掘地作坑燒蛇,取有孔板覆坑,坐上,蟲盡出也。

**孫真人**:主蛇露瘡:用蛇蜕燒末,和水調,傅上。

**杜壬方**:治纏喉風,咽中如束,氣不通:蛇蜕炙黄,以當歸等分,爲末,温酒調一錢匕,得吐,愈。

**姚和衆**云:小兒重舌:燋炙研末,日三傅舌下,一度着一豆許。

**子母秘録**:治小兒吐血:燒蛇蜕末,以乳汁調服。　**又方**:治小兒頭面身上生諸瘡:燒末,和猪脂傅上。



**産書**:治産不順,手足先見者:蛇蜕皮燒作灰,研,面東,酒服一錢匕,更以藥末傅手足,即順也。

**楊氏産乳**:療兒吹著妳,疼腫欲作,急療方:蛇蜕一尺七寸,燒令黑,細研,以好酒一盞,微温頓服,未甚較[①],更服。

**初虞世**:治陷甲生入肉,常有血疼痛:蛇皮一條燒存性,雄黄一彈子同研,以温漿水洗瘡,針破貼藥。

**衍義曰**:蛇蜕從口飜退出,眼精亦退,今合眼藥多用,取此義也。入藥洗净。

〔箋釋〕



《説文》云:"蜕,蛇、蟬所解皮也。"有龍子衣、弓皮諸别名,《本草綱目》釋名項説:"蛇字,古文象其宛轉有盤曲之形。蜕音脱,又音退,退脱之義也。龍、弓、符、筋,並後世廋隱之名耳。"

---

① 較:底本如此,疑是"效"之訛。

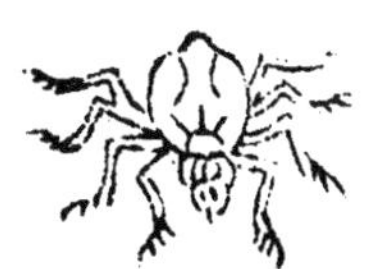
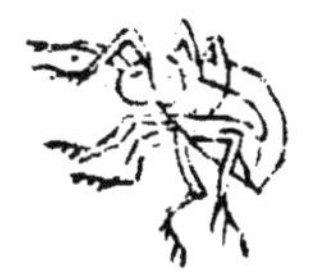
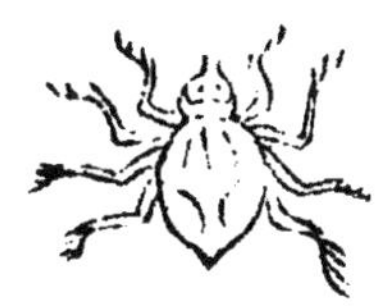

蜘蛛

**蜘蛛　微寒。主大人、小兒㿗。七月七日取其網，療喜**音戲。**忘。**

陶隱居云：蜘蛛類數十種，《爾雅》止載七八種爾。今此用懸網狀如魚罾者，亦名蝃章悦切。蝥。音謀。蜂及蜈蚣螫人，取置肉上，則能吸毒。又以斷瘧及乾嘔霍亂。術家取其網著衣領中辟忘。有赤斑者，俗名絡新婦，亦入方術用之。其餘雜種，並不入藥。《詩》云"蠨音蕭。蛸音鞘。在户"，正謂此也。唐本注云：《别録》云：療小兒大腹丁奚，三年不能行者。又主蛇毒，温瘧，霍亂，止嘔逆。劒南、山東爲此蟲嚙，瘡中出絲，屢有死者。其網纏贅之鋭切。疣，七日消爛，有驗矣。臣禹錫等謹按，日華子云：斑蜘蛛，冷，無毒。治瘧疾，丁腫。網七夕朝取食，令人巧，去健忘。又云：壁錢蟲，平，微毒。治小兒吐逆，止鼻洪并瘡滴汁，傅鼻中及瘡上，并傅瘻瘡。是壁上作繭蜘蛛也。

**圖經曰**：蜘蛛，舊不著生出州郡，今處處有之。其類極多，《爾雅》云："次蟗，音秋。鼅鼄；音與知朱字同。鼅鼄，鼄蝥。"郭璞云："江東呼蝃音蝃。蝥者。"又云："土鼅鼄，在地布網者；草鼅鼄，絡幕草上者；蠨音蕭。蛸、音鞘。長踦，小鼅鼄長脚者，俗呼爲喜子。"陶隱居云"當用懸網狀如魚罾者，亦名蝃蝥"，則《爾雅》所爲鼄蝥，郭璞所謂蝃蝥者是也。古方主蛇、蜂、蜈蚣毒及小兒大腹丁奚、贅疣。今人蛇嚙者，塗其汁；小兒腹疳者，燒熟噉之；贅疣者，取其網絲纏之；蜂及蜈蚣毒者，生置痛處，令吸其毒，皆有驗。然此蟲中人尤慘，惟飲羊乳汁可制其毒。出劉禹錫《傳信方》云。張仲景治雜病方：療陰狐疝氣，偏有大小，時時上下者，蜘蛛散主之。蜘蛛十四枚熬焦，桂半兩，二物爲散，每服八分一匕，日再。蜜丸，亦通。

【**雷公**：凡使，勿用五色者，兼大身上有刺毛生者，并薄小者，已上並不堪用。凡欲用，要在屋西面有網、身小尻大、腹内有蒼黄膿者，真也。凡用，去頭、足了，研如膏，投入藥中用。

**聖惠方**：治瘰癧，無問有頭無頭：用大蜘蛛五枚，日乾，細研，酥調如麪脂，日兩度貼之。

**外臺秘要**：崔氏治疣目：以蜘蛛網絲遶纏之，自落。

**千金方**：中風，口喎僻：取蜘蛛子摩其偏急頰車上，候視正即止，亦可向火摩之。　**又方**：治背瘡彌驗方：取户邊蜘蛛，杵，以醋和。先挑四畔，令血出，根稍露，用藥傅，乾即易。旦至夜，拔根出，大有神効。　**又方**：治鼠瘻腫核痛，若已有瘡口出膿水者：燒蜘蛛二七枚傅，良。　**又方**：治人心孔昏塞，多忘喜誤：七月七日取蜘蛛網著領中，勿令人知，則永不忘也。　**又方**：卒脱肛：燒蜘蛛肚傅肛上。



**經驗方**：孫真人《備急》治齒牙有孔：蜘蛛殻一枚，綿裹，按其内。

**廣利方**：治蝎螫人：研蜘蛛汁傅之，差。

**乘閑方**：治瀉多時，脱肛疼痛，黑聖散：大蜘蛛一箇，瓠葉重裹，線繫定，合子内燒令黑色存性，取出細研，入黄丹少許，同研。凡有上件疾，先用白礬、葱、椒煎湯洗浴，拭乾後，將藥末摻在軟處帛上，將手掌按托入收之，妙。

**譚氏方**：繫指并贅瘤方：以花蜘蛛網上大網絲，於黄丹中養之，繫指與瘤，夜至旦自下。

**孫真人**：蜈蚣咬：取蜘蛛一枚，咬處安，當自飲毒。蜘蛛死，痛未止，更著生者。

**産寶方**：治産後欬逆，經三五日不止，欲死方：煎壁鏡窠三五箇呷，差。

**衍義曰**：蜘蛛品亦多，皆有毒。經不言用是何種。今人多用人家簷角、籬頭、陋巷之間空中作圓網、大腹、深灰色者。遺尿着人作瘡癬。

〔箋釋〕

如陶弘景所説"蜘蛛類數十種，《爾雅》止載七八種爾"，又説"此用懸網狀如魚罾者，亦名蚍蟱"，又説即《詩經·小雅》"伊威在室，蠨蛸在户"之"蠨蛸"。陸璣《詩疏》云："蠨蛸，長踦，一名長脚。荆州、河内人謂之喜母。此蟲來著人衣，當有親客至，有喜也。幽州人謂之親客。亦如蜘蛛，爲網羅居之。"《中華古今注》卷下云："長跂，蠨蛸也。身小足長，故謂長蚑。小蜘蛛，長脚也，俗呼爲蟢子。"《劉子》説："今野人晝見蟢子者，以爲有喜樂之瑞。"權德輿詩"昨夜裙帶解，今朝蟢子飛。鉛華不可棄，莫是槁砧歸"，所詠即此。從描述來看，比較接近肖蛸科（長脚蛛科）的蜘蛛。

而《本草衍義》描述説:"蜘蛛品亦多,皆有毒。經不言用是何種。今人多用人家簷角、籬頭、陋巷之間空中作圓網、大腹、深灰色者。"結合《本草圖經》所繪蜘蛛圖例,則似指園蛛科大腹園蛛 *Araneus ventricosus*。大腹圓蛛常在屋簷、庭院、樹叢間結大型車輪狀垂直圓網,夜間居網的中心,白天在網旁的縫隙或樹葉叢中隱蔽。



**蝮蛇膽　味苦,微寒,有毒。主䘌瘡。**

**肉　釀作酒,療癩疾,諸瘻,心腹痛,下結氣,除蠱毒。其腹中吞鼠,有小毒,療鼠瘻。**

陶隱居云:蝮蛇,黄黑色。黄頷尖口,毒最烈;虺形短而扁,毒不異於蚖,中人不即療,多死。蛇類甚衆,惟此二種及青蛙[①]爲猛,療之並别有方。蛇皆有足,五月五日取,燒地令熱,以酒沃之,置中,足出。術家所用赤連、黄頷,多在人家屋間,吞鼠子、雀鶵,見腹中大者,破取,乾之。唐本注云:蛇屎,療痔瘻,器中養取之。皮灰,療丁腫,惡瘡,骨疽。蜕皮,主身癢、瘑、疥、癬等。蝮虵作地色,鼻反,口又長,身短,頭尾相似,大毒,一名蚖蛇,無二種也。山南漢、沔間足有之。臣禹錫等謹按,蜀本圖經云:形龘短,黄黑如土色,白斑,鼻反者,山南金州,房州、均州皆有之。陳藏器云:蝮蛇。按蛇既衆多,入用非一,本經雖載,未能分析。其蝮蛇形短,鼻反,錦文,亦有與地同色者。著足斷足,著手斷手,不爾合身糜潰。其蝮蛇七八月毒盛時,嚙樹以泄其氣,樹便死,



① 青蛙:各本如此,應是"青蝰"之訛。

又吐口中涎沫於草木上，著人身腫成瘡，卒難主療，名曰蛇漠瘡。蝮所主略與虺同。衆蛇之中，此獨胎産。本功外，宣城間山人，取一枚，活著器中，以醇酒一斗投之，埋於馬溺處，周年已後開取，酒味猶存，蛇已消化，有患大風及諸惡風，惡瘡瘰癧，皮膚頑痺，半身枯死，皮膚手足藏腑間重疾，並主之，不過服一升已來，當覺舉身習習，服訖，服佗藥不復得力。亦有小毒，不可頓服。腹中死鼠，主鼠瘻。脂磨著物皆透。又主癩，取一枚，及佗蛇亦得，燒坐上，當有赤蟲如馬尾出，仍取蛇肉塞鼻中。亦主赤痢，取骨燒爲黑末，飲下三錢匕，雜蛇亦得。**藥性論**云：蝮蛇膽，君。治下部䘌，殺蟲良。蛇，主治五痔，腸風瀉血。

**圖經**：文具蚺蛇膽條下。

【**食療**：主諸䘌。肉，療癩，諸瘻，下結氣，除蠱毒。如無此疾者，即不假食也。

**肘後方**：治白癩：大蝮蛇一條，勿令傷，以酒漬之，大者一斗，小者五升，以糠火温令稍稍熱。取蛇一寸許，以臘月猪脂和傅上。

**梅師方**：治臂腕痛：取死蛇一條，以水煮取濃汁浸腫痛，冷易之。

〔箋釋〕

虺蝮泛指毒蛇，《周禮·地官》"道地慝以辨地物"，鄭玄注引漢鄭司農云："地慝，地所生惡物害人者，皆虺蝮之屬。"《爾雅·釋魚》"蝮虺，博三寸，首大如擘"，郭璞注："身廣三寸，頭大如人擘指。此自一種蛇，名爲蝮虺。"《本草拾遺》提到蝮蛇的特點："其蝮蛇形短，鼻反，錦文，亦有與地同色者。衆蛇之中,此獨胎産。”所謂“胎産”,蝰蛇科的多數蛇類爲卵胎生。

《本草綱目》集解項李時珍總結説:“蝮與虺,陶氏言是二種,蘇恭言是一種。今按《爾雅》云:蝮虺身博三寸,首大如擘。是以蝮虺爲一種也。郭璞云:蝮蛇惟南方有之,一名反鼻。細頸,大頭,焦尾,鼻上有針,錦文如綬,文間有毛如猪鬣,大者長七八尺。虺則所在有之,俗呼土虺,與地同色。顔師古云:以俗名證之,郭説爲是。又《北史》:高道穆云復用元顥,乃養虺成蛇。是皆以蝮、虺爲二種矣。蓋蝮長大,虺短小,自不難辨,陶説爲是。柳子厚《蝮蛇文》云:目兼蜂蠆,色混泥塗。其頸蹙恧,其腹次且。褰鼻鉤牙,穴出榛居。蓄怒而蟠,銜毒而趨。亦頗盡其狀也。”根據李時珍的描述,郭璞提到的那種“細頸,大頭,焦尾,鼻上有針,錦文如綬,文間有毛如猪鬣,大者長七八尺”的蝮蛇更接近蝰科的尖吻蝮 *Agkistrodon acutus*,與蘄蛇(白花蛇)同一來源;而體型較爲短小的虺,才是同科的蝮蛇 *Agkistrodon halys*。





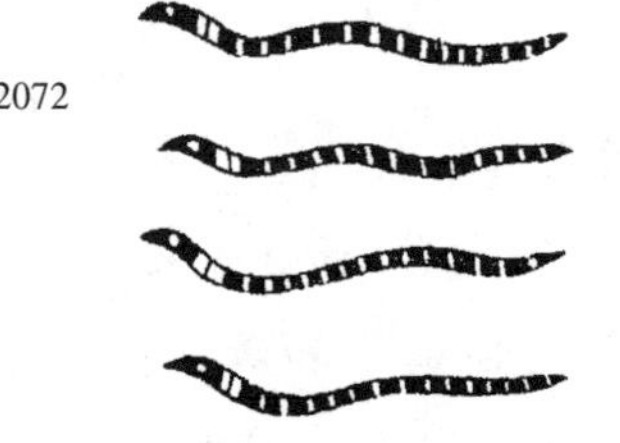
蜀州白頸蚯蚓

**白頸蚯蚓　味鹹,寒、大寒,無毒。主蛇瘕,去三蟲,伏尸,鬼疰,蠱毒,殺長蟲,仍自化作水。療傷寒伏熱,狂謬,大腹,黄疸。一名土龍。生平土。三月取,陰乾。**

陶隱居：白頸是其老者爾，取破去土，鹽之，日暴，須臾成水。道術多用之。温病大熱狂言，飲其汁皆差，與黄龍湯療同也。其屎，呼爲蚓𧍻音婁。食，細土無沙石，入合丹泥釜用。若服此乾蚓，應熬作屑，去蚘蟲甚有驗也。唐本注云：《别録》云：鹽霑爲汁，療耳聾。鹽消蚘，功同蚯蚓。其屎，封狂犬傷毒，出犬毛，神効。臣禹錫等謹按，蜀本注又云：解射罔毒。藥性論云：蚯蚓，亦可單用，有小毒。乾者熬末用之，主蛇傷毒。一名地龍子。日華子云：蚯蚓，治中風并癇疾，去三蟲，治傳屍，天行熱疾，喉痺，蛇蟲傷。又名千人踏，即是路行人踏殺者。入藥燒用。其屎，治蛇、犬咬并熱瘡，並鹽研傅。小兒陰囊忽虚熱腫痛：以生甘草汁調，輕輕塗之。

**圖經曰**：白頸蚯蚓生平土，今處處平澤皋壤地中皆有之。白頸是老者耳。三月採，陰乾。一云須破，去土鹽之，日乾。方家謂之地龍。治脚風藥，必須此物爲使，然亦有毒，曾有人因脚病藥中用此，果得奇効，病既愈，服之不輟，至二十餘日，而覺躁憒亂，但欲飲水不已，遂至委頓。凡攻病，用毒藥已愈，當便罷服也。其矢呼爲蚓𧍻，并鹽傅瘡，可去熱毒。

【**陳藏器**：蚯蚓糞土，療赤白久熱痢：取無沙者，末一升，炒令煙盡，水沃，取半大升，濾去麁滓，空肚服之。

**雷公**：凡使，收得後，用糯米水浸一宿，至明漉出，以無灰酒浸一日，至夜漉出，焙令乾後，細切；取蜀椒并糯米及切了蚯蚓，三件同熬之，待糯米熟，去米、椒了，揀净用之。凡修事二兩，使米一分、椒一分爲準。

**聖惠方**：治風赤眼：以地龍十條，炙乾爲末，夜卧以冷茶調下二錢匕。　**又方**：治蚰蜒入耳：地龍一條，内葱葉中，化水滴耳中，其蚰蜒亦化爲水。　**又方**：治一切丹毒流腫：用地龍屎水和傅之。　**又方**：治伐指：用蚯蚓杵爲泥，傅之。　**又方**：治小兒吐乳：用田中地龍糞一兩，研末，空心以粥飲調下半錢匕，不過二三服，効。

**外臺秘要**：治火丹：取曲蟮糞，水和泥傅之。

**千金方**：治齒斷宣露：蚯蚓屎水和爲泥，火燒令極赤，研之如粉，臘月猪脂和傅上，日三，永差。

**千金翼**：治裂齒痛：取死曲蟮末傅之，止。

**斗門方**：治小便不通：用蚯蚓杵，以冷水濾過，濃服半椀，立通，兼大解。熱疾不知人事，欲死者，服之立効。

**勝金方**：治耳聾立効：以乾地龍入鹽，貯在葱尾内，爲水點之。

**子母秘録**：小兒耳後月蝕瘡：燒蚯蚓屎，合猪脂傅之。

**譚氏小兒**：治蜘蛛咬，遍身瘡子：以葱一枝，去尖頭作孔，將蚯蚓入葱葉中，緊捏兩頭，勿洩氣，頻摇動，即化爲水，點咬處，差。

**孫真人**：小兒患聤耳，出膿水成瘡污方：以蚯蚓糞碾末傅之，兼吹耳中，立効。

**百一方**：治交接勞復，陰卵腫，或縮入腹，腹絞痛，或便絶：蚯蚓數條，絞取汁服之，良。　**又方**：治中蠱毒或吐下血若爛肝：取蚯蚓十四枚，以苦酒三升漬之，蚓死，但服其汁。已死者皆可活。

**衍義曰：**白頸蚯蚓自死者良，然亦應候而鳴。此物有毒。昔有病腹大，夜聞蚯蚓鳴於身，有人教用鹽水浸之，而愈。崇寧末年，隴州兵士暑月中在倅廳前，跣立廳下，爲蚯蚓所中，遂不救。後數日，又有人被其毒，博識者教以先飲鹽湯一盃，次以鹽湯浸足，乃愈。今入藥，當去土了，微炙。若治腎藏風下疰病，不可闕也，仍須鹽湯送。王荆公所謂"藁壤太牢俱有味，可能蚯蚓獨清廉"者也。

〔箋釋〕

《爾雅·釋蟲》"螼蚓，蜸蠶"，郭璞注："即䖤蟺也，江東呼寒蚓。"蚯蚓别名甚多，《本草綱目》記有螼螾、朐䏰、堅蠶、䖤蟺、曲蟺、土蟺、土龍、地龍子、寒螁、寒蚓、附蚓、歌女等，釋名項李時珍解釋説："蚓之行也，引而後申，其螻如丘，故名蚯蚓。《爾雅》謂之螼螾，巴人謂之朐䏰，皆方音之轉也。䖤蟺、曲蟺，象其狀也。東方虬賦云：乍逶迤而鱔曲，或宛轉而蛇行。任性行止，擊物便曲。是矣。術家言蚓可興雲，又知陰晴，故有土龍、龍子之名。其鳴長吟，故曰歌女。"蚯蚓是環節動物門寡毛綱動物的總稱，所謂"白頸蚯蚓"，陶弘景説"白頸是其老者爾"，應該是指巨蚓科環毛蚓屬性成熟個體出現的白色指環狀生殖環帶，一般以參環毛蚓 *Pheretima aspergillum* 爲常見。

《本草衍義》引王安石《舒州被召試不赴偶書》句，全詩云："戴盆難與望天兼，自怪虚名亦自嫌。藁壤太牢俱有味，可能蚯蚓獨清廉。"藁壤意指乾土，《孟子·滕文公》云："夫蚓上食藁壤，下飲黄泉。"

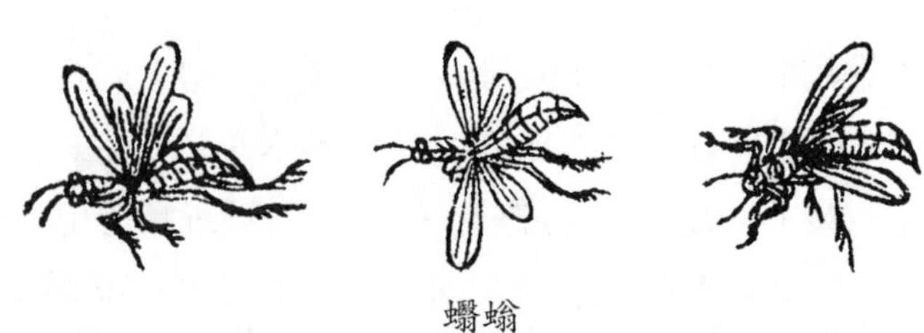

蠮螉

**蠮**音噎。**螉**烏紅切。　**味辛，平，**無毒。**主久聾，欬逆，毒氣，出刺，出汗，**療鼻窒。陟栗切。**其土房主癰腫，風頭。一名土蜂。生熊耳川谷及牂牁，或人屋間。**

**陶隱居**云：此類甚多，雖名土蜂，不就土中爲窟，謂摙力展切。土作房爾。今一種黑色，腰甚細，銜泥於人室及器物邊作房，如並竹管者是也。其生子如粟米大，置中，乃捕取草上青蜘蛛十餘枚滿中，仍塞口，以擬其子大爲糧也。其一種入蘆竹管中者，亦取草上青蟲，一名蜾蠃。詩人云"螟蛉有子，蜾蠃負之"，言細腰物無雌，皆取青蟲，教祝音呪。便變成己子，斯爲謬矣。造詩者乃可不詳，未審夫子何爲因其僻邪。聖人有闕，多皆類此。**唐本注**云：土蜂，土中爲窠，大如烏蜂，不傷人，非蠮螉，蠮螉不入土中爲窠。雖一名土蜂，非蠮螉也。**今按，**李含光《音義》云：呪變成子，近亦數有見者，非虛言也。**臣禹錫等謹按，蜀本**注云：按《爾雅》"果贏，蒲盧"，注云："即細腰蜂也，俗呼爲蠮螉。"《詩》云"螟蛉之子，蜾蠃負之"，注曰："螟蛉，桑蟲也。蜾蠃，蒲盧也。言蒲盧負持桑蟲，以成其子。"乃知蠮螉即蒲盧也，蒲盧即細腰蜂也。據此，不獨負持桑蟲，以佗蟲入穴，摙泥封之，數日則成蜂飛去。陶云是先生子如粟在穴，然捕佗蟲以爲之食。今人有候其封穴了，壞而看之，果見有卵如粟在死蟲之上，則如陶説矣。

而詩人以爲喻者，蓋知其大而不知其細也。陶又説此蜂黑色，腰甚細，能搥泥在屋壁間作房，如並竹管者是也。亦有入竹管中、器物間作穴者，但以泥封其穴口而已。圖經云：搥泥作窠，或雙或隻，得處便作，不拘土石竹木間，今所在皆有之。**日華子**云：蠮螉，有毒。治嘔逆：生研，罯竹木刺。入藥炒用。

**圖經曰**：蠮螉生熊耳川谷及牂牁，或人家屋間，今處處有之。黑色而腰細，雖一名土蜂，而不在土中作穴，但搥土於人家壁間或器物傍作房，如此①竹管者是。謹按，郭璞注《爾雅》"果蠃，蒲盧"云："即細腰蜂也，俗呼爲蠮螉。"又《詩·小雅》云"螟蛉有子，蜾蠃負之"，注："螟蛉，桑蟲也。蜾蠃，蒲盧也。言蒲盧取桑蟲之子，負持而去，嫗養之，以成其子。"又楊雄《法言》云："螟蛉之子殪，而逢果蠃祝之曰：類我類我。"注云："蜾蠃遇螟蛉而受化，久乃變成蜂爾。"據諸經傳，皆言此蜂取佗蟲而化爲己子。陶隱居乃謂生子如粟米大，在其房中，乃捕取草蟲以擬其子大爲糧耳。又有人壞其房而看之，果見有卵如粟在死蟲之上，皆如陶之説。又段成式云："書齋中多蠮螉，好作窠於書卷，或在筆管中，祝聲可聽。有時開卷視之，悉是小蜘蛛，大如蠅虎，旋以泥隔之，乃知不獨負桑蟲也。"數説不同，人或疑之。然物類變化，固不可度。蚱蟬生於轉丸，衣魚生於瓜子，龜生於蛇，蛤生於雀，白鶂之相視，負螽之相應，其類非一。若桑蟲、蜘蛛之變爲蜂，不爲異矣。如陶所説卵如粟者，未必非祝蟲而成之也。宋齊丘所謂"蠮螉之蟲，孕螟蛉之子，傳其情，交其精，混其氣，和其

① 此：底本作"比"，據劉甲本改。

神,隨物大小,俱得其真,蠢動無定情,萬物無定形”,斯言得之矣。

**【陳藏器云:**土蜂,蠮螉注蘇云“土蜂,土中爲窠,大如烏蜂”。按,土蜂赤黑色,燒末油和傅蜘蛛咬瘡,此物能食蜘蛛,亦取其相伏也。

**聖惠方:**治小兒霍亂吐瀉方:用蠮螉窠,微炙爲末,以乳汁調下一字,止。

**衍義曰:**蠮螉,諸家所論備矣,然終不敢捨《詩》之意。嘗析窠而視之,果有子,如半粟米大,其色白而微黄,所負蟲亦在其中,乃青菜蟲,却在子下,不與蟲相着。又非葉蟲及草上青蟲,應是諸蟲皆可也。陶隱居所説近之矣。人取此房研細,醋調,塗蜂蠆。

〔箋釋〕

《詩經·小雅》云:“螟蛉有子,蜾蠃負之。”《爾雅·釋蟲》“果蠃,蒲盧”,郭璞注:“即細腰蜂也,俗呼爲蠮螉。”《説文》云:“蜾,蜾蠃,蒲盧,細要土蜂也。天地之性,細要純雄無子。”既然蜾蠃純雄無子,遂傳説其以螟蛉之子爲子,“螟蛉子”一詞即由此而來。相關文獻甚多,如《法言·學行》云:“螟蛉之子殪,而逢蜾蠃,祝之曰:類我,類我。久則肖之矣。”鄭玄箋:“蒲盧取桑蟲之子,負持而去,煦嫗養之,以成其子。”陸璣《詩疏》也説:“(蜾蠃)取桑蟲,負之於木空中,或書簡筆筒中,七日而化爲其子。”

陶弘景不以此論爲然,本條特别加注釋云云,表示《詩經》之言“斯爲謬矣”。《蜀本草》與《本草衍義》都贊同陶説,並各有補充。按,此即蜾蠃科黄緣蜾蠃 *Anterhynchium flavomarginatum* 之類,多利用空竹管做巢,每巢産一卵,以絲懸於巢内側,並外出捕捉鱗翅目幼蟲等,經蜇刺麻醉後貯於巢室内,以供其幼蟲孵化後食用。

陶弘景以實際觀察顛覆經傳之謬誤,蘇頌也承認諸般事實"皆如陶之説",但仍然引《酉陽雜俎》的傳説,比附《化書》的意見,最終以"物類變化,固不可度",即不可知論的態度結束論辯。蘇頌這種思維方式很具有文化標本意義,可以作更深的討論。陶弘景的發現,絲毫没有動摇儒家經傳解釋體繫,原因也在於此。

**葛上亭長　味辛,微温,有毒。主蠱毒,鬼疰,破淋結,積聚,墮胎。七月取,暴乾。**

陶隱居云:葛花時取之,身黑而頭赤,喻如人著玄衣赤幘,故名亭長。此一蟲五變,爲療皆相似。二月、三月在芫花上,即呼芫青;四月、五月在王不留行上,即呼王不留行蟲;六月、七月在葛花上,即呼爲葛上亭長;八月在豆花上,即呼斑猫;九月、十月欲還地蟄,即呼爲地膽。此是僞地膽爾,爲療猶同其類。亭長,腹中有卵,白如米粒,主療諸淋結也。唐本注云:今檢本草及古今諸方,未見用王不留行蟲者,若爾,則四蟲專在一處。今地膽出豳音邠。州,芫青出寧州,亭長出雍州,斑猫所在皆有,四蟲出四處,其蟲可一歲周遊四州乎?且芫青、斑猫形段相似,亭長、地膽皃狀大殊。豳州地膽,三月至十月,草萊上採,非地中取。陶之所言,恐浪證之爾。臣禹錫等謹按,蜀本圖經云:五月、六月葛葉上採取之,形似芫青而蒼黑色。凡用斑猫、芫青、亭長之類,當以糯米同炒,看米色黄黑即出,去頭、足及翅脚,以亂髮裹,懸屋棟上一宿,然後入藥用。

**圖經:**文附芫青條下。

〔箋釋〕

本條陶注:"此一蟲五變,爲療皆相似。二月、三月在芫花上,即呼芫青;四月、五月在王不留行上,即呼王不留行蟲;六月、七月在葛花上,即呼爲葛上亭長;八月在豆花上,即呼斑蝥;九月、十月欲還地蟄,即呼爲地膽。此是僞地膽爾,爲療猶同其類。"此説固然不準確,但仍提示這幾種蟲類藥物之間存在某種關聯性,故對陶弘景之説,後世雖有不同意見,大體仍以爲然。除地膽外,斑蝥、芫青、葛上亭長皆是芫青科甲殼昆蟲,確有很多共同之處。

陶弘景説葛上亭長"身黑而頭赤,喻如人著玄衣赤幘,故名亭長"。亭長爲秦漢低於縣一級的行政建制長官,按照陶弘景的説法,身着玄色衣服,頭戴赤色巾幘,應該是亭長的標準打扮,這種昆蟲即因此得名。此即芫青科鋸角豆芫青 *Epicauta gorhami*,頭紅色,體黑色,喜食豆科植物。





**蜈蚣　味辛,温,有毒。主鬼疰,蠱毒,噉諸蛇,蟲魚毒,殺鬼物老精温瘧,去三蟲,療心腹寒熱結聚,墮胎,去惡血。生大吴川谷、江南。赤頭、足者良。**

陶隱居云:今赤足者多出京口,長山、高麗山、茅山亦甚有,於腐爛積草處得之，勿令傷，暴乾之。黄足者甚多，而不堪用，人多火炙令赤以當之，非真也。一名蝍蛆，莊周云"蝍蛆甘帶"，《淮南子》云"騰蛇游霧，而殆於蝍蛆"。其性能制蛇，忽見大蛇，便緣而噉其腦。蜈蚣亦嚙人，以桑汁、白鹽塗之即愈。**唐本注**云：山東人呼蜘蛛一名蝍蛆，亦能制蛇，而蜘蛛條無制蛇語。莊周云"蝍蛆甘帶"，淮南云"騰蛇殆於蝍蛆"，並言蜈蚣矣。**臣禹錫等謹按，蜀本**圖經云：生山南谷土石間，人家屋壁中亦有。形似馬陸，扁身長黑，頭、足赤者良。今出安、襄、鄧、隨、唐等州。七月、八月採。**日華子**云：蜈蚣，治癥癖，邪魅，蛇毒，入藥炙用。

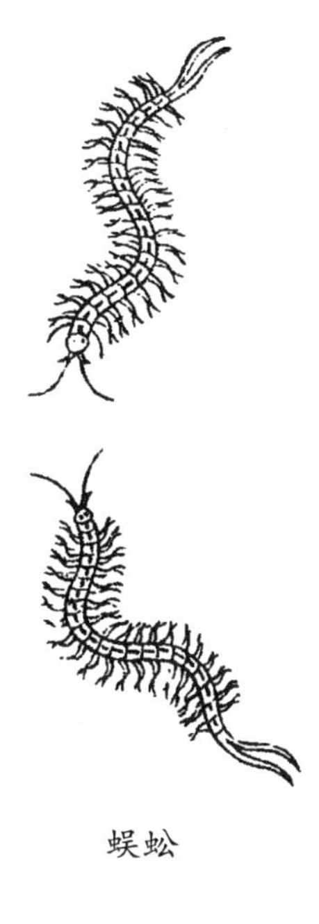
蜈蚣

**圖經曰**：蜈蚣生吴中川谷及江南，今江浙、山南、唐、鄧間皆有之。多在土石及人家屋壁間。以頭、足赤者爲勝。七八月取之，黄足者最多，人以火炙令赤以當之，不堪用也。其性能制蛇，忽見大蛇，便緣而噉其腦。陶隱居及蘇恭皆以爲《莊子》稱"蝍蛆甘帶"，《淮南子》云"騰蛇殆於蝍蛆"，並言蝍蛆是此蜈蚣也。而郭璞注《爾雅》"蒺蔾，蝍蛆"云："似蝗而大腹，長角。"乃又似别種。下有馬陸條，亦與蜈蚣相類，長三四寸，斑色，其死側卧，狀如刀環，故一名刀環蟲。書傳云"百足之蟲，至死不殭"。此蟲足多，寸寸斷之，亦便寸行是也。胡洽治尸疰惡氣諸方，皆用蜈蚣。今醫治初生兒口噤不開，不收乳者：用赤足蜈蚣去足，炙,末,以猪乳二合調半錢,分三四服,温灌之。

【**雷公云**:凡使,勿用千足蟲,真似,只是頭上有白肉面并觜尖。若誤用,并把著腥臭氣入頂,致死。夫使蜈蚣,先以蜈蚣、木末,不然用柳蚛末,於土器中炒,令木末焦黑後,去木末了,用竹刀刮去足、甲了,用。

**千金方**:大治射工水弩毒:以蜈蚣大者一枚,炙爲末,和苦酒傅之。亦治口噤。

**子母祕録**:治小兒撮口病,但看舌上有瘡如粟米大是也:以蜈蚣汁,刮破指甲,研,傅兩頭肉,差。如無生者,乾者亦得。

**抱朴子**云:末蜈蚣以治蛇瘡。

**衍義曰**:蜈蚣背光黑緑色,足赤,腹下黄。有中其毒者,以烏雞屎水稠調,塗咬處,効。大蒜塗之,亦効。復能治丹毒瘤:蜈蚣一條乾者,白礬皂子大,雷丸一箇,百步[①]二錢,秤,同爲末,醋調塗之。又畏蛞蝓,不敢過所行之路,觸其身則蜈蚣死,人故取以治蜈蚣毒。桑汁、白鹽亦効。

〔箋釋〕

《爾雅·釋蟲》"蒺蔾,蝍蛆",郭璞注:"似蝗而大腹,長角,能食蛇腦。"《莊子·齊物論》"蝍蛆甘帶",司馬彪注:"帶,小蛇也,蝍蛆喜食其眼。"《廣雅·釋蟲》云:"蝍蛆,吴公也。"後世皆以蝍蛆爲蜈蚣的别名,文獻亦不斷複製蜈蚣食蛇的記載。本草家的意見皆見於正文,不煩引。

蜈蚣或許可以食蛇,但《爾雅》所稱的"蝍蛆",按照郭

① 步:疑是"部",即百部。

璞的描述，則不太像是蜈蚣，《本草圖經》對此已有所懷疑："陶隱居及蘇恭皆以爲《莊子》稱蝍蛆甘帶，《淮南子》云騰蛇殆於蝍蛆，並言蝍蛆是此蜈蚣也。而郭注《爾雅》'蒺藜，蝍蛆'云：似蝗而大腹長角。乃又似别種。"郝懿行《爾雅義疏》總結説："蜈蚣似蚰蜒而長大，尾末有岐。郭云似蝗而大腹長角，則必非蜈蚣矣。高誘《淮南注》以蝍蛆爲蟋蟀，但蟋蟀似蝗而小，亦非大腹。《唐本草》注：山東人呼蜘蛛一名蝍蛆，亦能制蛇。但蜘蛛雖大腹，而無長角，又不似蝗。此二物亦未聞能食蛇也。《初學記》十九引蔡邕《短人賦》云：蟄地蝗兮蘆蝍蛆。以蝍蛆與蝗爲類，又以譬況短人，决非蜈蚣之比。今有一種蚱蜢蟲，大腹長角，色紫緑而形麤短，俚人呼之山草驢，亦名蛆蛆，與蝍蛆聲近。蔡賦、郭注疑俱指此物。而食蛇之説，又所未聞。《淮南·説林篇》注：蝍蛆，蟋蟀，《爾雅》謂之蜻蛚，大腹也。上蛇，蛇不敢動，故曰殆於蝍蛆。然則蝍蛆似蜻蛚而大腹。高注所説與郭義正合，但未識是今何物耳。姑存之，以俟知者。"

按，蘇頌、郝懿行的意見應該是正確的。這種"蝍蛆"可能是螳螂目的昆蟲，不僅形狀上符合郭璞等的描述，其體内可以寄生鐵線蟲，細長，長度可達 30 釐米，因此俗稱"鐵線蛇"。當鐵線蛇發育成熟以後，會驅使螳螂尋找水源，在水中淹死，鐵線蟲則在水中産卵。如果螳螂没有及時找到水池之類，鐵線蟲也會破腹而出，乾死在陸地上，於是給人留下"螳螂食蛇"的印象，此即《莊子》所説"蝍蛆甘帶"。

排除蝍蛆的干擾，蜈蚣爲蜈蚣科蜈蚣屬的節肢動物毫無疑問。《名醫别録》説"生大吴川谷、江南。赤頭、足者良",此即少棘蜈蚣 *Scoropendra subspinipes*。其頭板和第一背板呈金紅色,與墨緑色或黑色的其餘背板顯著不同,步足爲黄色,但最末步足多呈赤褐色,故云"赤頭、赤足"。

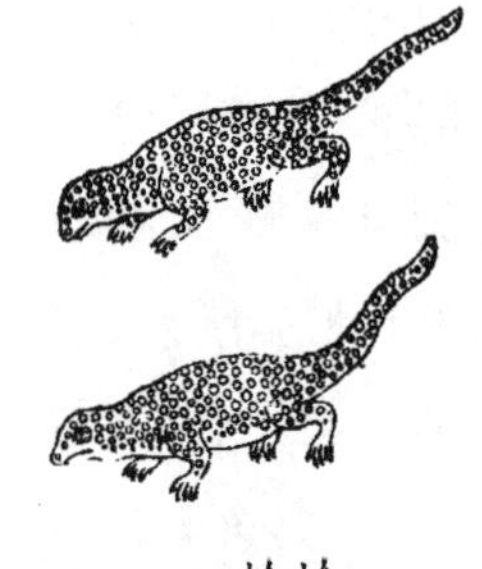
蛤蚧

**蛤蚧　味鹹,平,有小毒。主久肺勞傳尸,殺鬼物邪氣,療欬嗽,下淋瀝,通水道。生嶺南山谷及城牆或大樹間。身長四五寸,尾與身等。形如大守宫,一雄一雌,常自呼其名,曰蛤蚧。最護惜其尾,或見人欲取之,多自嚙斷其尾,人即不取之。凡採之者,須存其尾,則用之力全故也。《方言》曰:桂林之中,守宫能鳴者,謂蛤蚧。蓋相似也。**今附。

臣禹錫等謹按,《嶺表録異》云:蛤蚧,首如蝦蟆,背有細鱗如蠶子,土黄色,身短尾長。多巢於榕樹中。端州子牆内,有巢於廳署城樓間者。旦暮則鳴,自呼蛤蚧。或云鳴一聲是一年者。俚人採之,鬻於市爲藥,能治肺疾。醫人云藥力在尾,尾不具者無功。日華子云:無毒。治肺氣,止嗽,并通月經,下石淋及治血。又名蛤蟹。合藥去頭、足,洗去鱗鬣内不净,以酥炙用,良。

**圖經曰**:蛤蚧生嶺南山谷及城牆或大木間,今嶺外亦有之。首若蝦蟇,背有細鱗如蠶子,色黄如土,長四五寸,尾與身等,蓋守宫、蝘蜓之類也。故揚雄《方言》云"桂林之中,守宫能鳴者，俗謂之蛤蚧”，言其鳴自呼其名也。藥力全在尾，人捕之，則自囓斷其尾，因得釋去。巢穴多依榕木，亦有在古屋城樓間者。人欲得其首尾完者，乃以長柄兩股鐵叉，如粘黐竿狀，伺於榕木間，以叉刺之，皆一股中腦，一股著尾，故不能噛也。行常一雄一雌相隨，入藥亦須兩用之。或云陽人用雌，陰人用雄。

【**海藥云**：謹按，《廣州記》云：生廣南水中，有雌雄，狀若小鼠，夜即居於榕樹上，投一獲二。《嶺外録》云：首如蝦蟆，背有細鱗，身短尾長。旦暮自鳴蛤蚧。俚人採之，割腹，以竹開張，曝乾，鬻於市。力在尾，尾不全者無効。彼人用療折傷。近日西路亦出，其狀雖小，滋力一般，無毒。主肺痿上氣，咯血，咳嗽，並宜丸散中使。凡用，炙令黄熟，熟擣，口含少許奔走，令人不喘者，是其真也。

**雷公云**：凡使，須認雄雌。若雄爲蛤，皮麤口大，身小尾麤；雌爲蚧，口尖，身大尾小。男服雌，女服雄。凡修事服之，去甲上、尾上并腹上肉毛，毒在眼。如斯修事了，用酒浸，才乾，用紙兩重，於火上緩隔焙紙炙，待兩重紙乾燋透後，去紙，取蛤蚧於甆器中盛，於東舍角畔懸一宿，取用，力可十倍。勿傷尾，効在尾也。

**衍義曰**：蛤蚧補肺虚勞嗽有功。治久嗽不愈，肺間積虚熱，久則成瘡，故嗽出膿血，曉夕不止，喉中氣塞，胸鬲噎痛：蛤蚧、阿膠、生犀角、鹿角膠、羚羊角一兩，除膠外，皆爲屑。次入膠，分四服。每服用河水三升，於銀石器中，慢火煑至半升，濾去滓，臨卧微温細細呷，其滓候服盡再搥，都作一服，以水三升，煎至半升，如前服。若病人久虚不喜水，當遞減水。張刑部子皋病極,田樞密況送此方,遂愈。

〔箋釋〕

《北户録》云:"蛤蚧首如蟾蜍,背緑色,上有黄斑點,若古錦文,長尺餘,尾絶短,其族則守宫、蜥蜴、蜓蝘。多居古木竅間,自呼其名,聲絶大。又有十二時,亦其類也。身大一尺,尾長於身。傳云:自旦至暮,變十二般色,傷人必死。愚嘗獲一枚,閉於籠中玩之,止見變黄褐赤黑四色。"按,蛤蚧爲壁虎科大壁虎 *Gekko gecko*,並没有變色的特點,崔公户所言,乃是避役科避役,俗稱變色龍者。



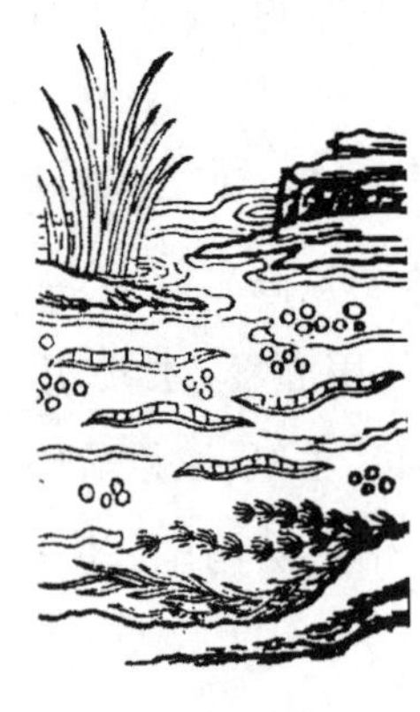

蔡州水蛭

**水蛭**音質。 **味鹹、苦,平、微寒,有毒。主逐惡血,瘀血,月閉,破血瘕,積聚,無子,利水道,又墮胎。一名蚑,一名至掌。生雷澤池澤。五月、六月採,暴乾。**

陶隱居云:蚑,音蜞。今復有數種,此用馬蜞,得嚙人腹中有血者,仍乾爲佳。山蚑及諸小者皆不用。楚王食寒葅,所得而吞之,果能去結積,雖曰陰祐,亦是物性兼然。唐本注云:此物有草蛭、水蛭。大者長尺,名馬蛭,一名馬蜞,並能咂牛、馬、人血。今俗多取水中小者,用之大効,不必要須食人血滿腹者。其草蛭,在深山草上,人行即傅著脛股,不覺,遂於肉中産育,亦大爲害,山人自有療法也。臣禹錫等謹按,蜀

**本**云：採得之，當用篁竹筒盛，待乾，又米泔浸一宿後，暴乾，以冬猪脂煎令焦黄，然後用之。勿誤採石蛭、泥蛭用。石、泥二蛭，頭尖，腰麤，色赤，不入藥，誤食之，則令人眼中如生煙，漸致枯損。今用水中小者耳。**陳藏器**云：水蛭，本功外，人患赤白遊瘮及癰腫毒腫，取十餘枚，令啗一作嗜。病處，取皮皺肉白，無不差也。冬月無蛭蟲，地中掘取，暖水中養之令動。先洗去人皮鹹，以竹筒盛蛭綴之，須臾便咬，血滿自脱，更用飢者。崔知悌令兩京無處預養之，以防緩急①。收乾蛭，當展其身令長，腹中有子者去之。此物難死，雖加火炙，亦如魚子，煙熏三年，得水猶活，以爲楚王之病也。**藥性論**云：水蛭，使。主破女子月候不通，欲成血勞癥塊。能治血積聚。**日華子**云：畏石灰。破癥結。然極難修製，須細剉後，用微火炒，令色黄乃熟，不爾，入腹生子爲害。

**圖經曰**：水蛭生雷澤池澤，今近處河池中多有之。一名蜞。此有數種：生水中者名水蛭，亦名馬蟥；生山中者名石蛭；生草中者名草蛭；生泥中者名泥蛭。並皆著人及牛、馬股脛間，囓咂其血，甚者入肉中産育，爲害亦大。水蛭有長尺者，用之當以小者爲佳。六月採，暴乾。一云採得當以篁竹筒盛之，待乾，又用米泔浸經宿，然後出之，暴已，又用冬月猪脂煎令黄，乃堪用。乾蛭，當展令長，腹中有子者去之。古法有用水蛭啗瘡者，緩急所須，亦不可得，崔知悌令預收養之以備用。此物極難死，加火炙經年，得水猶可活也。石蛭等並頭尖腹麁，不堪入藥，誤用之，則令人目中生煙不已，漸致枯損，不可不辨也。

① 崔知悌令兩京無處預養之以防緩急：《本草圖經》引作"崔知悌令預收養之以備用"，意思較爲清楚。

【**經驗方**：治折傷：用水蛭新瓦上焙乾，爲細末，熱酒調下一錢。食頃痛，可更一服；痛止，便將折骨藥封，以物夾定，直候至較。

**初虞世**：治從高墜下及打擊内傷神效：麝香、水蛭各一兩，剉碎，炒令煙出，二件研爲末，酒調一錢，當下畜血。未止再服，其效如神。

**衍義曰**：水蛭，陳藏器、日華子所説備矣。大者京師又謂之馬鼈，腹黄者謂之馬黄。畏鹽，然治傷折有功。經與注皆不言脩製，宜子細不可忽也。今人用者皆炒。



〔箋釋〕

《爾雅·釋魚》"蛭，蟣"，郭璞注："今江東呼水中蛭蟲入人肉者爲蟣。"《名醫别録》"一名蚑"，《説文》"蚑，行也"，《文選·琴賦》"感天地以致和，況蚑行之衆類"，李善注："凡生之類，行皆曰蚑。"按照陶弘景所説："此用馬蜞，得嚙人，腹中有血者，仍乾爲佳。"水蛭爲水蛭科多種動物，常見者爲醫蛭屬日本醫蛭 *Hirudo nipponia* 和金線蛭屬寬體金線蛭 *Whitmania pigra* 之類。金線蛭顎小，無齒或通常二列鈍齒，不能割破宿主皮膚，不吸血，以螺類及其他無脊椎動物爲食，與本草所説吸血者不符。水蛭當以醫蛭爲藥用正品。



陶弘景所説楚王吞蛭事，《資治通鑑》"昔楚莊吞蛭而愈疾"句胡注引賈誼《新書》云："楚王食寒葅而得蛭，因遂吞之，腹有疾而不能食。令尹入問疾。曰：我食葅而得蛭，不行其罪，是志廢而威不立也；譴而誅之，恐監食者皆死，遂吞之。令尹曰:無道無親,唯德是輔。王有仁德,疾不爲傷。王疾果愈。"陶説水蛭"果能去結積,雖曰陰祐,亦是物性兼然",《經典釋文》亦用其説:"楚王食寒菹吞蛭,能去結積。"周曇《詠史詩》有云:"芹中遇蛭强爲吞,不欲緣微有害人。何事免成心腹疾,皇天惟德是相親。"

**斑猫　味辛,寒,有毒。主寒熱,鬼疰,蠱毒,鼠瘻,疥癬,惡瘡,疽蝕,死肌,破石癃,血積,傷人肌,墮胎。一名龍尾。生河東川谷。八月取,陰乾。**馬刀爲之使,畏巴豆、丹参、空青,惡膚青。

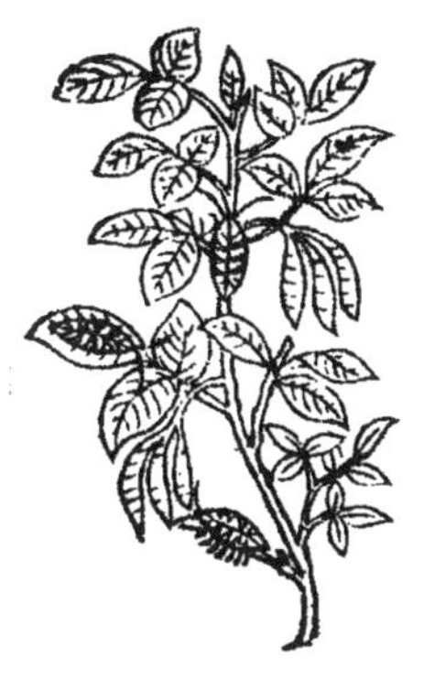
斑猫

陶隱居云:豆花時取之,甲上黄黑斑色如巴豆大者是也。臣禹錫等謹按,蜀本圖經云:七月、八月大豆葉上甲蟲,長五六分,黄斑文烏腹者,今所在有之。吴氏云:斑猫,一名斑蚝,音刺。一名龍蚝,一名斑菌,一名腃髮,一名盤蝥,一名晏青。神農:辛;岐伯:鹹;桐君:有毒;扁鵲:甘,有大毒。生河内川谷或生水石。藥性論云:斑猫,使,一名龍苗,有大毒。能治瘰癧,通利水道。日華子云:惡豆花。療淋疾,傅惡瘡,瘻爛。入藥除翼、足,熟炒用。生即吐瀉人。

**圖經曰**:斑猫生河東川谷,今處處有之。七月、八月大豆盛時,此蟲多在葉上,長五六分,甲上黄黑斑文,烏腹尖喙,如巴豆大,就葉上採之,陰乾。古方書多有用此,其字或作斑蝥,亦作斑蚝。入藥不可令生,生即吐瀉人。

【**外臺秘要**：救急治丁腫方：斑猫一枚捻破，以針劃瘡上，作米字封之，即根乃出。　**又方**：治乾癬積年生痂，搔之黄水出，每逢陰雨即癢：用斑猫半兩，微炒爲末，蜜調傅之。

**經驗方**：大治大人、小兒瘰癧内消方：斑猫一兩，去翅、足，用粟米一升，同斑猫炒，令米燋黄，去米不用，細研，入乾薄荷末四兩同研，令匀，以烏雞子清丸如菉豆大，空心臘茶下一丸，加至五丸，却每日減一也，減至一丸後，每日服五丸。

**肘後方**：治沙虱毒：斑猫二枚，一枚末服之，一枚燒，令煙絶，研末，以傅瘡中，立差。

**廣利方**：治瘰癧經久不差：斑猫一枚，去翅、足，微炙，以漿水一盞，空腹吞之，用蜜水下，重者不過七枚差。　**又方**：姙娠或已不活，欲下胎：燒斑猫末，服一枚，即下。

**衍義曰**：斑猫須糯米中炒米黄爲度，姙身人不可服，爲能潰人肉。治淋藥多用，極苦，人尤宜斟酌。下條芫青，其用與此不相遠，故附于此。

〔箋釋〕

斑猫，今正寫作"斑蝥"，《本草綱目》釋名項李時珍説："斑言其色，蝥刺言其毒，如矛刺也。亦作盤蝥，俗訛爲斑猫，又訛斑蚝爲斑尾也。"陶弘景説："豆花時取之，甲上黄黑斑色如巴豆大者是也。"此即大斑芫青 *Mylabris phalerata*、眼斑芫青 *Mylabris cichorii* 等，其鞘翅上有黄色横帶，翅合攏即顯出"背上一畫黄一畫黑"的樣子，喜歡咬食豆類的葉片和花朵，應該就是斑蝥的正品來源。

**田中螺汁**　**大寒。主目熱赤痛，止渴。**

陶隱居云：生水田中及湖瀆岸側，形圓大如梨、橘者，人亦煑食之。煑汁，亦療熱，醒酒，止渴。患眼痛，取真珠并黄連内其中，良久汁出，取以注目中，多差。唐本注云：《别録》云：殼，療尸疰，心腹痛，又主失精。水漬飲汁，止瀉[①]。今按，陳藏器本草云：田中螺，煑食之，利大小便，去腹中結熱，目下黄，脚氣衝上，小腹急硬，小便赤澀，脚手浮腫。生浸取汁飲之，止消渴。碎其肉，傅熱瘡。爛殼燒爲灰末服，主反胃。臣禹錫等謹按，蜀本圖經云：生水田中，大如桃李，狀類蝸牛而尖長，青黄色，夏秋採之。藥性論云：田螺汁，亦可單用，主治肝熱，目赤腫痛：取大者七枚，洗净，新汲水養去穢泥，重换水一升浸洗，仍旋取於乾净器中，著少鹽花於口上，承取自出者，用點目。逐箇如此用了，却放之。日華子云：田螺，冷，無毒。治手足腫及熱瘡：生研汁傅之。

【**陳藏器云**：在水田中，圓大者是。小小泥有稜名蛴螺，亦止渴，不能下水。食之當先米泔浸去泥。此物至難死，有誤泥在壁中，三十年猶活。能伏氣飲露，唯生穿散而出即死。爛殼燒爲灰末服，主反胃，胃冷，去卒心痛。

**食療云**：大寒。汁飲療熱，醒酒，壓丹石。不可常食。

**聖惠方**：治連月飲酒咽喉爛，舌上生瘡：水中螺蚌肉、葱、豉、椒、薑煑，飲汁三兩盞，差。

**食醫心鏡**：主消渴，飲水日夜不止，口乾，小便數：田中螺

---

① 瀉：劉甲本作"渴"，據後文《開寶本草》引陳藏器也説"生浸取汁飲之，止消渴"，似當以"渴"爲正。

五升，水一斗，浸經宿，渴即飲之。每日一度，易水換生螺爲妙。**又方**云：以水三升煮取汁，渴即飲之，螺即任喫。

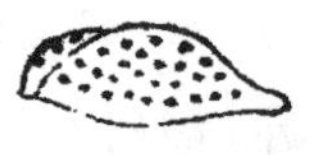
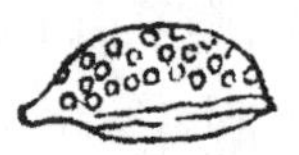
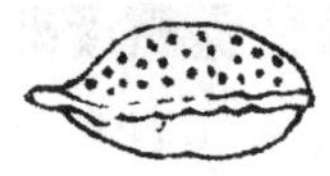
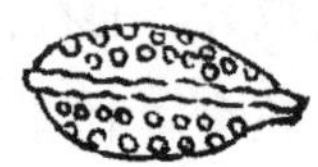
貝子

**貝子　味鹹，平，有毒。主目瞖，鬼疰，蠱毒，腹痛下血，五癃，利水道，除寒熱温疰，解肌，散結熱。燒用之良。一名貝齒。生東海池澤。**

陶隱居云：此是今小小貝子，人以飾軍容服物者，乃出南海。燒作細屑末，以吹眼中，療瞖良。又真馬珂擣末，亦療盲瞖。臣禹錫等謹按，蜀本圖經云：蝸類也，形若魚，齒潔者良。藥性論云：貝子，使。能破五淋，利小便，治傷寒狂熱。日華子云：貝齒，凉。治瞖障并鬼毒，鬼氣，下血。又名白貝。

**圖經曰**：貝子生東海池澤，今南海亦有之。貝類之最小者，又若蝸狀。而《交州記》曰：大貝出日南，如酒杯。小貝，貝齒也，善治毒，俱有紫色是也。潔白如魚齒，故一名貝齒。古人用以飾軍容服物，今稀用，但穿之與小兒戲。髻頭家以飾鑑帶，畫家亦或使砑物。採無時。珂亦似此而大，黄黑色，其骨白，可以飾馬。

**【海藥云**：雲南極多，用爲錢貨易。主水氣浮腫及孩子疳蝕，吐乳。並燒過入藥中用。

**雷公云**：凡使，勿用花蟲殼，其二味相似，只是用之無効。

凡使,先用苦酒與蜜相對秤,二味相和了,將貝齒於酒、蜜中蒸,取出,却於清酒中淘令净,研用。

**聖惠方**:治射罔在諸肉中有毒及漏脯毒:用貝子末,水調半錢服,効。或食麵臛毒,亦同用。

**千金方**:點小兒黑花眼瞖,澁痛:用貝齒一兩燒作灰,研如麵,入少龍腦,點之妙。　**又方**:去目瞖:貝子十枚,燒灰細篩,取一胡豆大,著瞖上,卧如炊一石米久乃滅。瘜肉者加真珠與貝子等分。

**孫真人**:治食物中毒:取貝子一枚,含,自吐。

**衍義曰**:貝子,今謂之貝齒,亦如紫貝,但長寸餘,故曰貝子。色微白,有深紫黑者,治目中翳,燒用。北人用之,氊帽上爲飾及綴衣,或作蹀躞下垂。

〔箋釋〕

《説文》云:"貝,海介蟲也。居陸名猋,在水名蜬。象形。"段玉裁注:"象其背穹窿而腹下岐。"其"猋",據《爾雅·釋魚》,亦寫作"贆"。貝子一名貝齒,《本草綱目》釋名項説:"貝字象形,其中二點,象其齒刻;其下二點,象其垂尾。古者貨貝而寶龜,用爲交易,以二爲朋。"由此知貝子、貝齒當爲寶貝科貨貝 *Monetaria moneta* 之類。

石蠶　味鹹,寒,有毒。主五癃,破石淋,墮胎。肉　解結氣,利水道,除熱。一名沙蝨。生江漢池澤。

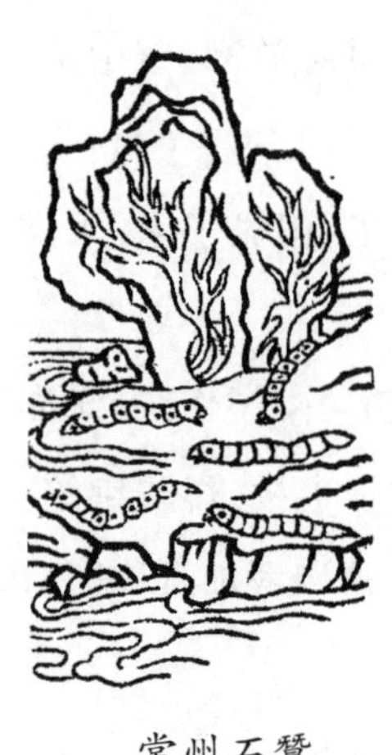

常州石蠶

**陶隱居**云：李云"江左無識此者，謂爲草根，其實類蟲，形如老蠶，生附石，傖助庚切。人得而食之，味鹹而微辛"。李之所言有理，但江漢非傖地爾。大都應是生氣物，猶如海中蠣蛤輩，附石生，不動，亦皆活物也。今俗用草根黑色多角節，亦似蠶，恐未是實。方家不用沙蝨，自是東間水中細蟲，人入水浴，著人略不可見，痛如針刺，挑亦得之。今此名或同爾，非其所稱也。**唐本注**云：石蠶，形似蠶，細小，有角節，青黑色。生江漢側石穴中，岐隴間亦有，北人不多用，採者遂絶爾。今隴州採送之。**臣禹錫等謹按，蜀本**注：李云"江左無識此者，謂是草根，生附石間，其實如老蠶"，如此則合在草部矣，今既在蟲部，又一名沙蝨，則是沙石間所生者一種蟲也。陶云"猶如蠣蛤輩，附石而生"，近之矣。蘇亦未識，而云"似蠶有節，青黑，生江漢石穴中"，此則半似説蟲半似草，更云"不採遂絶"，妄亦甚也。按，此蟲所在水石間有之，取以爲鈎餌者是也。今馬湖石門出此最多，彼人好噉之，云鹹、微辛。李、蘇二説，殆不足憑也。

**圖經曰**：石蠶生江漢池澤。舊注或以爲草根，生石上，似蠶者；或以爲生氣物，猶如海中蠣蛤輩。又，本經云"一名沙蝨"，沙蝨自是水中細蟲，都無定論。《蜀本草》注云"此蟲所在水石間有之，人取以爲鈎餌。馬湖石門出取最多，彼人亦好噉之，云味鹹、小辛"。今此類川、廣中多有之。草根之似蠶者，亦名石蠶，出福州及信州山石上，四時常有，其苗青，亦有節，三月採根，焙乾。主走注風，散血，止痛。其節亦堪單用，擣篩取末，酒温服之。

**衍義曰**：石蠶謂之爲草則繆矣。經言"肉解結氣"，注中更辯不定此物在處。有附生水中石上，作絲蠒如釵股，長寸許，以蔽其身，色如泥，蠶在其中，此所以謂之石蠶也。今方家用者絶稀。此亦水中蟲耳，山河中多。

**雀甕**　味甘，平，無毒。主小兒驚癇，寒熱，結氣，蠱毒，鬼疰。一名躁舍。**生漢中。採蒸之。生樹枝間，蛅**音髯。**蟖**音斯。**房也。八月取。**

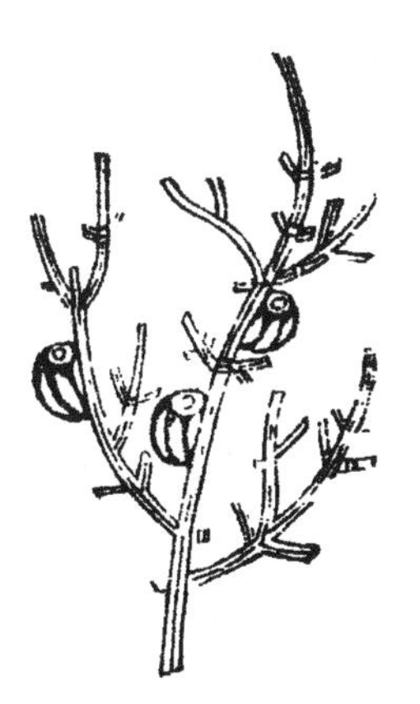

雀甕

**陶隱居**云：蛅蟖，蚝七吏切。蟲也。此蟲多在石榴樹上，俗爲蚝蟲，其背毛亦螫人。生卵形如雞子，大如巴豆，今方家亦不用此。蚝，一作蛓七吏切爾。**唐本注**云：此物紫白間斑，狀似硨磲文可愛，大者如雀卵，在樹間，似螵蛸蟲也。**臣禹錫等謹按，蜀本**注云：雀好食之，俗謂之雀兒飯瓮。**陳藏器**云：雀癰，本功外，主小兒撮口病，先剺①小兒口傍，令見血，以癰碎取汁塗之，亦生擣鼠婦并雀癰汁塗。小兒多患此病，漸漸以撮不得飲乳者是。凡産育時，開諸物口不令閉，相厭之也。打破絞取汁，與平常小兒飲之，令無疾。

① 剺（lí）：以刀劃開。

本經云“蛅蟖房”,蘇云“蚝蟲卵也”。且蚝蟲身扁,背上有刺,大小如蠶,安有卵如雀卵哉?蘇爲深誤耳。雀癰一名雀甕,爲其形似甕而名之,癰、甕聲近耳。其蟲好在果樹上,背有五色襇毛,刺人有毒。欲老者,口中吐白汁,凝聚漸硬,正如雀卵,子在其中作蛹,以甕爲繭,羽化而出。作蛾放子如蠶子於葉間,豈有蚝蟲卵如雀卵大也?**日華子**云:蛓,毛蟲窠,有毒。

**圖經曰**:雀甕,蛅蟖房也。生漢中木枝上,今處處有之。蛅蟖,蚝七吏切。蟲也,亦曰蛓。與蚝同。毛蟲好在石榴木上,似蠶而短,背上有五色斑,刺螫人有毒。欲老者口吐白汁,凝聚漸堅硬,正如雀卵,故名之。一名雀癰,癰、甕聲近耳。其子在甕中作蛹,如蠶之在繭也。久而作蛾出,枝間葉上放子如蠶子,復爲蟲。舊注以甕爲蟲卵,非也。一曰雀好食其甕中子,故俗間呼爲雀兒飯甕。又名棘剛子,又名天漿子。八月採,蒸之。今醫家治小兒慢驚方:以天漿子有蟲者,白殭蠶、乾蠍三物微炒,各三枚,擣篩爲末,煎麻黄湯,調服一字,日三,隨兒大小加減之,大有効。

**衍義曰**:雀瓮多在棘枝上,故又名棘剛子。研其間,蟲出,嚾小兒,治驚癇。

〔**箋釋**〕

《爾雅·釋蟲》“螺,蛅蟴”,郭璞注:“蛓屬也。今青州人呼蛓爲蛅蟴。”《説文》:“蛓,毛蟲也。”按,《本草圖經》説:“蛅蟴,蚝蟲也,亦曰蛓。毛蟲好在石榴木上,似蠶而短,背上有五色斑,刺螫人有毒。欲老者口吐白汁,凝聚漸堅硬,正如雀卵,故名之。”蛅蟴爲刺蛾科黄刺蛾 *Cnidocam-*

*pa flavescens* 的幼蟲，有枝刺，刺上有黑色刺毛，體背有紫褐色大斑紋，前後寬大，體側中部有兩條藍色縱紋；雀甕即其繭，橢圓形，質堅硬，黑褐色，有灰白色不規則縱條紋，頗似雀卵，若蓖麻子大，有斑紋。

**白花蛇　味甘、鹹，温，有毒。主中風，濕痺不仁，筋脉拘急，口面喎斜，半身不遂，骨節疼痛，大風疥癩及暴風瘙癢，脚弱不能久立。一名褰鼻蛇。白花者良。生南地及蜀郡諸山中。九月、十月採捕之，火乾。**今附。

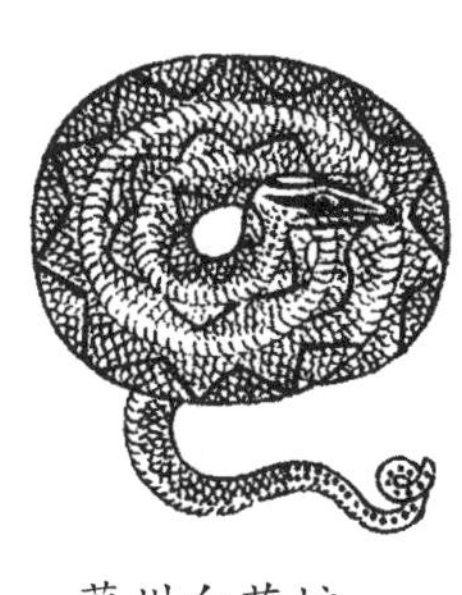
蘄州白花蛇

**臣禹錫等謹按，藥性論**云：白花蛇，君。主治肺風鼻塞，身生白癜風，癧瘍斑點及浮風癮瘮。

**圖經曰**：白花蛇生南地及蜀郡諸山中，今黔中及蘄州、鄧州皆有之。其文作方勝白花，喜螫人足，黔人有被螫者，立斷之。補養既愈，或作木脚續之，亦不妨行。九月、十月採捕之，火乾。治風速於諸蛇。然有大毒，頭、尾各一尺尤甚，不可用，只用中斷。乾者以酒浸，去皮骨，炙過收之，不復蛀壞。其骨須遠棄之，不然刺傷人，與生者殆同。此蛇入人室屋中，忽作爛瓜氣者，便不可嚮，須速辟除之。黔人有治疥癩遍體，諸藥不能及者：生取此蛇中劑，火燒一大塼，令通紅，沃醋，令熱氣蒸，便置蛇於上，以盆覆宿昔，如此三過，去骨取肉，芼以五味，令過熟，與病者頓噉之。瞑眩一晝夕乃醒，瘡疕隨皮便退，其人便愈。用乾蛇，亦以眼不陷爲真。

**【雷公云**：凡使，即云治風。元何治風？緣虵性竄，即令引藥至於有風疾處，因定號之爲使。凡一切虵，須認取雄雌及州土。有蘄州烏蛇，只重三分至一兩者，妙也。頭尾全、眼不合如活者，頭上有逆毛，二寸一路，可長半分已來，頭尾相對，使之入藥。彼處若得此樣虵，多留供進，重二兩三分者，不居别處也。《乾寧記》云：此虵不食生命，只吸蘆花氣并南風，并居蘆枝上，最難採，又不傷害人也。又有重十兩至一鎰者，其虵身烏光，頭圓尾尖邐，眼目赤光，用之中也。虵腹下有白腸帶子一條，可長一寸已來，即是雄也。採得，去之頭兼皮、鱗、帶子了，二寸許剉之，以苦酒浸之一宿，至明漉出，向柳木炭火焙之令乾，却以酥炙之，酥盡爲度。炙乾後，於屋下巳地上掘一坑，可深一尺已來，安蛇於中一宿，至明再炙令乾，任用。凡修事，一切蛇，並去膽并上皮了，乾濕須酒煑過用之。

**孫真人**云：四月勿食蛇肉，害人。

**太平廣記**：趙延禧云：遭惡蛇所螫處，貼蛇皮，便於其上炙之，引去毒氣，即止。

**衍義曰**：白花蛇，諸蛇鼻向下，獨此蛇鼻向上，背有方勝花紋，以此得名。用之，去頭、尾，换酒浸三日，棄酒不用，火炙，仍盡去皮、骨。此物毒甚，不可不防也。

〔**箋釋**〕

白花蛇載於《開寶本草》，言其“一名褰鼻蛇，白花者良，生南地及蜀郡諸山中”。元稹《蟲豸詩》總序云：“蛇之毒百,而鼻褰者尤之。"《巴蛇三首》序亦云:"巴之蛇百類,其大,蟒;其毒,褰鼻。蟒,人常不見,褰鼻常遭之。毒人則毛髮皆豎起,飲溪澗而泥沙盡沸。"其詩之一云:"巴蛇千種毒,其最鼻褰蛇。掉舌翻紅焰,盤身蹙白花。噴人豎毛髮,飲浪沸泥沙。欲學叔敖瘞,其如多似麻。"所謂"褰鼻",《本草衍義》解釋説:"白花蛇,諸蛇鼻向下,獨此蛇鼻向上,背有方勝花紋,以此得名。"

白花蛇以蘄州産者爲著名,稱"蘄蛇"。蘄州是李時珍的家鄉,故《本草綱目》集解項對此描述甚詳:"花蛇,湖、蜀皆有,今惟以蘄蛇擅名。然蘄地亦不多得,市肆所貨、官司所取者,皆自江南興國州諸山中來。其蛇龍頭虎口,黑質白花,脅有二十四箇方勝文,腹有念珠斑,口有四長牙,尾上有一佛指甲,長一二分,腸形如連珠。多在石南藤上食其花葉,人以此尋獲。先撒沙土一把,則蟠而不動。以叉取之,用繩懸起,劙刀破腹去腸物,則反尾洗滌其腹,蓋護創爾。乃以竹支定,屈曲盤起,紮縛炕乾。出蘄地者,雖乾枯而眼光不陷,他處者則否矣。故羅願《爾雅翼》云:蛇死目皆閉,惟蘄州花蛇目開。如生舒、蘄兩界者,則一開一閉。故人以此驗之。又按元稹《長慶集》云:巴蛇凡百類,惟褰鼻白花蛇,人常不見之。毒人則毛髮豎立,飲於溪澗則泥沙盡沸。鸇鳥能食其小者。巴人亦用禁術制之,熏以雄黄煙則腦裂也。此説與蘇頌所説黔蛇相合。然今蘄蛇亦不甚毒,則黔蜀之蛇雖同有白花,而類性不同,故入藥獨取蘄産者也。"此即蝰科的尖吻蝮 *Agkistrodon acutus*。此蛇頭大呈三角形，與頸部可明顯區分，有長管牙，即《本草綱目》説"龍頭虎口"；吻端由鼻間鱗與吻鱗尖出形成一上翹的突起，即"褰鼻""反鼻"；體背有灰白色大方形斑塊20餘，即"方勝文"；尾末端鱗片角質化程度較高，形成一尖出硬物，稱"佛指甲"。

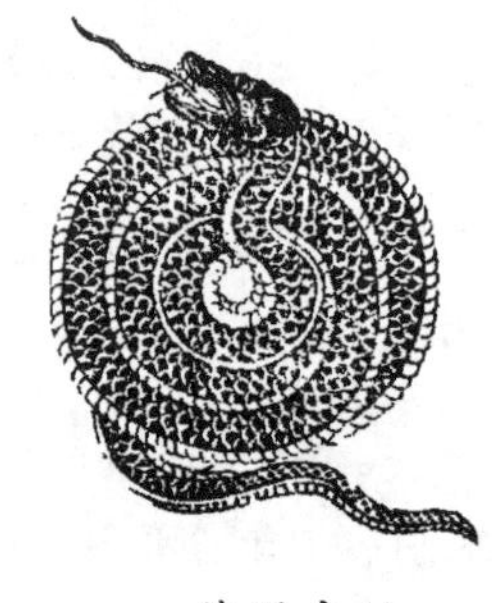

蘄州烏蛇

**烏蛇　無毒。主諸風瘙癮𤺋，疥癬，皮膚不仁，頑痺諸風。用之，炙，入丸散，浸酒，合膏。背有三稜，色黑如漆，性善，不噬物。江東有黑稍蛇，能纏物至死，亦如其類。生商洛山。**今附。

臣禹錫等謹按，藥性論云：烏蛇，君，味甘，平，有小毒。能治熱毒風，皮肌生瘡，眉髭脱落，瘑癢疥等。

**圖經曰：**烏蛇生商洛山，今蘄州、黄州山中有之。背有三稜，色黑如漆。性至善，不噬物。多在蘆叢中嗅其花氣，亦乘南風而吸。最難採捕，多於蘆枝上得之。至枯死而眼不陷，稱之，重三分至一兩者爲上，麁大者轉重，力彌減也。又，頭有逆毛，二寸一路，可長半分以來，頭尾相對，用之入神，此極難得也。作僞者，用他虵生熏之至黑，亦能亂真，但眼不光爲異耳。

【**聖惠方：**治面上瘡及皯，易容方：用烏蛇二兩，燒灰末，以臘月猪脂調傅之。

**千金方：**治耳聾：以綿裹蛇膏塞耳中，神効。

**朝野僉載**:商州有人患大風,家人惡之,山中爲起茅屋。有烏蛇墜酒罌中,病人不知,飲酒漸差。罌底尚有蛇骨,方知其由也。

**衍義曰**:烏蛇尾細長,能穿小銅錢一百文者佳。有身長一丈餘者。蛇類中此蛇入藥最多。嘗於順安軍塘濼堤上見一烏蛇,長一丈餘,有鼠狼囓蛇頭,曳之而去,是亦相畏伏爾。市者多僞以佗蛇燻黑色貨之,不可不察也。烏蛇脊高,世謂之劍脊烏稍。

**金蛇　無毒。解生金毒。人中金藥毒者,取蛇四寸,炙令黄,煑汁飲,頻服之,以差爲度。大如中指,長尺許,常登木飲露,身作金色,照日有光。亦有銀蛇,解銀藥毒。人中金毒,候之法,合瞑取銀口中,含至曉,銀變爲金色者,是也。令人肉作雞脚裂。生賓、澄州。**今附。

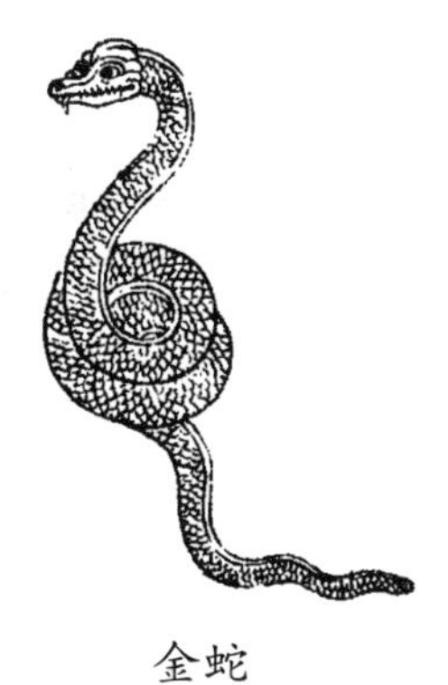
金蛇

臣禹錫等謹按,陳藏器云:金蛇,味鹹,平。

**圖經曰**:金虵出賓、澄州。大如中指,長尺許,常登木飲露,體作金色,照日有光,及能解金毒。亦有銀蛇,解銀毒。今不見有捕得者。而信州上饒縣靈山鄉出一種蛇,酷似此,彼人呼爲金星地鱔,冬月收捕之,亦能解衆毒,止瀉洩及邪熱。

**衍義曰**:金蛇,今方書往往不見用。

〔箋釋〕

《本草綱目》集解項李時珍説:"按劉恂《嶺表録異》云:金蛇一名地鱔,白者名錫蛇,出黔州。出桂州者次之。大如拇指,長尺許,鱗甲上分金銀,解毒之功。據此,則地鱔即金蛇,非二種矣。"此爲蛇蜥科脆蛇蜥 *Ophisaurus harti*,形狀類蛇,四肢退化,雄體背面有斑紋,具金屬樣光澤,又稱金星地鱔。脆蛇蜥的雌體不閃光,當即所謂的銀蛇或錫蛇。



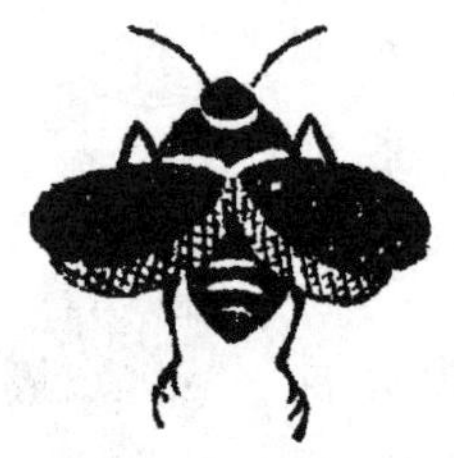

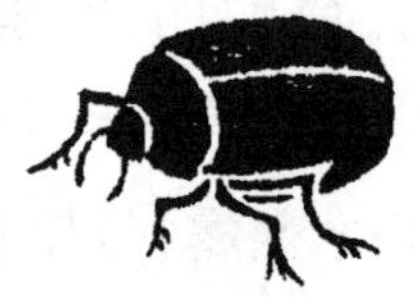

蜣蜋

蜣蜋　味鹹,寒,有毒。主小兒驚癇,瘈瘲,腹脹,寒熱,大人癲疾狂昜,音羊。手足端寒,肢滿賁豚。一名蛣音詰。蜣。音羌。火熬之良。生長沙池澤。五月五日取,蒸,藏之,臨用當炙。勿置水中,令人吐。畏羊角、石膏。



陶隱居云:《莊子》云"蛣蜣之智,在於轉丸"。其喜入人糞中,取屎丸而却推之,俗名爲推丸,當取大者。其類有三四種,以鼻頭扁者爲真。唐本注云:《别録》云:擣爲丸,塞下部,引痔蟲,出盡,永差。臣禹錫等謹按,蜀本圖經云:此類多種,取鼻高目深者,名胡蜣蜋,今所在皆有之。藥性論云:蜣蜋,使,主治小兒疳蟲蝕。日華子云:能墮胎,治疰忤,和乾薑傅惡瘡,出箭頭,其糞窒痔瘻出蟲。入藥去足炒用。

**圖經曰**:蜣蜋生長沙池澤,今處處有之。其類極多,取其大者。又鼻高目深者,名胡蜣蜋,用之最佳。五月五日取,蒸而藏之,臨用當炙。勿置水中,令人吐。小兒疳蟲方多用之。蜣蜋心,主丁瘡。而本經不著。唐劉禹錫纂《柳州救三死方》云:元和十一年得丁瘡,凡十四日,日益篤,善藥傅之皆莫能知,長樂賈方伯教用蜣蜋心,一夕而百苦皆已。明年正月食羊肉又大作,再用亦如神驗。其法:一味貼瘡,半日許可再易,血盡根出遂愈。蜣蜋心,腹下度取之,其肉稍白是也。所以云食羊肉又大作者,蓋蜣蜋畏羊肉故耳。用時須禁食羊肉。其法蓋出葛洪《肘後方》。又主箭鏃入骨不可拔者:微熬巴豆與蜣蜋,並研匀,塗所傷處,斯須痛定必微癢,且忍之,待極癢不可忍,便撼動箭鏃,拔之立出。此方傳於夏侯鄆。鄆初爲閬州録事參軍,有人額上有箭痕,問之,云隨馬侍中征田悦中射,馬侍中與此藥,立可拔鏃出,後以生肌膏藥傅之,遂無苦。因并方獲之,云諸瘡亦可療。鄆得方後,至洪州逆旅,主人妻患瘡,呻吟方極,以此藥試之,立愈。又主沙塵入眼不可出者:取生蜣蜋一枚,手持其背,遂於眼上影之,沙塵自出。

【**陳藏器**:治蜂瘻:燒死蜣蜋末,和醋傅之。

**聖惠方**:治一切惡瘡及沙虱水弩,惡疽,並皆治之:用蜣蜋十枚,端午日收乾者佳,杵末,油調傅之。

**外臺秘要**:治瘸瘍風:取塗中死蜣蜋,杵爛之,當揩令熱,封之一宿,差。

**肘後方**:若大赫瘡已灸之,以蜣蜋乾者末之,和鹽水傅瘡四畔周回,如韮葉闊狹。

**子母祕録**:治小兒重舌:燒蜣蜋末,和唾傅舌上。　**又方**:小兒、大人忽得惡瘡,未辨識者:取蜣蜋杵,絞取汁,傅其上。

**劉涓子**:治鼠瘻:死蜣蜋燒作末,苦酒和傅之,數過即愈,先以鹽湯洗。　**又方**:治附骨癰:蜣蜋七枚,和大麥爛搗封之。

**衍義曰**:蜣蜋大小二種:一種大者爲胡蜣蜋,身黑光,腹翼下有小黄,子附母而飛行,晝不出,夜方飛出,至人家庭户中,見燈光則來;一種小者,身黑暗,晝方飛出,夜不飛。今當用胡蜣蜋,其小者研三十枚,以水嚾牛馬,治脹結,絶佳。狐遇而必盡食之。

〔**箋釋**〕

《爾雅·釋蟲》"蛣蜣,蜣蜋",郭璞注:"黑甲蟲,噉糞土。"《廣雅·釋蟲》云:"天社,蜣蜋也。"按,蜣蜋是糞食性昆蟲,《本草綱目》集解項李時珍説:"蜣蜋以土包糞,轉而成丸,雄曳雌推,置於坎中,覆之而去,數日有小蜣蜋出,蓋孚乳於中也。"蜣蜋包括金龜子科的多個品種,《本草圖經》説鼻高目深之胡蜣蜋,當即神農蜣蜋 *Catharsius molossus*,俗稱屎殼郎,其雄蟲頭部有一基部粗大的後彎角突,角突基部後側有一對小突;至於陶弘景説鼻頭扁者,則似大蜣蜋 *Scarabaeus sacer*。

**五靈脂**　味甘，温，無毒。主療心腹冷氣，小兒五疳，辟疫，治腸風，通利氣脉，女子月閉。出北地。此是寒號蟲糞也。今附。

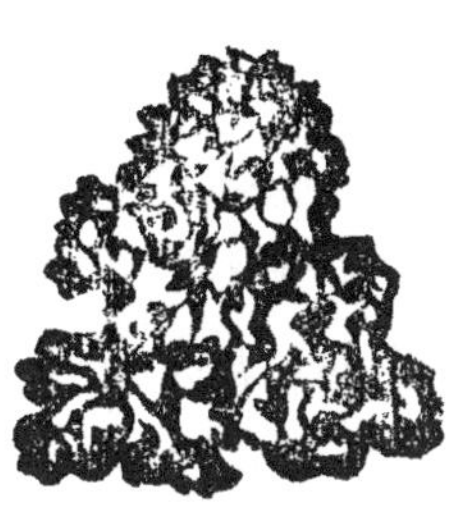
潞州五靈脂

臣禹錫等今據：寒號蟲四足，有肉翅，不能遠飛，所以不入禽部。

**圖經曰：**五靈脂出北地，今惟河東州郡有之。云是寒號蟲糞，色黑如鐵。採無時。然多夾沙石，絶難修治。若用之，先以酒研飛鍊，令去沙石，乃佳。治傷冷積聚及小兒、女子方中多用之。今醫治産婦血暈昏迷，上衝悶絶，不知人事者：五靈脂二兩，一半炒熟，一半生用，擣羅爲散，每服一錢，温熟水調下，如口噤者，以物斡開口灌之，入喉即愈，謂之獨勝散。又治血崩不止：五靈脂十兩，擣羅爲末，以水五大盞，煎至三盞，去滓澄清，再煎爲膏，入神麴末二兩，合和丸如梧子大，每服二十丸，温酒下，空心服便止。諸方用之極多。

【**經驗方：**治丈夫、婦人吐逆連日不止，粥食湯藥不能下者，可以應用此得効摩丸：五靈脂不夾土石，揀精好者，不計多少，擣羅爲末，研狗膽汁，和爲丸如雞頭大，每服一丸，煎熱生薑酒，摩令極細，更以少生薑酒化以湯，湯藥令極熱，須是先做下粥，温熱得所。左手與患人藥喫，不得嗽口，右手急將粥與患人喫，不令太多。

**經効方：**治婦人心痛，血氣刺不可忍，失笑散：五靈脂净好者，蒲黄等分，爲末，每服二錢，用好醋一杓熬成膏，再入水一盞，同煎至七分，熱服，立効。　**又方：**治婦人經血不止：五靈脂末，炒令過熟，出盡煙氣，每服大兩錢。用當歸兩片，酒一中盞，與藥末同煎至六分,去滓熱服。連三五服,効。

**衍義曰:**五靈脂行經血有功,不能生血。嘗有人病眼中翳,往來不定,如此乃是血所病也。蓋心生血,肝藏血,肝受血則能視,目病不治血爲背理。此物入肝最速。一法:五靈脂二兩,没藥一兩,乳香半兩,川烏頭一兩半,炮去皮,同爲末,滴水丸如彈子大,每用一丸,生薑温酒磨服,治風冷氣血閉,手足身體疼痛,冷麻。又有人被毒蛇所傷,良久之間已昏困。有老僧以酒調藥二錢嚾之,遂穌。及以藥滓塗咬處,良久,復嚾二錢,其苦皆去。問之,乃五靈脂一兩,雄黄半兩,同爲末,止此耳。後有中毒者用之,無不驗。此藥雖不甚貴,然亦多有僞者。



〔箋釋〕

五靈脂被認爲是寒號蟲糞,故《開寶本草》將其安排在蟲部,掌禹錫又補充説:"寒號蟲四足,有肉翅,不能遠飛,所以不入禽部。"《本草綱目》則將寒號蟲移到鳥部,釋名項引楊慎的意見,謂寒號蟲即經書所説的"鶡鴠",李時珍説:"楊氏《丹鉛録》謂寒號蟲即鶡鴠,今從之。《詩》作盍旦,《禮》作曷旦,《説文》作鴇鴠,《廣志》作侃旦,唐詩作渴旦,皆隨義借名耳。揚雄《方言》云:鴇鴠,自關而西謂之鶡鴠,自關而東謂之城旦,亦曰倒懸。周、魏、宋、楚謂之獨春。郭璞云:鶡鴠,夜鳴求旦之鳥。夏月毛盛,冬月裸體,晝夜鳴叫,故曰寒號,曰鶡旦。"集解項又説:"曷旦乃候時之鳥也,五臺諸山甚多。其狀如小雞,四足有肉翅,夏月毛采五色。"按,今以寒號蟲爲松鼠科複齒鼯鼠 *Trogopterus xanthipes*,此動物除了有飛膜可滑行外,形態與禽鳥類差别甚大,似乎没有可能被古人誤認爲鳥類。此或源於前人未實地考察,僅從文獻摸索而産生的謬解,李時珍襲誤。

郭璞注《方言》説鶡鴠亦即鶡鴠,"鳥似雞,五色,冬無毛,赤倮,晝夜鳴"。此鶡鴠顯然是一種鳥,而非獸類。至於寒號蟲,則可以根據《嘉祐本草》説"四足,有肉翅,不能遠飛",確定爲鼯鼠無疑。其實,將獸類的寒號蟲附會爲鳥,更早於楊慎,元代陶宗儀《南村輟耕録》卷十五寒號蟲條云:"五臺山有鳥,名寒號蟲。四足,有肉翅,不能飛,其糞即五靈脂。當盛暑時,文采絢爛,乃自鳴曰:鳳凰不如我。比至深冬嚴寒之際,毛羽脱落,索然如鷇雛,遂自鳴曰:得過且過。"

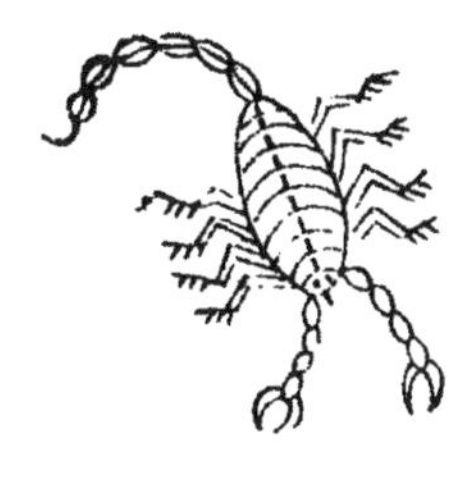
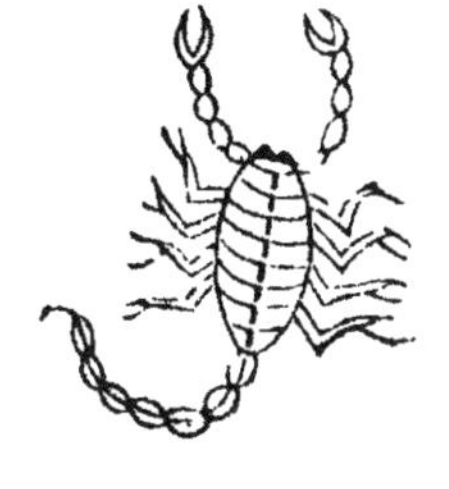

蠍

**蠍　味甘、辛,有毒。療諸風癮瘮及中風,半身不遂,口眼喎斜,語澀,手足抽掣。形緊小者良。**出青州者良。今附。

**臣禹錫等謹按,蜀本**云:蠍,緊小者名蛜蝌。**段成式酉陽雜俎**云:鼠負蟲巨者,多化爲蠍。蠍子多負於背。嘗見一蠍負十餘子,子色猶白,才如稻粒。陳州古倉有蠍,形如錢,螫人必死。江南舊無蠍,開元初嘗有主簿,竹筒盛過江,至今江南往往有之,俗呼爲主簿蟲。蠍常爲蝸所食，先以跡規之，不復去。蠍前謂之螫，後謂之蠆。日華子云：蠍，平。

**圖經曰**：蠍，舊不著所出州土，注云"出青州者良"，今京東西及河、陝州郡皆有之。採無時。用之欲緊小者。今人捕得，皆火逼乾，死收之。方書謂之蛜蝌。陶隱居《集驗方》云：蠍有雌雄，雄者螫人，痛止在一處，雌者痛牽諸處。若是雄者，用井泥傅之，温則易。雌者當用瓦屋溝下泥傅之。或不值天雨泥，可汲新水從屋上淋下，取泥用。又可畫地作十字，取上土，水服五分匕。又云：曾經螫毒痛苦不可忍，諸法療不效，有人令以冷水漬指，亦漬手，即不痛；水微暖復痛，即易冷水。餘處不可用冷水浸，則以故布搨之，小暖則易之，皆驗。又有呪禁法，今人亦能用之有應。古今治中風抽掣手足及小兒驚搐方多用蠍。《篋中方》治小兒風癇：取蠍五枚，以一大石榴割頭，去子，作瓮子樣，内蠍其中，以頭蓋之，紙筋和黄泥封裹，以微火炙乾，漸加火燒令通赤，良久去火，待冷去泥，取中焦黑者細研，乳汁調半錢匕，灌之便定。兒稍大，則以防風湯調末服之。

【**經驗方**：治小兒驚風：用蠍一箇，不去頭尾，薄荷四葉裹合，火上炙，令薄荷燋，同碾爲末，作四服，湯下。大人風涎只一服。

**杜壬方**：治耳聾，因腎虚所致，十年内一服愈：蠍至小者四十九枚，生薑如蠍大四十九片，二物銅器内炒，至生薑乾爲度，爲末，都作一服，初夜温酒下，至二更盡，盡量飲酒，至醉不妨。次日耳中如笙簧，即效。

**衍義曰**：蠍，大人、小兒通用，治小兒驚風，不可闕也。有用全者,有只用稍者,稍力尤功。今青州山中石下捕得,慢火逼,或烈日中煞,蝎渴熱時,乃與青泥食之,既滿腹,以火逼殺之,故其色多赤,欲其體重而售之故也。醫家用之,皆悉去土。如蠆人,還能禁止之。自嘗被其毒,兄長禁而止,及令故蜇,終不痛。翰林禁科具矣。

〔箋釋〕

《説文》"萬,毒蟲也,象形",段玉裁注:"《左傳》曰:蠭蠆有毒。《詩》曰:卷髮如蠆。《通俗文》曰:蠆長尾謂之蠍,蠍毒傷人曰蛆。"又云:"按,不曰從蟲象形,但曰象形者,蟲篆有尾,象其尾也。蠍之毒在尾,《詩箋》云:蠆,螫蟲也。尾末揵然,似婦人髮末上曲卷然。其字上本不從萬,以苗象其身首之形,俗作蠆,非。"《本草綱目》集解項李時珍説:"蠍形如水黽,八足而長尾,有節色青。"此即鉗蠍科東亞鉗蠍 *Buthus martensii* 之類。





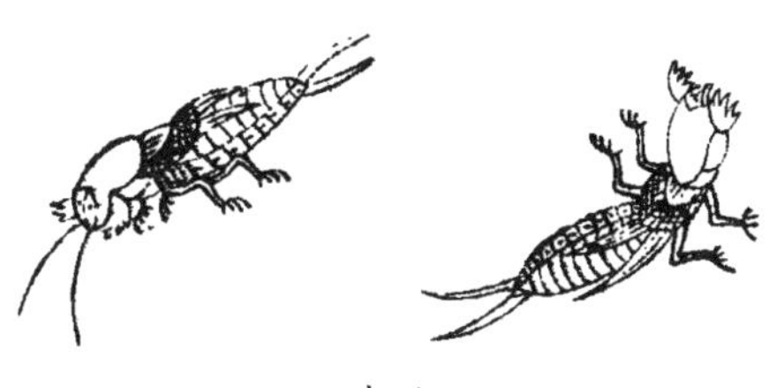

螻蛄

**螻**音婁。**蛄**音姑。　**味鹹,寒,**無毒。**主産難,出肉中刺,潰癰腫,下哽噎,解毒,除惡瘡。一名蟪蛄,一名天螻,一名螜。**音斛。生東城平澤。**夜出者良。**夏至取,暴乾。

**陶隱居**云:以自出者。其自腰以前甚澁,主止大小便;從腰以後甚利,主下大小便。若出拔刺,多用其腦。此物頗協神鬼,昔人獄中得其螻力者;今人夜忽見出,多打殺之,言爲鬼所使也。**臣禹錫等謹按,蜀本**注云:《爾雅》曰"螜,天螻"是也。圖經云夏至取,今所在有之。**爾雅疏**云:一名碩鼠。《夏小正》三月云"螜則鳴"是也。**日華子**云:冷,有毒。治惡瘡水腫,頭面腫,入藥炒用。

**圖經曰**:螻蛄生東城平澤,今處處有之。穴地糞壤中而生,夜則出求食。人夜行忽見出,多打殺之,言其爲鬼所使也。夏至後取,暴乾。以夜出者良。其自腰以前甚澁,主止大小便,或云止小便;自腰以後甚利,主下大小便。若出拔刺,多用其腦。此一名螜,《爾雅》云"螜,天螻",《夏小正》篇云"三月螜則鳴"是也。《廣雅》云"一名碩鼠",《易》"晉如碩鼠",孔穎達《正義》云:"有五能而不能成技之蟲也。"又引蔡邕《勸學篇》云"碩鼠五能,不成一技術",注云:"能飛不能過屋,能緣不能窮木,能游不能度谷,能穴不能掩身,能走不能免人。"《荀子》云:"梧鼠五技而窮。"並爲此螻蛄也。而《魏詩》碩鼠刺重斂,傳注:"皆謂大鼠。"則《爾雅》所謂碩鼠,關西呼爲鼩音瞿。鼠者。陸機云:"今河東有大鼠,能人立,交見兩脚於頸上,跳舞善鳴,食人禾苗,人逐則走木空中,亦有五技,或謂之雀鼠,其形大。"然則螻蛄與此鼠,二物而同名碩鼠者也。螻蛄有技而窮,此鼠技不窮,故不同耳。螻蛄又名梧鼠,本經未見也。今方家治石淋導水:用螻蛄七枚,鹽二兩,同於新瓦上鋪蓋焙乾,研末,温酒調一錢匕,服之即愈。

【聖惠方：治十種水病腫滿，喘促不得卧：以螻蛄五枚，乾爲末，食前湯調半錢匕至一錢，小便通，効。

外臺祕要：治鯁：螻蛄腦一物吞。亦治刺不出，傅之刺即出。

孫真人：治箭鏃在咽喉、胸鬲及針刺不出：以螻蛄擣取汁滴上，三五度箭頭自出。

衍義曰：螻蛄，此蟲當立夏後至夜則鳴，《月令》謂之螻蟈鳴者是矣。其聲如蚯蚓，此乃是五技而無一長者。

〔箋釋〕

螻蛄是常見的地下害蟲，《爾雅·釋蟲》"螜，天螻"，郭璞注："螻蛄也，《夏小正》曰螜則鳴。"《廣雅·釋蟲》云："炙鼠、津姑、螻蜮、蟓蛉、蛞螻，螻蛄也。"《本草衍義》説螻蛄"五技而無一長者"，《本草圖經》引《勸學篇》注："(碩鼠)能飛不能過屋，能緣不能窮木，能游不能度谷，能穴不能掩身，能走不能免人。"蘇頌認爲此即螻蛄。按，《説文》云："鼫，五技鼠也。能飛不能過屋，能緣不能窮木，能游不能渡谷，能穴不能掩身，能走不能先人。"從描述看，這種鼫鼠更像是五靈脂條提到的有肉翅可以滑翔的松鼠科複齒鼯鼠 *Trogopterus xanthipes* 之類，而非螻蛄科非洲螻蛄 *Gryllotalpa africana*、華北螻蛄 *Gryllotalpa unispina* 等。這一意見與蘇頌的看法正好相反，螻蛄只是别名"梧鼠"，讀音與鼫鼠相近，而被混淆爲"五技而無一長者"。

馬陸　味辛，温，有毒。主腹中大堅癥，破積聚，息肉，惡瘡，白秃，療寒熱痞結，脅下滿。一名百足，一名馬軸。生玄菟川谷。

陶隱居云：李云此蟲形長五六寸，狀如大蛩，夏月登樹鳴，冬則蟄，今人呼爲飛蛿音玄。蟲也，恐不必是馬陸爾。今有一細黄蟲，狀如蜈蚣而甚長，俗名土蟲，雞食之醉悶，亦至死。書云"百足之蟲，至死不僵"，居良切。此蟲足甚多，寸寸斷便寸行，或欲相似。方家既不復用，市人亦無取者，未詳何者的是。唐本注云：此蟲大如細筆管，長三四寸，斑色，一如蚰蜒，襄陽人名爲馬蛿，亦呼馬軸，亦名刀環蟲，以其死側卧，狀如刀環也。有人自毒，服一枚便死也。

【雷公：凡使，收得後，糠頭炒，令糠頭焦黑，取馬陸出，用竹刮足去頭了，研成末用之。

衍義曰：馬陸即今百節蟲也，身如槎節，節有細蹙紋起，紫黑色，光潤，百足。死則側卧如環，長二三寸，尤者麄如小指。西京上陽宫及内城甎牆中甚多，入藥至鮮。

〔箋釋〕

《爾雅·釋蟲》"蛝，馬蝬"，郭璞注："馬蠲蚐，俗呼馬蝬。"《博物志》卷二云："百足一名馬蛿，中斷成兩段，各行而去。"此爲多足綱倍足亞綱山蛩目的昆蟲，具體種類難於確指，今天一般以圓馬陸科寬跗隴馬陸 *kronopolites svenhedini* 爲藥用正品。

馬陸受刺激後會蜷縮成團，像死了一樣保持不動。

《新修本草》説:“以其死側卧,狀如刀環也。”《本草綱目》集解項糾正説:“馬蚿處處有之。形大如蚰蚓,紫黑色,其足比比至百,而皮極硬,節節有横文如金線,首尾一般大。觸之即側卧局縮如環,不必死也。”

**鼃**音蛙。 **味甘,寒,無毒。主小兒赤氣,肌瘡,臍傷,止痛,氣不足。一名長股。生水中,取無時。**

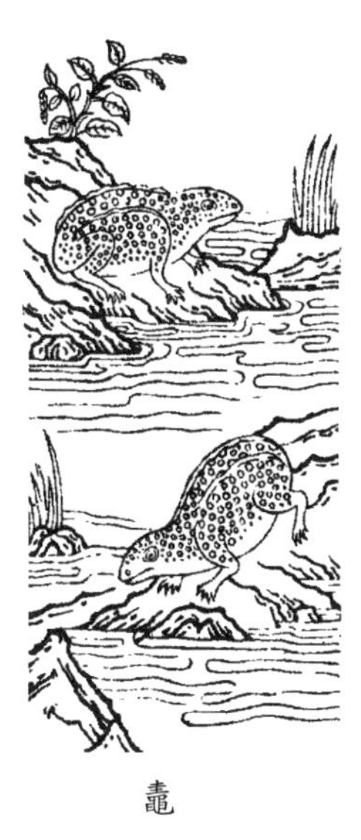
鼃

陶隱居云:凡蜂、蟻、鼃、蟬,其類最多。大而青脊者,俗名土鴨,其鳴甚壯;又一種黑色,南人名爲蛤子,食之至美;又一種小形善鳴唤,名鼃子,此則是也。臣禹錫等謹按,蜀本注云:蝦蟇屬也,居陸地,青脊善鳴,聲作鼃者是。日華子云:青鼃,性冷,治小兒熱瘡。背有黄路者,名金線。殺尸疰病蟲,去勞劣,解熱毒,身青緑者是。

**圖經曰**:鼃,本經不載所出州土,云生水中,今處處有之。似蝦蟇而背青緑色,俗謂之青蛙。亦有背作黄文者,人謂之金線鼃。陶隱居云“蜂、蟻、鼃、蟬,其類最多,大腹而脊青者,俗名土鴨,其鳴甚壯”,即《爾雅》所謂“在水曰黽”者是也。“黑色者,南人呼爲蛤子,食之至美”,即今所謂之蛤,亦名水雞是也。閩、蜀、浙東人以爲珍饌,彼人云食之補虚損,尤宜産婦,即此也。“小形善鳴唤者,名鼃子”,即藥中所用鼃是也。其餘螻蟈、長肱、蠷子之類,非藥中所須,不復悉載也。

**衍義曰**：鼃，其色青，腹細觜尖，後脚長，故善躍。大其聲則曰蛙，小其聲則曰蛤，《月令》所謂"雀入大水化爲蛤"者也。唐韓退之詩"一夜青蛙啼到曉"者是。此食之性平，解勞熱。

〔箋釋〕

鼃是可食之物，《本草綱目》記載别名有田雞、青雞、坐魚、蛤魚，李時珍解釋説："鼃好鳴，其聲自呼。南人食之，呼爲田雞，云肉味如雞也。又曰坐魚，其性好坐也。按《爾雅》蟾、鼃俱列魚類，而《東方朔傳》云：長安水多蛙魚，得以家給人足。則古昔關中已常食之如魚，不獨南人也。"由此理解《爾雅·釋魚》"在水者黽"，郭璞注："耿黽也，似青蛙，大腹，一名土鴨。"亦是可食之意。從諸家描述，並結合分佈情況，背青緑色常見的應該是蛙科黑斑蛙 *Rana nigromaculata*，背有黄文爲金線蛙 *Rana plancyi*，一般説的青蛙主要是前者。

《本草衍義》引韓退之詩"一夜青蛙啼到曉"，爲韓愈《盆池五首》之一，今本作："老翁真個似童兒，汲水埋盆作小池。一夜青蛙鳴到曉，恰如方口鈞魚時。"



**鯪鯉甲　微寒。主五邪，驚啼悲傷，燒之作灰，以酒或水和方寸匕，療蟻瘻。**

陶隱居云：其形似鼉而短小，又似鯉魚，有四足，能陸能水。出岸開鱗甲，伏如死，令蟻入中，忽閉而入水，開甲，蟻皆浮出，於是食之，故主蟻瘻。方用亦稀，惟療瘡癩及諸疰疾爾。臣禹錫等謹按，蜀本圖經云：生深大山谷中，金、房、均等州皆有之。藥性論云：鯪鯉甲，使，有大毒。治山瘴瘧，惡瘡，燒傅之。日華子云：凉，有毒。治小兒驚邪，婦人鬼魅悲泣及痔漏，惡瘡，疥癬。

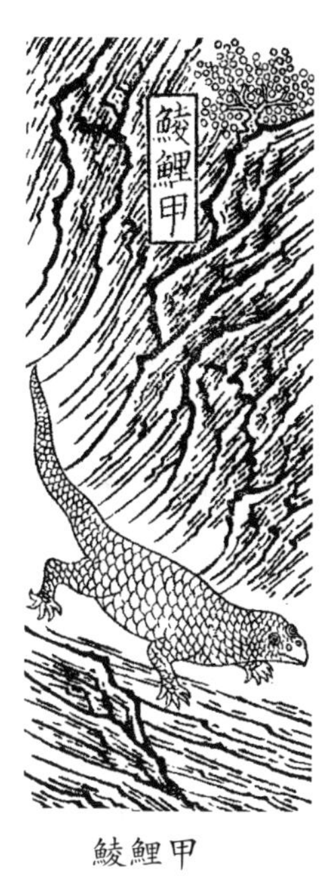

鯪鯉甲

**圖經曰**：鱗鯉甲，舊不著所出州郡，今湖嶺及金、商、均、房間深山大谷中皆有之。似鼉而短小，色黑，又似鯉魚而有四足，能陸能水。日中出岸，開鱗甲如死，令蟻入中，蟻滿便閉而入水，蟻皆浮出，因接而食之，故主蟻瘻爲最。亦主惡瘡疥癩：燒其甲，末傅之。楊炎《南行方》主山瘴瘧，有鱗鯉甲湯。今人謂之穿山甲，近醫亦用燒灰，與少肉豆蔻末，米飲調服，療腸痔疾。又治吹妳，疼痛不可忍：用穿山甲炙黄，木通各一兩，自然銅半兩，生用，三味擣羅爲散，每服二錢，温酒調下，不計時候。

【**外臺祕要**：《肘後》治蟻入耳：燒鱗鯉甲末，以水調灌之，即出。

**千金翼**：治蟻漏：取鯪鯉甲二七枚，末，猪膏和傅之。

**簡要濟衆**：治産後血氣上衝心成血暈：穿山甲一兩，童子小便浸一宿，取出慢火炙令黄，爲散，每服一錢，狗膽少許，熱酒調下，非時服之。

**衍義曰**：鯪鯉甲①穴山而居，亦能水。燒一兩存性，肉荳蔻

① 甲：底本作“角”，據文意改。

人三箇,同爲末,米飲調二錢服,治氣痔,膿血。甚者加蝟皮一兩,蹺入,中病即已,不必盡劑。

〔箋釋〕

《本草綱目》集解項李時珍説:"鯪鯉狀如鼉而小,背如鯉而闊,首如鼠而無牙,腹無鱗而有毛,長舌尖喙,尾與身等。尾鱗尖厚,有三角,腹内藏腑俱全,而胃獨大,常吐舌誘蟻食之。曾剖其胃,約蟻升許也。"此即鯪鯉科動物鯪鯉 *Manis pentadactyla*,俗名穿山甲。《廣東新語》云:"鯪鯉,似鯉有四足,能陸能水,其鱗堅利如鐵,黑色,絶有力氣,能穿山而行,一名穿山甲,蓋陸之魚也。楊孚《異物志》:鯪鯉吐舌,螻蟻附之而因吞之。又開鱗甲,使螻蟻入之,乃奮迅而舐取之。予詩:穿山有陸魚,螻蟻食無餘。水中魚尚可,只解食沮洳。其甲灰可治蟻瘻,血入土則堤岸滲漏。語云:百丈之堤,遺於蟻穴。其鯪鯉之故耶?"





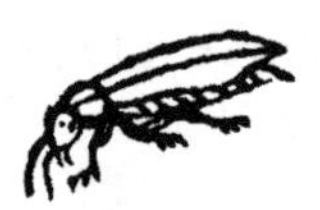

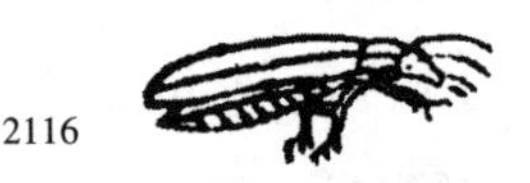

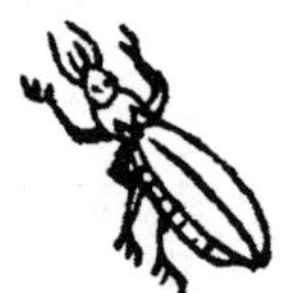

南京芫青

**芫青　味辛,微温,有毒。主蠱毒,風疰,鬼疰,墮胎。三月取,暴乾。**

陶隱居云:芫花時取之,青黑色,亦療鼠瘻。臣禹錫等謹按,蜀本圖經云:形大小如斑猫,純青緑色,今出寧州也。

**圖經曰:**芫青,本經不載所出州土,今處處有之。其形頗與斑猫相類,但純青緑色,背上一道黄文,尖喙。三四月芫花發時乃生,多就花上採之,暴乾。凡用斑猫、芫青、亭長之類，當以糯米同炒，看米色黄黑，即爲熟，便出之。去頭、足及翅翼，更以亂髮裹之，掛屋東榮一宿，然後用之，則去毒矣。舊説斑猫、芫青、葛上亭長、地膽皆一類而隨時變，古方皆用之。深師療淋用亭長，説之最詳，云：取葛上亭長，折斷腹，腹中有白子如小米二三分，取著白板子上陰乾燥，二三日藥成。若有人患十年淋，服三枚；八九年以還，服二枚。服時以水著小柸中，水如棗許，内藥盞中，爪甲研，當扁扁見於水中，仰頭，乃令人寫著咽喉中，勿令近牙齒間。藥雖微小，下喉自覺當至下焦淋所。有頃，藥大作，煩急不可堪者，飲乾麥飰汁，則藥勢止也。若無乾麥飯，但水亦可耳。老、小服三分之一，當下淋疾如膿血連連爾。石去者，或如指頭，或青，或黄，男女服之皆愈。此蟲四月、五月、六月爲葛上亭長，七月爲斑猫，九月、十月爲地膽，隨時變耳。亭長時，頭當赤，身黑。若藥不快，淋不下，以意節度，更增服之。今醫家多只用斑猫、芫青，而亭長、地膽稀有使者。人亦少採捕，既不得其詳，故不備載。

【**雷公云**：芫蜻、斑猫、亭長、赤頭等四件，其樣各不同，所居、所食、所効各不同。其芫蜻觜尖，背上有一畫黄；斑猫背上一畫黄，一畫黑，觜尖處一小點赤，在豆葉上居，食豆葉汁；亭長形黑黄，在蔓葉上居，食蔓膠汁；赤頭額上有大紅一點，身黑。用各有處。凡修事，芫蜻、斑猫、亭長、赤頭，並用糯米、小麻子相拌同炒，待米黄黑出，去麻子等，去兩翅、足并頭，用血餘裹，懸於東墻角上一夜，至明取用。

**地膽**　**味辛，寒，**有毒。**主鬼疰，寒熱，鼠瘻，惡瘡，**

死肌，破癥瘕，墮胎，**蝕瘡中惡肉，鼻中息肉。散結氣石淋，去子，服一刀圭即下。**一名蚖青，**一名青蛙。**烏媧切。**生汶山川谷。八月取。**惡甘草。

陶隱居云：真者出梁州，狀如大馬蟻，有翼；僞者即斑猫所化，狀如大豆。大都療體略同，必不能得真爾，此亦可用，故有蚖青之名。蚖字乃異，恐是相承誤矣。唐本注云：形如大馬蟻者，今見出邠州者是也。狀如大豆者，未見也。臣禹錫等謹按，蜀本圖經云：二月、三月、八月、九月草菜上取之，形倍黑色，芫菁所化也。藥性論云：地膽，能宣出瘰癧根，從小便出，上亦吐之。治鼻䶑。

**圖經**：文具芫菁條下。

**珂　味鹹，平，無毒。主目中瞖，斷血，生肌。貝類也，大如鰒，皮黄黑而骨白，以爲馬飾。生南海。採無時。**唐本先附。

【**海藥**：謹按，《名醫别録》云：生南海，白如蜯。主消瞖膜及筋胬肉，並刮點之。此外無諸要用也。

**雷公云**：要冬採得色白膩者，并有白旋水文。勿令見火，立無用處。夫用，以銅刀刮作末子，細研，用重絹羅篩過後，研千餘下用。此物不入婦人藥中用。

〔**箋釋**〕

《玉篇》云："珂，螺屬，生海中。"《太平御覽》卷九百四十一引徐衷《南方記》云："馬軻蠃，大者圍九寸，長四寸；

細者圍七寸,長三寸。"《本草綱目》釋名項李時珍説:"珂,馬勒飾也。此貝似之,故名。"按,近代以來,珂的原動物被推定爲蛤蜊科的中華馬珂蛤 *Mactra chinensis*,這是雙殼綱的貝類。按,《玉篇》謂珂是螺屬,《新修本草》言其爲"如鰒"的貝類。鰒即鮑魚,皆是單殼軟體動物,與蛤蜊等雙殼貝類完全不同,故今天推定的物種中華馬珂蛤 *Mactra chinensis*,可能存在問題。



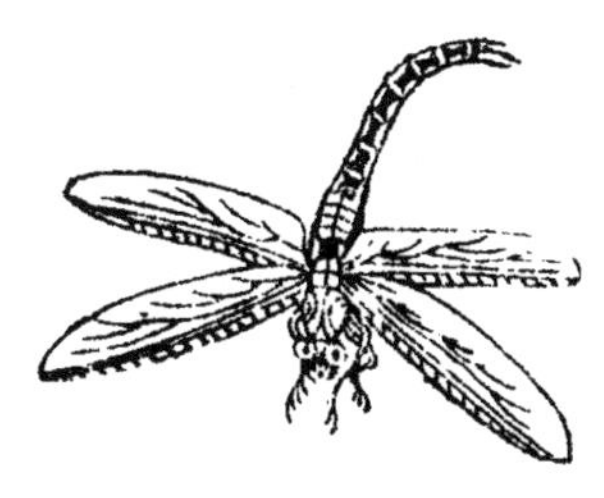

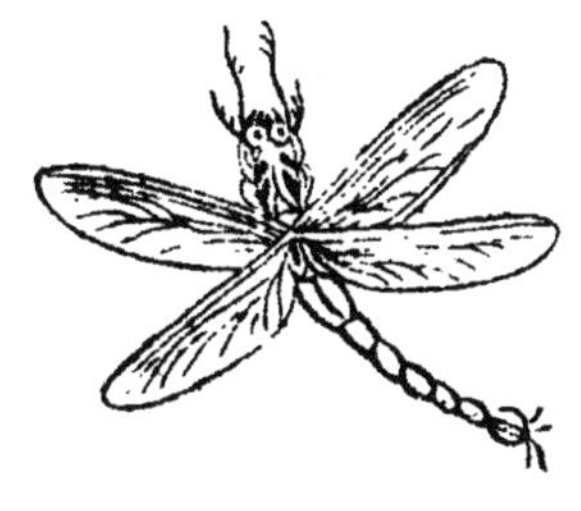

蜻蛉

**蜻**音青。**蛉**音零。　**微寒。强陰,止精。**

**陶隱居**云:此有五六種,今用青色大眼者,一名諸乘,俗呼胡黎,道家用以止精。眼可化爲青珠。其餘黄細及黑者,不入藥用。一名蜻蜓。**臣禹錫等謹按,蜀本**注云:蜻蜓六足四翼,好飛溪渠側。**日華子**云:蜻蜓,涼,無毒。壯陽,暖水藏。入藥,去翼足,炒用,良。



**圖經曰**:蜻蛉,舊不載所出州郡,今所在水際多有之。此有數種,當用青色大眼者爲良,其餘黄赤及黑色者不入用。俗間正名蜻蜓,而不甚須也,道家則多用之。

**衍義曰**:蜻蛉,其中一種最大,京師名爲馬大頭者是,身緑色。雌者,腰間一遭碧色,用則當用雄者。陶隱居以謂青色大眼,一類之中元無青者,眼一類皆大。此物生化於水中,故多飛水上。唐杜甫云“點水蜻蜓欵款飛”。

〔箋釋〕

《爾雅·釋蟲》“虰蛵,負勞”,郭璞注:“或曰:即蜻蛉也。江東呼爲狐梨,所未聞。”《方言》“蜻蛉謂之蝍蛉”,郭璞注:“六足四翼蟲也,音靈,江東名爲狐黎。”《吕氏春秋·精諭》云:“海上之人有好蜻者,每居海上,從蜻游,蜻之至者有百數而不止,前後左右盡蜻也。”高誘注:“蜻,蜻蜓,小蟲,細腰四翅,一名白宿。”《本草綱目》釋名項解釋説:“蜻、蝏,言其色青葱也。蛉、虰,言其狀伶仃也,云其尾如丁也。云其尾好亭而挺,故曰蝏,曰蜓。俗名紗羊,言其翅如紗也。按崔豹《古今注》云:大而色青者曰蜻蜓;小而黄者,江東名胡黎,淮南名蠊蛜,鄱陽名江雞;小而赤者,名曰赤卒,曰絳騶,曰赤衣使者,曰赤弁丈人;大而玄紺者,遼海名紺蠜,亦曰天雞。陶氏謂胡黎爲蜻蛉,未考此耳。”

蜻蜓的種類雖多,但皆是蜻蜓目蜻科昆蟲,本草書强調的“青色大眼者”,當是碧偉蜓 *Anax parthenope* 之類,即《本草衍義》所説的“馬大頭”,其他也包括大蜻蜓 *Anotogaster sieboldii*、褐頂赤蜻 *Sympetrum infuscatum*、黄蜻 *Pantala flavescens* 等。《本草圖經》繪蜻蜓二隻,所表現的應該皆是碧偉蜓或大蜻蜓。

**鼠婦** **味酸,温、**微寒,無毒。**主氣癃不得小便,婦**

**人月閉，血瘕，癇痓，寒熱，利水道。一名負蟠，**音煩。**一名蛜**音伊。**蝛，**音威。**一名蜲蝚。生魏郡平谷及人家地上。五月五日取。**

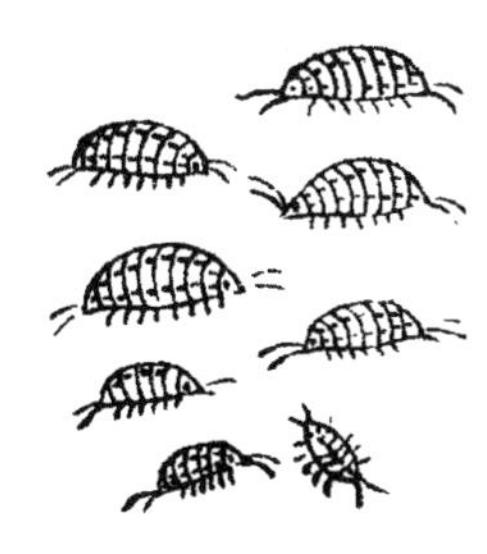

鼠婦

**陶隱居**云：一名鼠負，言鼠多在坎中，背則負之。今作“婦”字，如似乖理。又一名鼠姑。**臣禹錫等謹按，蜀本**注云：《爾雅》云“蟠，鼠負”是也。多在甕器底及土坎中，常惹著鼠背，故名之也。俗亦謂之鼠粘，猶如菓耳名羊負來也。**日華子**云：鼠婦蟲，有毒。通小便，能墮胎。

**圖經曰**：鼠婦生魏郡平谷及人家地上，今處處有之。多在下濕處瓮器底及土坎中，常惹著鼠背，故名鼠負。今作“婦”字，謬耳。《爾雅》云“蟠，鼠負”，郭璞云：“瓮器底蟲。”又云：“蛜威，委黍。”《詩·東山》云“蛜威在室”，鄭箋云：“此物家無人則生。”然本經亦有此名，是今人所謂濕生蟲者也。五月五日取。古方有用者，張仲景主久瘧，大鼈甲丸中使之，以其主寒熱也。

**【千金方**：治産後小便不利：鼠婦七枚，一味熬爲屑，作一服，酒調下。

**衍義曰**：鼠婦，此濕生蟲也，多足，其色如蚓，背有橫紋蹙起，大者長三四分，在處有之，甎甃及下濕處多，用處絶少。

〔箋釋〕

《爾雅·釋蟲》“蟠，鼠負”，郭璞注：“盆器下蟲。”《説文》云:"蟠,鼠婦。"寫法與《本草經》一致。《詩經·豳風》"蛜威在室",陸璣疏云:"伊威,一名委黍,一名鼠婦,在壁根下甕底土中生,似白魚者是也。"前代本草記載已見正文,《本草綱目》集解項補充説:"形似衣魚稍大,灰色。"鼠婦的原動物爲潮蟲科鼠婦 *Porcellio scaber* 之類,此外,卷甲蟲科普通卷甲蟲 *Armadillidium vulgare*,形態與鼠婦相近,也被作爲鼠婦藥用。



**螢火　味辛,微温,無毒。主明目,小兒火瘡傷,熱氣,蠱毒,鬼疰,通神精。一名夜光,一名放光,一名熠**以入切。**燿,**以灼切。**一名即炤。**音照。**生階地池澤。七月七日取,陰乾。**

陶隱居云:此是腐草及爛竹根所化,初猶未如蟲,腹下已有光,數日便變而能飛。方術家捕取内酒中令死,乃乾之,俗藥用之亦稀。臣禹錫等謹按,蜀本注云:《爾雅》云"螢火,即炤",注曰:"夜飛,腹下有火。"按此蟲是朽草所化也,《吕氏春秋》云"腐草化爲螢"是也。藥性論云:螢火,亦可單用,治青盲。

**衍義曰:**螢常在大暑前後飛出,是得大火之氣而化,故如此明照也。今人用者少。《月令》雖曰腐草所化,然非陰濕處終無。



〔**箋釋**〕

《爾雅·釋蟲》"螢火,即炤",郭璞注:"夜飛,腹下有火。"《本草經》螢火一名熠燿,出自《詩經·豳風》"熠燿宵行"。據李時珍説:"宵行乃蟲名,熠燿其光也。《詩》注及本草，皆誤以熠燿爲螢名矣。”可備一家之言。

螢火即螢科螢火蟲，種類繁多，因其尾部有發光細胞，可以發出螢光而得名。螢火蟲一般在水草叢中産卵，幼蟲多次蜕變，經過蛹的階段，最後成蟲。或因爲螢火蟲常見於草叢，故古人以爲螢火蟲是腐草所化。陶弘景説“此是腐草及爛竹根所化，初猶未如蟲，腹下已有光，數日便變而能飛”，即是此意。《本草綱目》將之分爲三種，集解項李時珍説：“螢有三種：一種小而宵飛，腹下光明，乃茅根所化也，《吕氏·月令》所謂腐草化爲螢者是也；一種長如蛆蠋，尾後有光，無翼不飛，乃竹根所化也，一名蠲，俗名螢蛆，《明堂月令》所謂腐草化爲蠲者是也，其名宵行，茅竹之根，夜視有光，復感濕熱之氣，遂變化成形爾；一種水螢，居水中，唐李子卿《水螢賦》所謂彼何爲而化草，此何爲而居泉是也。入藥用飛螢。”其中水螢爲水生螢火蟲，如黄緣螢 *Luciola ficta*、條背螢 *Luciola substriata* 之類；飛螢則是陸生的螢火蟲 *Luciola vitticollis* 之類。

多數螢火蟲僅雄蟲有鞘翅能飛，雌蟲鞘翅退化，不能飛行，但仍有發光細胞，能發光。《爾雅義疏》的觀察較《本草綱目》尤爲仔細，有云：“今驗螢火有二種：一種飛者，形小頭赤；一種無翼，形似大蛆，灰黑色，而腹下火光大於飛者，乃《詩》所謂宵行。《爾雅》之即炤，亦當兼此二種，但説者止見飛螢耳。”由此知李時珍所説飛螢，當是螢火蟲的雄蟲，蠲或稱螢蛆，則是螢火蟲的雌蟲或幼蟲。

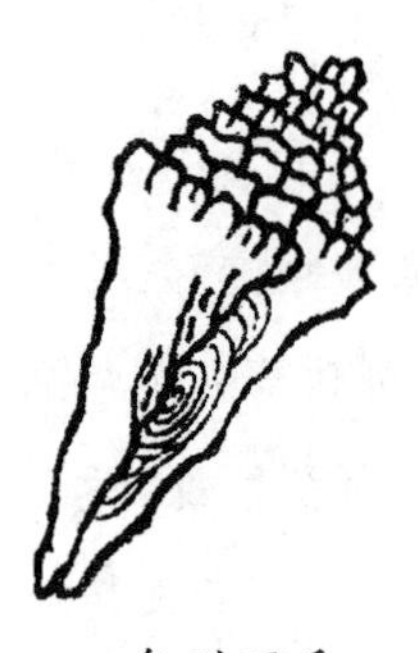
泉州甲香

**甲香**　**味鹹,平,無毒。主心腹滿痛,氣急,止痢,下淋。生南海。**

唐本注云:蠡大如小拳,青黄色,長四五寸,取厴燒灰用之。南人亦煑其肉噉,亦無損益也。唐本先附。

**圖經曰**:甲香生南海,今嶺外閩中近海州郡及明州皆有之。海蠡音螺。之掩也。《南州異物志》曰:甲香,大者如甌面,前一邊直攙長數寸,圍殼岨峿有刺。其掩雜衆香燒之,使益芳,獨燒則臭。一名流螺。諸螺之中,流最厚味是也。其蠡大如小拳,青黄色,長四五寸,人亦噉其肉。今醫方稀用,但合香家所須。用時先以酒煑去醒①及涎,云可聚香,使不散也。《傳信方》載其法云:每甲香一斤,以泔一斗半,於鐺中以微煻火煑,經一復時,即换新泔。經三换即漉出,衆手刮去香上惡物訖,用白蜜三合,水一斗,又煻火煑一復時,水乾,又以蜜三合,水一斗,再煑都三復時,以香爛止。炭火熱燒地,灑清酒,令潤,鋪香於其上,以新瓷瓶蓋合密,浧一復時,待香冷硬,即臼中用木杵擣,令爛。以沈香三兩、麝香一分和合,略擣,令相亂,入即香成,以甆瓶貯之,更能埋之,經久,方燒尤佳。凡燒此香,須用大火爐,多著熱灰及剛炭,至合翻時,又須换火,猛燒令盡訖,去之。爐傍著火煖水,即香不散。甲香須用台州小者佳。此法出於劉兖奉禮也。凡蠡之類亦多,絶有大者。珠蠡瑩絜如珠,鸚鵡蠡形似鸚鵡頭,並堪酒盃者。梭尾蠡如梭狀,釋

① 醒:據文意,似當作"腥"。

輩所吹者。皆不入藥,故不悉録。

【海藥云:和氣清神,主腸風瘻痔。陳氏云:主甲疽,瘻瘡,蛇、蝎、蜂螫,疥癬,頭瘡,𩫖瘡,甲煎,口脂用也。《廣州記》云:南人常食,若龜鱉之類。又有小甲香,若螺子狀,取其蔕而修成也。

雷公云:凡使,須用生茅香、皂角二味煮半日,却漉出,於石臼中擣,用馬尾篩篩過用之。

經驗方:甲香脩製法:不限多少,先用黄土泥水煑一日,以温水浴過。次用米泔或灰汁煮一日,依前浴過。後用蜜、酒煮一日,又浴過,焨乾任用。

衍義曰:甲香善能管香煙,與沈、檀、龍、麝用之,甚佳。

〔箋釋〕

《新修本草》説"蠡大如小拳,青黄色,長四五寸,取厴燒灰用之"。所謂"蠡",當讀作"蠃"。《廣雅·釋魚》云:"蠡、蠃、蝸牛,螔蝓也。"《集韻》云:"蠃,蚌屬,大者如斗,出日南漲海中。或作蠡。"《本草圖經》稱之爲"海蠡",即海螺。《南齊書·東南夷傳》云:"(林邑國)國人兇悍,習山川,善鬭。吹海蠡爲角。"至於"厴",正寫當作"靨",《本草圖經》寫作"掩",指海螺等殼口圓片狀的口蓋。

螺的種類甚多,如《本草圖經》云:"凡蠡之類亦多,絶有大者。珠蠡瑩絜如珠,鸚鵡蠡形似鸚鵡頭,並堪酒盃者。梭尾蠡如梭狀,釋輩所吹者。"出産甲香的螺名"流螺",蘇頌引《南州異物志》云:"甲香,大者如甌面,前一邊直攙長數寸,圍殼岨峿有刺。其掩雜衆香燒之,使益芳,獨燒則臭。一名流螺。諸螺之中,流最厚味是也。其蠡大如小拳，青黄色，長四五寸，人亦噉其肉。”根據《南州異物志》的描述，出産甲香的流螺爲蠑螺科角蠑螺 *Turbo cornutus* 之類，其口蓋較厚，石灰質。至於《本草圖經》所繪泉州甲香，其實是蠑螺本身，而非甲香。

《本草圖經》説：“凡燒此香，須用大火爐，多著熱灰及剛炭，至合翻時，又須换火，猛燒令盡訖，去之。爐傍著火煖水，即香不散。”所謂“爐傍著火煖水”，宋人鄧忠臣詩“頻添繞爐水，還與試香方”，也是此意。蓋繞爐添水，熱湯的水霧氤氲，香煙與水汽融合，留香持久。



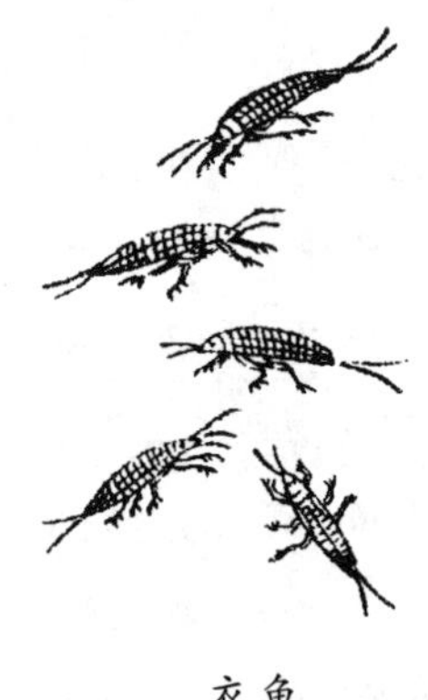
衣魚

衣魚　味鹹，温，無毒。主婦人疝瘕，小便不利，小兒中風項强巨兩切。背起，摩之。**又療淋，墮胎，塗瘡滅瘢。**一名白魚，**一名蟫。**音談。**生咸陽平澤。**

陶隱居云：衣中乃有，而不可常得，多在書中，亦可用。小兒淋閉，以摩臍及小腹，即溺通也。臣禹錫等謹按，藥性論云：衣中白魚，使，有毒，利小便。



**圖經曰**：衣魚生咸陽平澤，今處處有之。衣中乃少，而多在書卷中。《爾雅》所謂“蟫，潭尋二音。白魚”，郭璞云“衣書中蟲，一名蛃音丙。魚”是也。段成式云：“補闕張周見壁上瓜子化爲白魚，因知《列子》朽瓜爲魚之言不虚也。”古方主小兒淋閉，取以摩臍及小腹，溺即通。又合鷹屎、殭蠶同傅瘡瘢，即滅。今人謂之壁魚，俗傳壁魚入道經函中，因蠹食神仙字，則身有五色，人能得而吞之，可致神仙。唐張裼之少子惑其説，乃多書神仙字，碎剪置瓶中，取壁魚投之，冀其蠹食，而不能得，遂致心疾。

【**千金方**：治沙石草落目中，眯，不出：白魚以乳汁和，注目中。

**外臺祕要**：主眼翳：白魚末，注少許於翳上。

**孫真人**：卒患偏風，口喎語澁：取白魚摩耳下，喎向左摩右，向右摩左，正即止。

**子母祕録**：治婦人無故遺血溺：衣中白魚三十箇，内陰中。

**食醫心鏡**：小兒中客忤：書中白魚十枚，傅乳頭，飲之，差。

**衍義曰**：衣魚多在故書中，久不動帛中或有之，不若故紙中多也。身有厚粉，手搐之則落，亦嚙毳衣，用處亦少。其形稍似魚，其尾又分二歧，世用以滅瘢痕。

〔**箋釋**〕

衣魚即是衣魚科衣魚 *Lepisma saccharina*、毛衣魚 *Ctenolepisma villosa* 之類。《爾雅·釋蟲》“蟫，白魚”，郭璞注：“衣書中魚，一名蛃魚。”《酉陽雜俎》續集卷二云：“建中末，書生何諷常買得黄紙古書一卷，讀之，卷中得髮卷，規四寸，如環無端，何因絶之。斷處兩頭滴水升餘，燒之作髮氣。諷嘗言於道者，吁曰：君固俗骨，遇此不能羽化，命也。據《仙經》曰，蠹魚三食神仙字，則化爲此物，名曰脉望。夜以規映當天中星，星使立降，可求還丹，取此水和而服之，即時換骨上賓。因取古書閱之，數處蠹漏，尋義讀之，皆神仙字，諷方哭伏。”與《本草圖經》所引故事略同。

《本草圖經》説張裼幼子惑於衣魚傳説終致心疾事見《北夢瑣言》卷十二，其略云：“唐張裼尚書有五子，文蔚、彝憲、濟美、仁龜皆有名第，至宰輔丞郎。内一子少年，聞説壁魚入道經函中，因蠹食神仙字，身有五色，人能取壁魚吞之，以致神仙而上升。張子惑之，乃書神仙字，碎翦實於瓶中，捉壁魚以投之，冀其蠹蝕，亦欲吞之，遂成心疾。每一發作，竟月不食，言語麄穢，都無所避。其家扃閉而守之。俟其發愈，一切如常，而倍餐啜，一月食料，須品味而飫之。多年方謝世。”

## 三十六種陳藏器餘

**海螺** 《百一方》治目痛累年，或三四十年方，取生螺一枚，洗之，内燥，抹螺口開，以黄連一枚，内螺口中，令其螺飲黄連汁，以綿注取汁，著眥中。

【**孫真人**：合菜食治心痛。

**海月** 味辛，平，無毒。主消渴，下氣，令人能食，利五藏，調中。生薑、醬食之，銷腹中宿物，令易飢，止小便。南海水沫所化，煑時猶變爲水，似半月，故以名之。海蛤類也。

【**食療云**：平。主消痰，辟邪鬼毒。以生椒、醬調和食之，良,能消諸食,使人易飢。又,其物是水沫化之,煑時猶是水,入腹中之後,便令人不小便,故知益人也。又,有食之人,亦不見所損。此看之,將是有益耳。亦名以下魚。

〔箋釋〕

《淳熙三山志》卷四十二云:“形圓如月,亦謂之蠣鏡。土人刮磨其表以通明者,鱗次以蓋天窗。”郭璞《江賦》“玉珧海月”,李善注引《臨海水土物志》曰:“海月大如鏡,白色,正圓,常死海邊,其柱如搔頭大,中食。”此爲不等蛤科多種貝類,如海月 *Placuna placenta* 之類。其貝殼通常呈不規則的扇圓形,殼質較薄,有的半透明,可以磨薄作天窗。

**青蚨**　**味辛,温,無毒。主補中,益陽道,去冷氣,令人悦澤。生南海。狀如蟬,其子著木,取以塗錢,皆歸本處。一名蟱蝸,《廣雅》云“青蚨也”。《搜神記》曰:“南方有蟲,名蜩蠋,如蟬大,辛美可食。其子如蠶種,取其子歸,則母飛來,雖潛取,必知處。殺其母塗錢,子塗貫,用錢則自還。”《淮南子萬畢》云:“青蚨一名魚伯,以母血塗八十一錢,以子血塗八十一錢,置子用母,置母用子,皆自還也。”**

【**海藥:**謹按,《異志》云:生南海諸山,雄雌常處不相捨。主祕精,縮小便。青金色相似,人採得,以法末之,用塗錢以貨易,晝用夜歸,亦是人間難得之物也。

〔箋釋〕

《説文》云:"蚨,青蚨,水蟲,可還錢。"青蚨是傳説中的"神奇生物",《太平御覽》引《淮南萬畢術》云:"青蚨還錢。青蚨,一名魚,或曰蒲。以其子母各等,置甕中,埋東行陰垣下,三日後開之,即相從;以母血塗八十一錢,亦以子血塗八十一錢,以其錢更互市。置子用母,置母用子,錢皆自還。"《本草拾遺》云云,即出於此。《本草綱目》補充説:"按《異物志》云:青蚨形如蟬而長。其子如蝦子,著青葉上。得其子則母飛來。煎食甚辛而美。《岣嶁神書》云:青蚨一名蒲虻,似小蟬,大如虻,青色有光。生於池澤,多集蒲葉上。春生子於蒲上,八八爲行,或九九爲行,如大蠶子而圓。取其母血及火炙子血塗錢,市物仍自還歸,用之無窮,誠仙術也。其説俱彷彿。但藏器云子著木上,稍有不同。而許氏《説文》亦曰:青蚨,水蟲也。蓋水蟲而産子於草木爾。"青蚨的形狀與蟬相似,水生,護子,研究者將其考訂爲負子蝽科的大田鱉 *Lethocerus indicus*,俗名"桂花蟬"。可備一説。



**豉蟲　有毒。殺禽獸,蝕息肉,傅惡瘡。**



【**百一方**:豉蟲,主射工。取一枚致口中便愈,已死者亦起。蟲有毒,應不可吞,云以白梅皮裹含之。

**烏爛死蠶　有小毒。蝕瘡有根者,亦主外野雞病,並傅瘡上。在簇上烏臭者。白死蠶,主白遊。赤死蠶,**

**主赤遊。並塗之。遊，一名瘮也。**

**蠮螉鹵汁　主百蟲入肉，䘌蝕瘙疥及牛、馬蟲瘡，山蜍、山蛭入肉，蚊子諸蟲咬毒。鹽蠮螉甕下收之，以竹筒盛鹵浸瘡。山行亦可預帶一筩，取一蛭置中，兼持一片乾海苔，則辟諸蛭。蘇恭注本經蛭條云“山人自有療法”，豈非此乎？亦可爲湯浴小兒，去瘡疥。此汁是蠮中蛹汁，故能殺蟲，非爲鹵鹹也。**

**壁錢　無毒。主鼻衄及金瘡，下血不止，捺取蟲汁點瘡上及鼻中，亦療外野雞病下血。其蟲上錢幕，主小兒嘔吐逆，取二七煑汁飲之。蟲似蜘蛛，作白幕如錢，在闇壁間，此土人呼爲壁蠮。**

〔箋釋〕

壁錢亦是蜘蛛之一種，《本草拾遺》謂“似蜘蛛，作白幕如錢，在闇壁間”。《本草綱目》集解項李時珍説：“大如蜘蛛，而形扁斑色，八足而長，亦時蜕殼，其膜色光白如蠮。”《山堂肆考》卷二百二十八云：“壁錢，蟲似蜘蛛而身扁，作白幕如錢著壁間，俗呼爲壁蠮。其抱子隔幕而伏，生子百數，坼幕而出。一名扁蟢，一名壁鏡。”根據蛛網特徵，此即壁錢科蜘蛛，如華南壁錢 *Uroctea compactilis*、北國壁錢 *Uroctea lesserti* 之類，主要活動在房屋牆角、樹皮下或石下，結扁圓如錢幣的白色網，網周引出許多放射狀觸絲。

針線袋　主婦人産後腸中癢不可忍，以袋安所卧褥下，無令知之。

故錦燒作灰　主小兒口中熱瘡，研灰爲末，傅口瘡上。煑汁服，療蠱毒。嶺南有食錦蟲，屈如指環，食故緋帛錦，如蠶之食葉。

故緋帛　主惡瘡，丁腫，毒腫。諸瘡有根者，作膏用。帛如手大，取露蜂房，彎頭棘刺，爛草節二七，亂髮，燒爲末，空腹服，飲下方寸匕，大主毒腫。緋帛亦入諸膏，主丁腫用爲上。又主兒初生臍未落時，腫痛水出，燒爲末，細研傅之。又，五色帛，主盜汗，拭訖，棄五道頭。

赦日線　主人在牢獄日，經赦得出，候赦日，於所被囚枷上合取。將爲囚縫衣，令犯罪經恩也。

荷印　一名荷汁。取膏滴耳中，令左右耳徹。出潮州。似虵，有四足，大主聾也。

溪鬼蟲　取其角帶之，主溪毒射工。出有溪毒處山林間。大如雞子，似蛣蜣，頭有一角，長寸餘，角上有四岐，黑甲下有翅，能飛。六月、七月取之。

【百一方：射工蟲，口邊有角，人得帶之，辟溪毒。

周禮：壺涿氏掌除水蟲，以炮土之鼓歐之，以禁[①]石投之。注云：投使驚去也。今人過諸山溪，先以石投水，蟲當先去，不著人也。

張司空云：江南有射工蟲，甲蟲類也，口邊有弩，以氣射人。

玄中記云：水狐，蟲也，長四寸，其色黑，背上有甲，其口有角，向前如弩，以氣射人，江淮間謂之短狐、射工，通爲溪病。此既其蟲，故能相墜伏也。

〔箋釋〕

按照《本草拾遺》的原意，溪鬼蟲的角可以治療或預防溪毒射工的傷害，結合後文説此溪鬼蟲"出有溪毒處山林間"，乃知此溪鬼蟲並不是溪毒或者射工；而墨蓋子下附録的却主要是引起射工、水狐等有害的昆蟲。

所謂"射工"，《廣雅·釋魚》云："射工、短狐，蜮也。"《説文》云："短狐也。似鼈，三足，以氣射害人。"《詩經·小雅》"爲鬼爲蜮"，陸璣疏云："一名射影，江淮水皆有之，人在岸上，影見水中，投人影，則殺之，故曰射影。南人將入水，先以瓦石投水中，令水濁，然後入。或又含沙射人，入肌，其瘡如疥。"《經典釋文》云："域，狀如鼈，三足，一名射工，俗呼之水弩，在水中，含沙射人。一云射人影。"《抱朴子内篇·登涉》云："今吴楚之野，暑濕鬱蒸，雖衡霍正

① 歐、禁：據《周禮》當作"毆""焚"。

獄,猶多毒蠚也。又有短狐,一名蜮,一名射工,一名射影,其實水蟲也,狀如鳴蜩,狀似三合盃,有翼能飛,無目而利耳,口中有横物角弩,如聞人聲,緣口中物如角弩,以氣爲矢,則因水而射人,中人身者即發瘡,中影者亦病,而不即發瘡,不曉治之者煞人。其病似大傷寒,不十日皆死。"《博物志》云:"江南山溪中有射工蟲,甲蟲之類也,長一二寸,口有弩形,以氣射人影,隨所著處發瘡,不治則殺人。"

"溪毒"亦射工的别名,《搜神記》卷十二云:"漢光武中平中,有物處於江水,其名曰蜮,一曰短狐,能含沙射人。所中者,則身體筋急,頭痛,發熱,劇者至死。江人以術方抑之,則得沙石於肉中。《詩》所謂爲鬼爲蜮,則不可測也。今俗謂之溪毒。先儒以爲男女同川而浴,淫女,爲主亂氣所生也。"又,《千金要方》卷十云:"江東、江南諸溪源間有蟲名短狐溪毒,亦名射工,其蟲無目,而利秉耳能聽,在山源溪水中聞人聲,便以口中毒射人,故謂射工也。"溪毒、射工有時又作爲疾病的代稱,如《肘後方·治卒中溪毒方第六十四》云:"今東間諸山縣,無不病溪毒,春月皆得。亦如傷寒,呼爲溪温,未必是射工輩。"

關於溪毒射工的原生物,以及所致疾病,有多種解釋,但從《本草拾遺》描述的形狀來看,其所談論的溪鬼蟲,應該不是溪毒射工,而别是一種生物——以上所説,皆指《本草拾遺》的原意,至於陳藏器是否誤解前代文獻,從溪毒射工概念中錯誤地分離出能解溪毒射工毒性的"溪鬼蟲",另當别論,畢竟以溪毒射工蟲體的一部分(比如角)克制溪毒射工,亦符合古人“以毒攻毒”的邏輯。如《抱朴子内篇·登涉》云:“射工蟲冬天蟄於山谷間,大雪時索之,此蟲所在,其雪不積留,氣起如灼蒸,當掘之,不過入地一尺則得也,陰乾末帶之,夏天自辟射工也。”亦如《證類本草》引文所説:“此既其蟲,故能相壓伏也。”

**赤翅蜂**　有小毒。主蜘蛛咬及丁腫,疽病瘡。燒令黑,和油塗之。亦取蜂窠土,酢和爲泥,傅蜘蛛咬處,當得絲。出嶺南。如土蜂,翅赤,頭黑,穿土爲窠。食蜘蛛,大如螃蟹,遥知蜂來,皆狼狽藏隱,蜂以預知其處,相食如此者無遺也。

**獨脚蜂**　所用同前。似小蜂,黑色,一足。連樹根不得去,不能動摇。五月採取。出嶺南。又有獨脚蟻,功用同蜂,亦連樹根下,能動摇,出嶺南。

**蛇**音蛇。　味鹹,無毒。主生氣及婦人勞損,積血帶下,小兒風疾,丹毒,湯火煠出。以薑酢進之,海人亦爲常味。一名水母,一名樗蒲魚。生東海,如血䘓,大者如床,小者如斗,無腹胃、眼目,以蝦爲目,蝦動蛇沈,故曰水母目蝦,如駏驉之與蛩蛩相假矣。蛇,除駕切。

〔箋釋〕

“水母目蝦”出自郭璞《江賦》,李善注:“海岸間頗有水母,東海謂之蛇。正白,濛濛如沫。生物,有智識,無耳目,故不知避人。常有蝦依隨之,蝦見人則驚,此物亦隨之而没。"《本草綱目》集解項李時珍説:"水母形渾然凝結,其色紅紫,無口眼腹。下有物如懸絮,群蝦附之,咂其涎沫,浮泛如飛。爲潮所擁,則蝦去而蛇不得歸,人因割取之,浸以石灰、礬水,去其血汁,其色遂白。其最厚者,謂之蛇頭,味更勝。生、熟皆可食。茄柴灰和鹽水淹之,良。"此即根口水母科海蜇屬的生物,如海蜇 *Rhopilema esculenta*。

"水母目蝦"的現象確實存在,在海蜇的肩板和口腕周圍常有水母蝦 *Latreutes anoplonyx* 和水母鯧 *Psenes pellucidus* 與之共生,當有敵害接近時,這些魚蝦便躲入其内,引起海蜇傘部收縮,瞬間潛入深水,逃避敵害。



**盤蝥**蝥、牟二音[①]。**蟲** 有小毒。主傳尸鬼疰。如夜行蟲而小,亦未可輕用也。

**蛭**音室。**蟷**音當。 有毒。主一切丁腫,附骨疽蝕等瘡,宿肉贅瘤,燒爲末,和臘月猪脂傅之。亦可諸藥爲膏,主丁腫出根。似蜘蛛,穴土爲窠。《爾雅》云"**蛈**音迭。**蝪**",音蕩。郭注云:"蛭蟷也。穴上有蓋,覆穴口。今呼爲顛蟷蟲。河北人呼爲蛈蝪,音姪螗。是處有之。"崔知悌方云:主丁腫爲上。



---

① 此四字原在"蟲"後,據文意移。

〔箋釋〕

《爾雅·釋蟲》“王蛈蝪”,郭璞注:“即螲蟷,似鼅鼄,在穴中,有蓋,今河北人呼蛈蝪。”《本草拾遺》謂螲蟷“似蜘蛛,穴土爲窠”。《本草綱目》集解項李時珍説:“蛈蝪,即《爾雅》蜘蛛也,土中布網。按段成式《酉陽雜俎》云:齋前雨後多顛當窠,深如蚓穴,網絲其中,土蓋與地平,大如榆莢。常仰捍其蓋,伺蠅蠖過,輒翻蓋捕之。才入復閉,與地一色,無隙可尋,而蜂復食之。秦中兒謡云:顛當顛當牢守門,蠮螉寇汝無處奔。”此即螲蟷科的蜘蛛,如螲蟷 *Latouchia pavlovi* 之類,此類蜘蛛穴居地下,洞内襯以絲膜。絶大多數穴口有可以開啓的活蓋,蓋下有絲,蜘蛛可以拉緊蓋使洞口緊閉。蓋上有殘屑僞裝,或長有青苔而與地表一色。如有小蟲經過洞口,蜘蛛即啓蓋沖出捕捉,帶入洞内取食。



**山蛩蟲**　有大毒。主人嗜酒不已,取一節燒成灰,水下,服之訖,便不喜聞酒氣。過一節則毒人至死。此用療嗜酒人也。亦主蠶白殭死,取蟲燒作灰粉之。以燒令黑,傅惡瘡。烏斑色,長二三寸,生林間,如百足而大。更有大者如指,名馬陸,能登木群吟。已見本經。



**溪狗**　有小毒。主溪毒及遊蠱,燒末,服一二錢匕。似蝦蟇,生南方溪石間,尾三四寸。

水黽　有毒。令人不渴。殺雞犬。長寸許,四脚,群游水上,水涸即飛,亦名水馬。非海中主産難之水馬也。

飛生蟲　無毒。令人易産,取角,臨時執之。亦得可燒末,服少許。蟲如齧髮,頭上有角。



蘆中蟲　無毒。主小兒飲乳後吐逆,不入腹亦出。破蘆節中,取蟲二枚,煑汁飲之。蟲如小蠶。小兒嘔逆與哯[1]乳不同,宜細詳之。哯乳,乳飽後哯出者是。

蓼螺　無毒。主飛尸遊蠱。生食,以薑、醋進之彌佳。生永嘉海中。味辛辣如蓼,故名蓼螺。

蛇婆　味鹹,平,無毒。主赤白毒痢,蠱毒下血,五野雞病,惡瘡。生東海。一如蛇,常在水中浮遊。炙食,亦燒末服一二錢匕。



朱鼈　帶之,主刀刃不傷,亦云令人有媚。生南海山水中。大如錢,腹下赤如血。云在水中著水馬脚,皆令仆倒耳。

---

① 哯(xiàn):特指不作嘔而吐。

擔羅　味甘,平,無毒。主熱氣,消食。雜昆布爲羹,主結氣。生新羅,蛤之類,羅人食之。

青腰蟲　有大毒。著皮肉腫起,殺癬蟲,食惡瘡瘜肉,剥人面皮,除印字,印骨者亦盡。蟲如中蟻大,赤色,腰中青黑,似狗猲,一尾尖,有短翅,能飛,春夏時有。

虱　主腦裂。人大熱,發頭熱者,令腦縫裂開,取黑虱三五百,擣碎傅之。又主丁腫,以十枚置瘡上,以荻箔繩作炷,灸虱上,即根出。反脚指間有肉刺瘡,以黑虱傅,根出也。

【太平廣記:出《酉陽雜俎》①。人將死,虱離身。或云:取病虱於床前,可以卜。病之將死,虱行向病者,皆死。

〔箋釋〕

此條墨蓋子下引《太平廣記》有誤,《太平廣記》卷四百七十七引《酉陽雜俎》云:"取病者蝨於床前,可以卜病。將差,蝨行向病者,背則死。"

苟杞上蟲　味鹹,温,無毒。主益陽道,令人悦澤有子。作繭子爲蛹時取之,曝乾,炙令黄,和乾地黄爲丸服之,大起陽,益精。其蟲如蠶,食苟杞葉。

① 爼:底本作"葅",據文意改。

**大紅蝦鮓**　味甘，平，小毒。主飛尸，蚘蟲，口中甘䘌，風瘙身癢，頭瘡，牙齒，去疥癬。塗山蜍蚊子入人肉初食瘡，發後而愈。生臨海、會稽。大者長一尺，鬚可爲簪。虞嘯父答晉帝云“時尚温，未及以貢”，即會稽所出也。盛密器及熱飰作鮓，毒人至死。崔豹云：“遼海間有蜚蟲，如蜻蛉，名紺繙，七月群飛闇天，夷人食之，云是蝦化爲之。”又，杜臺卿《淮賦》云：“蝗化爲雉，入水爲蜃。”

〔箋釋〕

此爲海蝦，《本草綱目》集解項李時珍説：“按段公路《北户録》云：海中大紅蝦長二尺餘，頭可作盃，鬚可作簪杖。其肉可爲鱠，甚美。又劉恂《嶺表録異》云：海蝦皮殼嫩紅色，前足有鉗者，色如朱，最大者長七八尺至一丈也。閩中有五色蝦，亦長尺餘。彼人兩兩乾之，謂之對蝦，以充上饌。”《本草拾遺》引虞嘯父事見《晉書》，其略云：“嘯父少歷顯位，後至侍中，爲孝武帝所親愛。嘗侍飲宴，帝從容問曰：卿在門下，初不聞有所獻替邪？嘯父家近海，謂帝有所求，對曰：天時尚温，鮆魚蝦鮓未可致，尋當有所上獻。”



**木蠹**　味辛，平，小毒。主血瘀勞積，月閉不調，腰脊痛，有損血及心腹間疾。桃木中有者，殺鬼，去邪氣。桂中者，辛美可噉，去冷氣。一如蠐螬，節長足短，生腐木中，穿木如錐刀，至春羽化，一名蝎。《爾雅》云“蝎，結蝹”,注云:“木蠹也。”蘇恭證云蠐螬,深誤也。

〔箋釋〕

此木蠹蟲,《國語·晉語》“雖蠍譖,焉避之”,韋昭注:“蠍,木蟲也。譖從中起,如蠍食木,木不能避也。”《爾雅·釋蟲》“蝎,蛣蝹”,郭璞注:“木中蠹蟲。”又“蝤蠐,蝎”,郭璞注:“在木中。”又“蝎,桑蠹”,郭璞注:“即蛣蝹。”

**留師蜜** 味甘,寒。主牙齒䘌痛,口中瘡,含之。蜂如小指大,正黑色。嚙竹爲窠,蜜如稠糖,酸甜好食。《方言》云:“留師,竹蜂也。”

〔箋釋〕

留師即蜜蜂科竹蜂 *Xylocopa dissimilis*,主要棲息在竹類的莖稈中。

**藍蛇** 頭大毒,尾良,當中有約,從約斷之。用頭合毒藥,藥人至死,嶺南人名爲藍藥。解之法,以尾作脯,與食之,即愈。藍蛇如蝮,有約,出蒼梧諸縣。頭毒尾良也。

〔箋釋〕

《酉陽雜俎》卷十七云:“藍蛇,首有大毒,尾能解毒,出梧州陳家洞。南人以首合毒藥,謂之藍藥,藥人立死;取尾爲腊,反解毒藥。”按,正文言“當中有約”,其“約”作名詞，檢辭書未得確解，從上下文看，疑是指束帶樣節段。

**兩頭蛇**　見之令人不吉。大如指，一頭無目無口，二頭俱能行。出會稽，人云是越王弩弦。昔孫叔敖埋之，恐後人見之，將必死也。人見蛇足，亦云不佳。蛇以桑薪燒之，則足出見，無可怪也。

〔箋釋〕



孫叔敖埋兩頭蛇的故事見《新序·雜事》："孫叔敖爲嬰兒之時，見兩頭蛇，殺而埋之。歸而泣。母問其故，叔敖對曰：聞見兩頭之蛇者必死，向者吾見之，恐去母而死也。其母曰：蛇今何在？曰：恐他人又見，殺而埋之矣。其母曰：吾聞有陰德者，天報之福，汝不死也。"兩頭蛇又名枳首蛇，《爾雅·釋地》"中有枳首蛇焉"，郭璞注："岐頭蛇也。或曰，今江東呼兩頭蛇爲越王約髮。亦名弩弦。"《本草拾遺》説兩頭蛇其中一頭"無目無口"，由此可以判斷，此爲遊蛇科鈍尾兩頭蛇 *Calamaria septentrionalis* 之類。鈍尾兩頭蛇個體較小，頭頸部區分不明顯，尾短而粗，末端圓鈍，有黄色斑紋，極似頭部，並有與頭部相同的行動習性，故名兩頭蛇。



**活師**　主火飆熱瘡及疥瘡，並擣碎傅之。取青胡桃子上皮，和爲泥，染髭髮，一染不變，胡桃條中有法。即蝦蟇兒，生水中，有尾和鮽音余。魚，漸大脚生尾脱。卵

**主明目。《山海經》云:"活師,科斗蟲也。"**

〔箋釋〕

《爾雅·釋魚》"科斗,活東",郭璞注:"蝦蟇子。"《古今注》卷中云:"蝦蟇子曰蝌蚪,一曰玄針,一曰玄魚。形圓而尾大,尾脱即脚生。"此即蝌蚪,爲無尾兩棲類幼體的泛稱,常見的是蛙類和蟾蜍類的蝌蚪,故《本草拾遺》言"蝦蟇兒"。《本草綱目》釋名項李時珍解釋説:"蝌斗,一作蛞斗,音闊。按羅願《爾雅翼》云:其狀如魚,其尾如針,又並其頭、尾觀之,有似斗形。故有諸名。玄魚言其色,懸針狀其尾也。"